儿童罕见病（第三辑）

主　编　巩纯秀

副主编　陈瑞敏　顾　威　袁　越

　　　　陈临琪　李　莉

科学出版社

北　京

内 容 简 介

《儿童罕见病》（第三辑）由北京儿童医院的专家联合国内多家儿童医院临床一线医师，尤其是儿科医师编撰而成。本书内容涵盖各医院临床诊断罕见病的临床资料、诊疗经验及国际前沿知识，旨在解决目前临床对罕见病诊断的困境，帮助患者避免"因罕见病识难而曲折"的求医困境，指导医师进行识别诊断、咨询建议的临床实践。每个疾病的内容包括概述、流行病学、遗传学、发病机制、临床表现、诊断、鉴别诊断、治疗及遗传咨询等。内容延续以生长发育异常、面容异常、内分泌激素异常、性发育异常为主，此外还有皮肤、眼部异常及遗传代谢性综合征为主要特征的综合征，扩大了读者范围。

本书理论知识系统全面，条理清楚，通俗易懂，以科学、实用为主线，突出专业指导性，各疾病配以实例图片，读者可通过图文知识获得深刻印象。本书可帮助广大临床工作者识别和诊断罕见病。

图书在版编目（CIP）数据

儿童罕见病. 第三辑 / 巩纯秀主编. —北京：科学出版社，2023.4
ISBN 978-7-03-075319-9

Ⅰ.①儿… Ⅱ.①巩… Ⅲ.①小儿疾病—疑难病—诊疗 Ⅳ.① R72

中国国家版本馆 CIP 数据核字（2023）第 055055 号

责任编辑：王灵芳 / 责任校对：张　娟
责任印制：赵　博 / 封面设计：蓝正广告

科学出版社 出版
北京东黄城根北街 16 号
邮政编码：100717
http://www.sciencep.com
北京建宏印刷有限公司印刷
科学出版社发行　各地新华书店经销

*

2023 年 4 月第 一 版　开本：787×1092　1/16
2024 年 5 月第二次印刷　印张：10　1/2
字数：238 000
定价：108.00 元
（如有印装质量问题，我社负责调换）

编者名单

主　编　巩纯秀

副主编　陈瑞敏　顾　威　袁　越　陈临琪　李　莉

编　者　（以姓氏笔画为序）

上官华坤（福建医科大学附属福州儿童医院内分泌遗传代谢科）

丰利芳（首都医科大学附属北京儿童医院内分泌遗传代谢科）

王秀敏（上海交通大学医学院附属上海儿童医学中心内分泌遗传代谢科）

王晓艳（苏州大学附属儿童医院内分泌科）

艾转转（福建医科大学附属福州儿童医院内分泌遗传代谢科）

田芝瑜（首都医科大学附属北京儿童医院心脏中心心内科）

巩纯秀（首都医科大学附属北京儿童医院内分泌遗传代谢科）

刘　敏（首都医科大学附属北京儿童医院内分泌遗传代谢科）

许叶琼（首都医科大学附属北京儿童医院心脏中心心内科）

许仲炜（深圳市儿童医院内分泌科）

孙云腾（福建医科大学附属福州儿童医院内分泌遗传代谢科）

苏　畅（首都医科大学附属北京儿童医院内分泌遗传代谢科）

苏　喆（深圳市儿童医院内分泌科）

李　莉（首都医科大学附属北京儿童医院眼科）

李晓侨（首都医科大学附属北京儿童医院内分泌遗传代谢科）

李嘉易（首都医科大学附属北京儿童医院心脏中心心内科）

吴文涌（福建医科大学附属福州儿童医院内分泌遗传代谢科）

宋艳宁（首都医科大学附属北京儿童医院内分泌遗传代谢科）

张素平（福建医科大学附属福州儿童医院内分泌遗传代谢科）

张倩文（上海交通大学医学院附属上海儿童医学中心内分泌遗传代谢科）

陈　虹（福建医科大学附属福州儿童医院内分泌遗传代谢科）

陈临琪（苏州大学附属儿童医院内分泌科）

陈瑞敏（福建医科大学附属福州儿童医院内分泌遗传代谢科）

武　苏（南京医科大学附属儿童医院内分泌科）

周巧利（南京医科大学附属儿童医院内分泌科）

侯　凌（华中科技大学同济医学院附属同济医院儿童遗传内分泌呼吸科）

袁　越（首都医科大学附属北京儿童医院心脏中心心内科）

袁雪雯（南京医科大学附属儿童医院内分泌科）

顾　威（南京医科大学附属儿童医院内分泌科）

崔逸芸（南京医科大学附属儿童医院内分泌科）

崔毅玲（华中科技大学同济医学院附属同济医院儿童遗传内分泌呼吸科）

董梓妍（首都医科大学附属北京儿童医院心脏中心心内科）

程　明（首都医科大学附属北京儿童医院内分泌遗传代谢科）

焦燕华（深圳市儿童医院内分泌科）

楚闪闪（南京医科大学附属儿童医院内分泌科）

甄　珍（首都医科大学附属北京儿童医院心脏中心心内科）

褚馨远（首都医科大学附属北京儿童医院心脏中心心内科）

蔡彬彬（福建医科大学附属福州儿童医院内分泌遗传代谢科）

樊云葳（首都医科大学附属北京儿童医院眼科）

秘　书　李晓侨（首都医科大学附属北京儿童医院内分泌遗传代谢科）

全球罕见病患者有 2.63 亿～ 4.46 亿，数之众堪比大国人口。随着社会进步和科技发展，越来越多的罕见病研究成果用于临床治疗。

儿科是救治罕见病患者的主战场，有约 3510 种罕见病仅在儿童期发病，约占 56.9%；有 908 种从儿童期到成年期皆可发病，约占 14.7%；有 600 种仅在成年期发病，约占 9.7%。由于罕见病通常影响多器官系统，病程呈慢性、进行性、耗竭性，最终造成残疾或危及生命，因此儿科医师需要不断学习罕见病诊疗知识，做到早认识、早诊治，需要密切追踪国内外罕见病领域研究前沿和案例交流。

深入研究罕见病不仅需要早诊断、规范治疗，更需要系统随访获得完整资料。继《儿童罕见病》第一、二辑之后，本辑进一步扩展罕见病病种，病例来源于全国多家儿童医院或综合医院儿科同仁。本辑编辑风格不变，以图文并茂、易于学习为特色。更加暖心的是，本辑在原目录基础上增加了系统索引，将第一、二辑的目录共同编排，利于读者对同类疾病的类别查找。

我们全院将继续扩大病种的来源，希望本书能够在儿童罕见病领域做出更多贡献，以飨致力于罕见病研究和诊疗的所有儿科医师和研究人员。

国家儿童医学中心

首都医科大学附属北京儿童医院院长

倪 鑫

全球已知的罕见病有 7000 余种，罕见病患者超 3 亿。中国人口基数大，罕见病患者数量超过 2000 万，而 56.9% 的罕见病在儿童期就已经发病，因此儿童期的诊断至关重要。95% 的罕见病只能对症治疗。因为罕见，所以临床医师对这些疾病的认知非常有限，临床误诊率高，提高罕见病的认知成为关键。随着对罕见病研究的深入，部分疾病的治疗有所突破，罕见病逐渐被重视。因此，2022 年我国罕见病日的主题为"因罕而聚，明天更好"。随着多方面不断地努力，明天更好将逐渐成为现实。

80% 的罕见病都是由基因变异导致，其可累及多器官、多系统，首发症状可在不同科室就诊。本辑在前两辑的基础上，继续扩大专科范围，扩大罕见病的种类，继续提供疾病的实例图片，便于快速学习罕见病的相关内容，获取更全面翔实的知识，具有基础理论与前沿信息并举的临床实践特色。

本辑结构同前两辑，包含各个系统的发病特点，并继续扩大罕见病的读者范围。同时，本辑延续前两辑的风格特点，即提供中国儿童罕见病的临床表型特征性图片，读者更易理解。

虽然本辑扩大了罕见病的疾病谱，但罕见病种类繁多，本辑仍不能覆盖所有。我们也将继续扩展，不断丰富完善并继续吸纳更多的同道参与编撰，不负读者。

再次衷心感谢北京儿童医院领导的大力支持，北京儿童医院内分泌遗传代谢中心全体同事的辛勤付出，感谢北京儿童医院心内科、眼科及福建医科大学附属福州儿童医院、南京医科大学附属儿童医院、苏州大学附属儿童医院、深圳市儿童医院、华中科技大学同济医学院附属同济医院、上海交通大学医学院附属上海儿童医院内分泌科的同仁们的大力配合，最后要特别感谢所有提供临床资料的家长和孩子们！

国家儿童医学中心

首都医科大学附属北京儿童医院

内分泌遗传代谢中心主任

巩纯秀

第一节　颅骨锁骨发育不良

【概述】

颅骨锁骨发育不良（cleidocranial dysplasia，CCD，OMIM # 119600）是一类常染色体显性遗传、罕见的遗传性骨骼系统疾病。临床表型差异大，从典型 CCD（颅缝增宽、囟门延迟闭合或不闭合、锁骨发育不良或缺如、牙齿异常等）到不典型 CCD，再到单纯性牙齿发育异常。1897 年，巴黎内科医师 Marie 和 Sainton 记录了一对受该病影响的父子，并在第二年发表了题为"遗传性锁颅发育障碍"的文章，从而正式命名该疾病，故又命名为 Marie-Sainton 综合征[1]。大部分 CCD 患者不会因为骨骼功能的异常而影响正常生活，因此患者常会以乳牙滞留、恒牙的迟萌及牙列畸形等原因首诊于口腔科。

【流行病学】

目前报道的全球 CCD 患病率约为 1/1 000 000。由于创始人效应，该病在南非的开普敦混合血统地区较常见，该地区最低患病率为 100/1 000 000[2]。CCD 发病没有种族和性别差异，35% 为散发，65% 为家族性[3, 4]。由于 CCD 的轻症病例未被报道，其患病率很可能被低估。

【遗传学】

RUNX2（runt-related transcription factor 2）为 CCD 的致病基因，既往又称 *CBFA1*，定位于 6p21.1，包含 9 个外显子和 2 个启动子（P1 和 P2），编码成骨细胞特异性转录因子 2。目前报道的 *RUNX2* 变异共有 230 余种（人类基因突变数据库），包括无义、错义、插入、缺失、剪接位点改变及微缺失、微重复等多种类型[4]。已报道的导致中国人散发性和家族性 CCD 的基因变异几乎都是 Runt 结构域的点突变所致错义变异，仅高超等报道了 1 例典型 CCD 家系检出 Runt 结构域的无义变异[5]；吴东等报道 1 例 CCD 患者是由 6p21-q22.31 微缺失所致[6]。土耳其的一项研究显示，51 例 CCD 患者中 90% 为 *RUNX2* 微小变异，10% 为大片段缺失，其中 11 例为新发变异[4]。研究显示，CCD 的致病变异 68% 为新发变异，随着对 CCD 家系基因检测的增多，越来越多的新发变异被发现。此外，染色体易位、生殖系嵌合体也有报道[7]。

【发病机制】

RUNX2 是 RUNX 家族转录因子（RUNX1、RUNX2、RUNX3）成员之一，在成骨细胞和软骨细胞中表达。RUNX2 是多能间充质干细胞向成骨细胞分化所必需的。RUNX2 对膜内和软骨内骨化过程至关重要，是软骨细胞成熟、成骨细胞分化和骨形成的重要调节因子。RUNX2 通过直接调控印度刺猬因子（IHH）表达来调控软骨细胞增殖。成骨细胞的增殖和分化是由 RUNX2 和 Hedgehog、Fgf、Wnt、Pthlh 信号通路的相互调节控制的[8]。

RUNX2 的 N 端为谷氨酰胺 / 丙氨酸的重复序列（Q/A 结构域），中间为 Runt 结构域，C 端因富含脯氨酸、丝氨酸及苏氨酸，又称 PST 激活结构域。Runt 结构域介导 RUNX2 与 PEBP2/Cbfb 结合，形成异二聚体，从而获得更强的与 DNA 结合的能力；Runt 结构域还选择性识别、结合靶基因的特定序列，调节靶基因的表达，因此 Runt 结构域对 RUNX2 功能的发挥非常关键。Runt 结构域由 128 个氨基酸组成，高度保守，对单个氨基酸的改变非常敏感，N 端和 C 端相对不保守，需要大的结构改变才表现为致病 [9]。

CCD 主要累及膜内成骨（如颅骨、锁骨体和肩峰端），亦可累及软骨内成骨（如长骨、锁骨胸骨端）及外胚层组织（牙齿）。对于软骨内骨化，即使 RUNX2 变异导致蛋白表达单倍剂量不足，RUNX1 和 RUNX3 也能在一定程度上补偿 RUNX2 的功能。然而，对于膜内成骨，RUNX2 是至关重要的。研究发现，RUNX2 被敲除的小鼠模型没有骨组织和成骨细胞，缺乏骨矿化，这表明 RUNX2 为成骨细胞分化所必需，它对维持骨骼的正常生长发育有重要作用 [8]。RUNX2 在上皮 - 间充质相互作用中起着重要作用，这种相互作用控制着牙齿的进行性形态发生和上皮釉质器官的组织分化 [2]。RUNX2 突变导致 RUNX2 功能的部分缺失，患者的临床表型可从无骨骼特征的单纯性牙齿异常到不典型 CCD，再到典型 CCD。Runt 功能域的 RUNX2 突变导致 RUNX2 的单倍剂量不足，表现为典型 CCD；蛋白功能部分丧失的亚等位基因与不典型 CCD、单纯性牙齿畸形相关。

RUNX2 突变具有很高的外显率和变异性。家族内变异性亦显著，即使突变基因型相同，表型也可能不同。不同的突变对 RUNX2 产物的影响差别很大，是造成 CCD 表型多样的原因之一 [9]。

【临床表现】

大多数就诊的 CCD 患者是因为有典型的特征，包括：身材矮小；囟门和颅缝增宽、囟门延迟闭合或不闭合，头面不成比例，头大面小；一侧或双侧锁骨短小或缺如、鸡胸或锥状胸；乳牙滞留，恒牙迟萌，多生牙，牙齿囊肿；其他表现还包括：肩胛骨较小，耻骨联合间隙增宽，幼年反复发生鼻窦炎、耳道感染，传导性听力损伤和上呼吸道梗阻风险增加等 [9]。

CCD 主要表现为一系列不同部位、不同程度的骨骼发育不良，以膜内成骨形成的骨骼受累为主。临床表型从典型 CCD 到不典型 CCD，再到无骨骼受累的单纯性牙齿异常 [3, 4, 7, 9, 10]。

1. 身材矮小　目前国内报道的 82 例典型 CCD 患者中，95% 的患者身材矮小，其中成年男性身高 145 ～ 165cm，成年女性身高 127 ～ 153cm。有阳性家族史的患者身材矮小更明显。土耳其一项包括 51 例 CCD 患者的研究中，43% 的患者身材矮小。阿根廷一项包含 37 例患者的研究显示患者的终身高男性为 $-1.47SD$（$-2.41SD$ ～ $-0.67SD$），女性为 $-1.89SD$（$-3.45SD$ ～ $0.62SD$）。Cooper 等报道 62% 的男性患者终身高 $< P_5$，38% 的女性患者终身高 $< P_5$。

2. 骨骼特征　前囟和（或）颅缝增宽，囟门延迟闭合或不闭合（89% ～ 100%）；头面不成比例，头大面小，面中部发育不良，眼距宽，鼻梁塌陷（94%）。自眉间至顶后部形成一沟状凹陷。一侧或双侧锁骨发育不全或缺如，致锁骨上窝消失，双肩下垂，肩关节活动度大并前耸，可不同程度地向胸前额下靠拢（75% ～ 90%）；圆锥状胸廓或鸡胸（42% ～ 100%）。其他表现：上肢和（或）下肢不等长，短指（趾）、扁平足、膝外翻、脊柱侧弯、骨质疏松等。

3. 牙齿异常　94% ～ 100% 的患者可见牙齿异常表现，包括乳牙滞留、恒牙迟萌、牙根发育畸形、多生牙、牙龈囊肿等。

4. 耳鼻喉　复发性鼻窦炎、中耳炎和其他上气道合并症在 CCD 患者中比普通人群更常见。39% 的患者有传导性听力损失。

5. 内分泌　CCD 患者可能有较低的 IGF-1（胰岛素样生长因子 -1）水平，与骨质疏松不一致的低水平维生素 D。极少数 CCD 患者的碱性磷酸酶水平较低。

6. 运动发育　5 岁以下的儿童可能表现出

轻微的运动迟缓，特别是大运动能力方面，可能与扁平足和膝外翻等骨科并发症有关。在小学学龄儿童中没有观察到明显的差异。

7. 神经系统　CCD 患者智力多正常。中国报道了 2 例合并癫痫的 CCD 病例[11, 12]。

【临床评估】

1. 影像学检查[3, 4]

（1）颅骨：多为短头型，头颅骨横径增大，前囟未闭、不同程度的颅缝增宽（100%），大小数目不一的缝间骨，以"人"字缝最多，颅骨延迟骨化；鼻窦和乳突气化不良或无气化；多生牙，乳牙滞留，恒牙迟萌或埋伏阻生。

（2）胸部：锁骨完全缺失、发育不全或不连续（100% 锁骨改变，75% 双侧改变，可不对称）；肩胛骨较小并上移或下移，儿童肩胛盂浅小（100%）；锥形胸廓，不同程度的上窄下宽（100%）；脊柱侧弯（28%～35%）（图 1-1）。

（3）骨盆：耻骨联合增宽或缺如（50%），耻骨下行支缺如；坐骨短小，发育不全；髂翼狭窄细长呈垂直状；髋臼发育不全，髋臼浅，髋臼角增大；股骨头长、股骨颈短；髋内翻。

（4）手足：第 2 掌骨细长，掌骨底部可见假骨骺，并见锥形骨骺，远端跖骨发育不良，

近节指骨与中节、远节指骨比例异常。

（5）其他：骨量减少和骨质疏松，可能出现病理性骨折。

2. 分子检测[9]

（1）单基因测序：又称一代测序，首先进行 *RUNX2* 序列分析，如果未发现致病突变，可进行基因定位缺失 / 重复分析。

（2）染色体核型分析：如果临床表现符合 CCD 表型且合并多个先天异常和（或）发育迟缓，但 *RUNX2* 检测未发现异常，可考虑对涉及 6p21.1 的复杂染色体重排或易位进行核型评估。

（3）基因包检测：利用二代测序技术，可以对 *RUNX2* 和其他需要鉴别诊断的疾病基因同时进行检测。

【诊断和鉴别诊断】

1. 诊断　目前 CCD 的确诊主要依赖典型 CCD 的临床表现、影像学特征性改变及分子遗传学检测 *RUNX2* 变异。

2. 鉴别诊断[9]　见表 1-1。

【治疗】

CCD 患者管理的主要问题是早期诊断。牙齿和颌面治疗策略取决于患者的年龄，治疗越早，使用自然恒牙的正畸辅助萌出获得美观和长期稳定结果的概率越高。

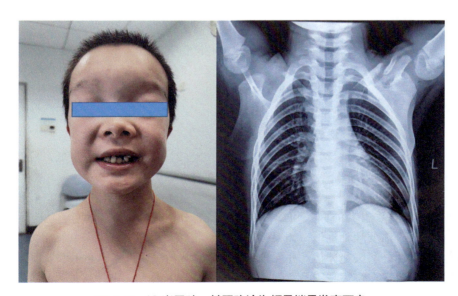

图 1-1　10 岁男孩，基因确诊为颅骨锁骨发育不良

表 1-1 颅骨锁骨发育不良（CCD）与其他疾病的鉴别诊断

疾病或遗传机制	致病基因	遗传方式	临床表现	
			与 CCD 的相同临床表现	与 CCD 的不同临床表现
16q22 缺失（包括 *CBFB* 缺失）(OMIM # 614541)	*CBFB*	散发	囟门、颅缝宽大，锁骨短	早夭，精神运动发育迟缓，先天性心脏病
Crane-Heise 综合征 (OMIM # 218090)	不明	不详	头颅大，骨矿化不良，唇腭裂，低耳位，锁骨／肩胛骨发育不良，距骨发育不良或缺如，生殖器发育不良	致死性疾病，宫内发育迟缓，多关节挛缩，严重的脊椎／四肢畸形，颈椎缺如
下颌骨骶骨发育不良 (OMIM # PS248370)	*LMNA*, *ZMPSTE24*	AR	身材矮小，颅缝延迟闭合，下颌骨、锁骨发育不良，30 岁头发稀疏，进行性关节僵硬，指（趾）畸形伴腕骨延迟骨化，小颌畸形，牙齿早脱，皮下脂肪萎缩	肢端溶骨症，色素沉着，脂肪营养不良，脱发
致密性成骨不全症	*CTSK*	AR	身材矮小，前囟、颅缝未闭，骨质疏松	骨硬化症，指端骨质溶解
Yunis-Varon 综合征	*FIG4*	AR	颅缝、前囟宽大，颅骨异常矿化，锁骨发育不良	脑畸形，拇指（踇趾）、远端指骨发育不良或缺失
CDAGS 综合征（颅缝早闭、肛门畸形和皮肤汗孔角化症综合征）	不明	AR	囟门延迟闭合，颅骨缺损，锁骨发育不良	颅缝早闭，肛门和泌尿生殖系统畸形，皮肤汗孔角化症
低磷酸酶血症	*ALPL*	AR/AD	多骨骼骨化延迟，矿化不良，婴儿型患儿的颅骨矿化不良，颅缝宽，肋骨较短，胸腔狭窄	锁骨受累少，无多生牙，乳牙早脱，佝偻病骨骼改变，肾钙质沉着，高钙血症
甲状腺功能减退			囟门延迟闭合，身材矮小	智力发育迟缓，血清甲状腺素低

注：AR，常染色体隐性遗传；AD，常染色体显性遗传

1. 初步诊断后的评估 全身骨骼评估、骨密度检查、口腔评估、听力筛查等。

2. 对症处理

（1）颅面：大多数患者的囟门可随时间推移而闭合，一般不需要颅骨重塑。如果颅顶缺损很严重，需颅面外科医师评估，并保护头部不受钝性损伤；建议在进行高风险活动时戴头盔。

（2）骨骼：如骨密度低，应补充钙和维生素 D。

（3）牙：转诊口腔科，口腔正畸的目的是改善外观并提供有效的咀嚼功能。

（4）上呼吸道阻塞：有相关症状时，需检查睡眠情况，可能需要手术干预。

（5）鼻窦、中耳感染：及时、积极治疗。对于反复中耳感染者，可考虑使用鼓膜通气管。

（6）内分泌：rGH（重组生长激素）在身材矮小的 CCD 患者中的治疗效果尚未得到证实。2 例个案报道介绍了在伴或不伴生长激素缺乏的患者中，rGH 治疗均观察到了效果[13, 14]。

3. 随访　内容包括牙齿异常，骨科并发症，上气道阻塞的症状、体征，鼻窦、中耳感染，监测听力情况（早发现、早处理），骨质疏松等。

4. 靶向治疗展望　*RUNX2* 的两个等位基因都对 *RUNX2* 表达水平有贡献，如果一个等位基因突变，其功能丧失会导致 *RUNX2* 单倍体不足。提高 RUNX2 乙酰化水平可补偿降低的 *RUNX2* 水平，MS-275（组蛋白去乙酰化酶抑制剂）治疗开辟了一条新的治疗途径，通过代谢稳定来补偿遗传 *RUNX2* 的不足，从而治疗 CCD。RUNX2 修饰酶已在 CCD 动物模型中显示出良好的效果[15]。

【遗传咨询】

CCD 是一种常染色体显性遗传病，约65% 的患者有家族遗传史。

1. 家庭成员的风险

（1）父母：父母中的一方可能是患者；亲子的突变基因型不同，可能是新生突变或生殖系嵌合体所致，而且新生突变的比例很高；对于有明显新生突变的先证者的父母，建议进行详细的体格检查、影像学检查，也可做基因检测；家族史阴性的 CCD 患者，需要做影像学检查和（或）基因检测证实，有时不典型 CCD、单纯性牙齿异常未被识别。如果父母是某种致病突变的第一个个体，则患者可能是体细胞嵌合体而表现为轻症。

（2）兄弟姐妹：风险取决于先证者父母的遗传状况。如果父母一方为患者，则兄弟姐妹的患病风险为 50%，但基因型可能不同；如果父母不患病，则兄弟姐妹患病风险低。

（3）后代：患病风险为 50%。

2. 有 *RUNX2* 致病突变的家庭　需要进行产前评估和植入前基因检测。对于产前评估，医学专业人员和家属可能存在观点上的差异。典型的 CCD 可以在妊娠 14 周时进行超声检查

来诊断。最一致的特征是异常的锁骨，表现为部分或完全缺失、长度 < P_5（锁骨长度 / 胎龄）。其他表现包括颅骨矿化不足、额部隆起和广泛的未成熟骨化[9]。

【预防】

CCD 是由表观遗传改变导致的疾病，没有预防该病的有效措施。

（刘　敏）

【参考文献】

[1] Marie P, Sainton P. On hereditary cleido-cranialdysostosis. Rev Neurol, 1898,6:835.

[2] Roberts T, Stephen L, Beighton P. Cleidocranial dysplasia: a review of the dental, historical, and practical implications with an overview of the South African experience.Oral Surg Oral Med Oral Pathol Oral Radiol, 2013,115(1):46-55.

[3] 曹来宾, 和毓天, 柳祥庭, 等. 颅骨锁骨发育不全（附 51 例临床 X 线分析）. 中华放射学杂志, 1991, 25(1):25-27.

[4] Berkay EG, Elkanova L, Kalaycı T, et al.Skeletal and molecular findings in 51 Cleidocranial dysplasia patients from Turkey. Am J Med Genet A, 2021, 185(8): 2488-2495.

[5] 高超, 吴丽, 耿香菊, 等. 两个新 RUNX2 基因突变引起家族性锁骨颅骨发育不全. 中华医学遗传学杂志, 2010, 27(2):140-143.

[6] 吴东, 李涛, 侯巧芳, 等. 一例合并 6p21-q22.31 微缺失的锁骨颅骨发育不良患者的遗传学分析. 中华医学遗传学杂志, 2018, 35(2):253-256.

[7] Ramos Mejía R, Rodríguez Celin M, Fano V. Clinical, radiological, and auxological characteristics of patients with cleidocranial dysplasia followed in a pediatric referral hospital in Argentina. Arch Argent Pediatr, 2018, 116(4):e560-e566.

[8] Komori T. Regulation of proliferation, differentiation and functions of osteoblasts by Runx2. Int J Mol Sci, 2019, 20(7):1694.

[9] Machol K, Mendoza-Londono R, Lee B. Cleidocranial dysplasia spectrum disorder. geneReviews®. seattle (WA): University of Washington, 1993-

2018.

[10] Cooper SC, Flaitz CM, Johnston DA, et al. A natural history of cleidocranial dysplasia. Am J Med Genet, 2001, 104(1):1-6.

[11] Ma Y, Zhao F, Yu D. Cleidocranial dysplasia syndrome with epilepsy: a case report. BMC Pediatrics, 2019, 19(1):97.

[12] 吕冰清, 彭仁罗. 颅骨锁骨发育不全综合征一例. 中华医学遗传学杂志, 1993, 32(6):373.

[13] Takaki N, Mori J, Matsuo S, et al.Cleidocranial dysplasia with growth hormone deficiency: a case report. BMC Pediatr, 2020, 20(1):19.

[14] Çamtosun E, Akıncı A, Demiral E, et al. A cleidocranial dysplasia case with a novel mutation and growth velocity gain with growth hormone treatment. J Clin Res Pediatr Endocrinol, 2019, 11(3):301-305.

[15] Kim WJ, Shin HL, Kim BS, et al.RUNX2-modifying enzymes: therapeutic targets for bone diseases. Exp Mol Med, 2020, 52(8):1178-1184.

第二节　天使综合征

【概述】

天使综合征（angelman syndrome，AS）是由母源性泛素-蛋白质连接酶E3（ubiquitin-protein ligase E3A，UBE3A）基因功能异常所致，1965年由英国医师Happy Angelman首次报道，并以其名字命名，因此又称"快乐木偶综合征"[1]。临床特征性表现包括全面发育迟缓/智力障碍，明显语言能力受损，共济失调步态和（或）肢体震颤，伴有频繁大声笑、微笑和易兴奋等异常快乐表现的独特行为。

【流行病学】

AS是一种罕见的遗传病，活产婴儿的全球发病率为1∶20 000～1∶12 000，无性别差异，我国尚无该病的流行病学统计[2]。

【遗传学】

UBE3A为父源印记基因，其导致AS的遗传学机制主要包含以下4种：①母源染色体15q11-13包含UBE3A基因的片段缺失（70%～75%）；②母源UBE3A基因致病性变异（5%～10%）；③父源单亲二倍体（2%～7%）；④印记中心缺陷（3%～5%）[3, 4]。仍有约10%具有典型AS表型的患者尚未确定遗传病因。

【发病机制】

UBE3A基因在人体大多数组织中呈双等位基因表达，而在脑的特殊区域（主要为海马和小脑）发生特异性印记。父源UBE3A基因被特殊印记而沉默，母源表达[1]。该基因编码一种称为E6相关蛋白（E6-associated protein，E6-AP）的泛素连接酶，对泛素-蛋白酶体途径的功能至关重要，在维持神经元功能和突触可塑性方面起关键作用[5]。

E6-AP的失功能会影响许多蛋白质的泛素-蛋白酶体降解过程，如p53、p27、重组细胞骨架活性调节相关蛋白（recombinant activity regulated cytoskeleton associated protein，Arc）和Ephexin5，从而影响蛋白的表达水平。p53和p27对于调节神经系统中的细胞存活至关重要。Arc水平的升高会导致表面α-氨基-3-羟基-5-甲基-4-异噁唑丙酸（α-amino-3-hydroxy-5-methyl-4-isoxazole propionic acid，AMAP）受体的内化，从而影响突触传导。Ephexin5表达增加导致突触形成减少。上述机制共同导致神经功能缺损[5-7]。

【临床表现】

AS患者通常在1岁后发生较为明显的典型症状，根据Williams等[8]在2005年制定的诊断标准共识，临床特征依据其发生频率分为三类：典型表现（100%），频繁出现的表现（＞80%）和相关表现（＜80%），见表1-2。

1. 典型表现（100%）　①发育迟缓，即运动发育的里程碑延迟，但没有技能缺失；②运动或平衡障碍，通常是步态共济失调和（或）肢体震颤；③言语障碍，轻者用词困难，接受性语言能力和非口头沟通能力优于表达语言能力；④行为独特，包括频繁大声笑或微笑；明显的快乐举止、容易兴奋，往往伴有拍手和多动；⑤胎儿期和出生史正常，出生时头围正常，没有明显出生缺陷；⑥血生化及代谢指标未见异常。

2. 频繁出现的表现（＞ 80%） ①头围小或增长缓慢（＜ 2 岁）；②癫痫发作（通常 3 岁前出现，严重程度随年龄增长而降低，但可持续到成人）；③异常特征性脑电图（具有特征性高波幅、棘慢波）。

3. 相关表现（＜ 80%） 枕部扁平、吐舌、流涎、过度的咀嚼/嘴部动作、嘴大、牙缝宽、婴儿期喂养困难或肌张力低、下肢腱反射亢进、行走时喜上肢抬起、宽基步态、足踝内翻或外翻、脊柱侧弯、与家人相比皮肤色素减退（仅见于缺失型患者）、热敏感性增加、睡眠效率差、肥胖（在年龄较大的儿童中出现，在非缺失型患者中更常见）、便秘等。

AS 临床表型与其基因型存在一定相关性，非印记基因缺失型患者临床表型相对于缺失型患者较轻，也具备相对更强的语言沟通能力。

【辅助检查】

由于 AS 遗传学病因的复杂性，应注意基因检测方法的选择。对于临床疑似病例，首先进行 DNA 甲基化分析，可选择的方法包括甲基化特异性多重连接探针扩增技术（MS-MLPA）或多重连接探针扩增技术（MLPA），可检测出染色体 15q11-13 缺失、父源单亲二倍体及印记中心缺失，可识别约 80% 的 AS 患者。若 DNA 甲基化结果阴性，需进一步选择二代测序，如 UBE3A 单基因测序、多基因 Panel、全外显子测序、全基因组测序，对母源 UBE3A 基因致病性变异行进一步排查。

血液生化、代谢检测一般无明显异常，脑电图检查可发现异常的特征性高波幅、棘慢波。

【诊断和鉴别诊断】

1. 诊断 具备以上临床表现，同时分子遗传学检测结果表明母源 UBE3A 基因存在表达或功能缺陷时，即可诊断 AS。

2. 鉴别诊断 见表 1-2。

表 1-2　天使综合征与其他疾病的鉴别诊断				
鉴别疾病	遗传类型	致病基因	相似的临床表现	差异性临床表现
Mowat-Wilson 综合征	常染色体显性遗传	ZEB2	快乐情绪、癫痫发作、下颌突出、耳垂上翻、言语能力减退、小头畸形	先天性巨结肠、先天性心脏病、胼胝体发育不全
Pitt-Hopkins 综合征	常染色体显性遗传	TCF4	智力障碍、小头畸形、癫痫、共济失调步态和快乐性格	间歇性过度通气伴呼吸暂停
Christianson 综合征	X 连锁遗传	SLC9A6	明显快乐情绪、认知严重延迟、共济失调、小头畸形和癫痫发作	低体重，10 岁后可能丧失行走能力，可出现小脑和脑干萎缩，脑电图显示脑电波频率较 AS 更快（10 ～ 14Hz）
Rett 综合征	X 连锁显性遗传	MECP2	癫痫、后天性小头畸形和严重语言障碍	不具有明显的快乐行为，不出现发育倒退过程或双手失用
Williams 综合征	常染色体显性遗传	7q11.23 微缺失	智力发育落后、行为欢快	语言交流能力相对较强，伴心血管异常、高钙血症

【治疗】

1. 对症治疗　AS 尚无特异性治疗手段，对症治疗为主要的治疗措施[9]。

（1）喂养问题：对于婴儿期的喂养困难，建议使用特殊奶嘴并定期监测体重；胃食管反流通常可使用垂直体位、胃动力药物等经典方案治疗，符合手术指征时可进行胃底折叠术；此外，便秘、肥胖等表现亦需通过饮食、运动等手段进行调整。

（2）发育迟缓：应定期监测患者的发育情况，早期、个性化地制订干预措施；对于大运动和精细运动发育延迟的患者，专业的康复训练有助于其运动技能的发展，严重共济失调的患者需要特殊的矫正椅或固定器具辅助；言语障碍除语言治疗外，还应关注非语言沟通方式，在适当的时候尽早使用辅助交流工具。

（3）癫痫：最有效的药物是丙戊酸钠、氯硝西泮和苯巴比妥，卡马西平和氨己烯酸等药物无效，可能导致癫痫恶化[10]。一些难治性癫痫患者受益于生酮或低血糖指数饮食[11]。

（4）其他：对有睡眠问题的患者可进行睡眠管理及褪黑素药物治疗；斜视严重时需要手术矫正；脊柱侧弯、关节半脱位、足内翻或跟腱挛缩可通过矫形器具或手术来矫正。

2. 研究中的治疗方法　口服叶酸、维生素 B_{12}、肌酸和甜菜碱的临床试验已经开展，旨在增加 DNA 甲基化途径，并可能增加父源 UBE3A 等位基因在中枢神经系统中的表达。然而，最初的试验并未显示明显的临床疗效[12]。其他研究主要是使用端粒酶抑制剂[13]和反义寡核苷酸[14]激活沉默的父源 UBE3A 等位基因，但目前均未进一步进入临床领域。

3. 应避免使用的药物　AS 患者禁用氨己烯酸和噻加宾（可增加大脑 γ- 氨基丁酸水平的抗惊厥药）。卡马西平虽非禁忌药物，但比其他常用抗惊厥药物的使用率低。

【遗传咨询】

不同遗传缺陷的 AS 患者父母再生育后代的患病风险不同。

（1）母源染色体片段缺失：大多数片段缺失型患者，因其染色体缺失一般在卵子形成时发生，其父母再次生育 AS 患者的概率低于 1%。但在极罕见的情况下，母亲染色体存在结构异常，遗传概率可高达 50%，因此该基因型患者的母亲再生育前需行染色体微阵列分析。

（2）母源 UBE3A 基因变异：若患者 UBE3A 基因变异来源于母亲，则其父母再次生育儿的患病概率为 50%；若患者为自身新生变异，则其父母再次生育儿的患病概率极低。

（3）父源单亲二倍体：大多数父源单亲二倍体患者的父母再次生育 AS 患者的概率低于 1%，但若父亲为 15 号染色体罗伯逊易位，则后代患病风险接近 100%。故对于该类型变异患者的父母均应行染色体核型分析。

（4）印记中心缺陷：该型患者父母再次生育 AS 患者的概率低于 1%，但若母亲染色体存在亚显微结构缺失，再次生育 AS 患者的概率将达 50%，建议母亲产前应行基因芯片技术检测以排除该情况。

【预防】

该病尚无有效预防措施，建议患者父母再生育前进行详细的产前诊断。

（吴文涌　陈瑞敏）

【参考文献】

[1] Lee SY, Ramirez J, Franco M, et al. Ube3a, the E3 ubiquitin ligase causing Angelman syndrome and linked to autism, regulates protein homeostasis through the proteasomal shuttle Rpn10. Cell Mol Life Sci, 2014, 71(14):2747-2758.

[2] Buiting K, Clayton-Smith J, Driscoll DJ, et al. Clinical utility gene card for:Angelman syndrome. Eur J Hum Genet, 2015, 23.

[3] Latchman K, Nieto-Moreno M, Alberola RL. Spastic diplegia in a haitian girl with angelman syndrome. J Pediatr Genet, 2020, 9(2):104-108.

[4] Jana NR. Understanding the pathogenesis of Angelman syndrome through animal models.

Neural Plast, 2012, 2012:710943.

［5］Dagli A, Buiting K, Williams CA. Molecular and clinical aspects of angelman syndrome. Mol Syndromol, 2012, 2(3-5):100-112.

［6］Greer PL, Hanayama R, Bloodgood BL,et al. The Angelman Syndrome protein Ube3A regulates synapse development by ubiquitinating arc. Cell, 2010, 140(5):704-716.

［7］Margolis SS, Salogiannis J, Lipton DM, et al. EphB-mediated degradation of the RhoA GEF Ephexin5 relieves a developmental brake on excitatory synapse formation. Cell, 2010, 143(3): 442-455.

［8］Williams CA, Beaudet AL, Clayton-Smith J,et al. Angelman syndrome 2005: updated consensus for diagnostic criteria. Am J Med Genet A, 2006, 140 (5):413-418.

［9］Bonello D, Camilleri F, Calleja-Agius J. Angelman Syndrome: Identification and Management. Neonatal Netw, 2017, 36(3):142-151.

［10］Fiumara A, Pittalà A, Cocuzza M, et al.Epilepsy in patients with Angelman syndrome. Ital J Pediatr, 2010, 36:31.

［11］Thibert RL, Pfeifer HH, Larson AM, et al. Low glycemic index treatment for seizures in Angelman syndrome. Epilepsia, 2012, 53(9): 1498-1502.

［12］Peters SU, Bird LM, Kimonis V, et al. Double-blind therapeutic trial in Angelman syndrome using betaine and folic acid. Am J Med Genet A, 2010, 152A(8):1994-2001.

［13］Huang HS, Allen JA, Mabb AM, et al. Topois-omerase inhibitors unsilence the dormant allele of Ube3a in neurons. Nature, 2011, 481(7380):185-189.

［14］Meng L, Ward AJ, Chun S,et al. Towards a therapy for Angelman syndrome by targeting a long non-coding RNA. Nature, 2015,518 (7539): 409-412.

第三节 Temple 综合征

【概述】

Temple 综合征是一种由 14q32 印记区域

的印记基因表达变化引起的临床综合征，属于基因组印记病。1991 年由 Temple 等首次报道[1]。主要临床表现为患儿出生时低体重、吸吮无力、肌张力低下，身高增长缓慢，运动发育迟缓，可伴有特殊面容、轻度智力障碍、小手小脚及脊柱侧弯，后期可出现超重、青春期提前等[2]。

【流行病学】

Temple 综合征是一种基因组印记病，目前为止全球报道 80 余例[3]。关于该病的发病率，目前未见报道。

【遗传学】

Temple 综合征是一种由 14q32 印记区域的印记基因表达变化所引起的临床综合征[4]。14q32 印记区域从 DLK1 基因近端开始，在 DIO3 基因远端结束。该基因座包含 3 个差异甲基化区域（IG-DMR、MEG3-DMR、MEG8-DMR）[5]。IG-DMR 的甲基化模式在配子发育的过程中建立。MEG3-DMR 位于 MEG3 基因的启动子区，它的甲基化模式是在受精后建立并取决于 IG-DMR。MEG8-DMR 位于 MEG8 基因的内含子 2，其甲基化发生在胎儿发育的第 17 周后，可能取决于 IG-DMR 和（或）MEG3-DMR，以及从上游 MEG3 启动子开始并延伸到 MEG8-DMR 的转录。

【发病机制】

在正常情况下，14q32 印记区域在父系遗传等位基因上甲基化，而母系等位基因未甲基化[4]，因此任何导致该区域父源基因的低甲基化或导致母源基因表达增加的变异都可能导致 Temple 综合征。目前公认的 Temple 综合征的遗传机制有 3 种[6]。

（1）14 号染色体母源性单亲二倍体 [UPD（14）mat]，导致两条染色体上仅表达母源性表达的基因，占 60% ～ 75%。

（2）父源性差异甲基化区域（IG-DMR 和 MEG3-DMR）的低甲基化导致母源性表达的基因增多，占 10% ～ 20%。

（3）14q32 印记区域父源性缺失，导致父系表达基因缺失，占 5% ～ 15%。

【临床表现】

Temple 综合征涉及多系统异常，临床表现复杂多样，总结如下[1, 7-9]。

1. 胎儿期改变　羊水过少、早产、宫内生长迟缓、小胎盘、胎动减少。

2. 出生后异常改变　低出生体重儿、喂养困难、出生后生长迟缓。

3. 神经系统　肌张力低下、运动发育延迟、语言发育迟缓及智力障碍。

4. 颅面部　前额突出、相对巨头畸形、三角脸、内眼赘皮、鼻梁凹陷、阔鼻、鼻孔前倾、小下颌、高腭弓。

5. 骨骼系统　小手小脚、斜趾、关节活动过度、脊柱侧弯、小指屈曲畸形。

6. 内分泌系统　生长激素（GH）缺乏、肥胖、性早熟、骨龄提前、2 型糖尿病。

对 Temple 综合征常见临床表现发生频率的高低总结如下。

1. 高频率临床表现（≥60%）　小于胎龄儿、身材矮小、出生时相对头大、婴儿期前额突出、性早熟、肌张力减退、小手小脚、喂养困难等。

2. 中频率临床表现（30%～60%）　高腭弓、牙齿排列不规则、小指屈曲畸形和关节过度活动等。

3. 低频率临床表现（≤30%）　早产、三角脸、耳郭畸形、复发性中耳炎、GH 缺乏、猿手畸形、脊柱侧弯、高胆固醇血症和糖尿病等。

基因组印记 Temple 综合征的临床表型严重程度与其 3 种不同遗传机制无相关性，母亲高龄是 UPD（14）mat 的 Temple 综合征的高危因素。

【实验室检查】

实验室检查基于先证者的基础之上，因此对于出现上述临床表型且高度怀疑该病的患儿，首选 MS-MLPA 进行检测，可以明确单亲二倍体及印记基因缺失引起的 Temple 综合征，如结果阴性，可进一步进行全基因组甲基化分析（GWMA）鉴定 DMR 的低甲基化。全外显子组序列和拷贝数分析可以初步筛选单亲二倍体及印记基因缺失，但最终还需经 MS-MLPA 验证明确诊断。

由于该病导致多器官、系统受累，应对患儿进行多方面评估，如智力检测、生长发育评估等。

【诊断和鉴别诊断】

1. 诊断　对于出现上述临床表型的先证个体，进行分子遗传学检测后如果明确为 Temple 综合征基因的致病变异即可确诊。

2. 鉴别诊断[10-14]　见表 1-3。

【治疗】

1. 对症治疗　Temple 综合征并无特异性治疗手段，主要是对症治疗。

表 1-3　Temple 综合征与其他疾病的鉴别诊断

疾病名称	遗传类型	致病基因	相似的临床表现	差异性临床表现
Silver-Russell 综合征	基因组印记病	*11p15LOM* *upd(7)mat* *CDKN1C* *IGF2*	宫内发育迟缓 出生后生长障碍 三角脸 相对巨头畸形 性早熟	隐睾 尿道下裂 肢体不对称
Prader-Willi 综合征	基因组印记病	母源 *UPD15* 父源 15q11-q13 区域 *SNRPN* 缺失	宫内发育迟缓 出生后生长障碍 肌张力低下 喂养困难	隐睾 尿道下裂 性发育迟缓

续表

疾病名称	遗传类型	致病基因	相似的临床表现	差异性临床表现
SHORT 综合征	常染色体显性遗传	*PIK3R1*	发育迟缓 身材矮小 三角脸 糖尿病	关节过伸 眼窝凹陷 虹膜病变
IMAGe 综合征	基因组印记病	母亲 *CDKN1C* 变异	宫内发育迟缓 身材矮小	先天性肾上腺发育不全 干骺端和骨骺发育不良 隐睾 小阴茎
3M 综合征	常染色体隐性遗传	*CUL7* *OBSL1* *CCDC8*	宫内发育迟缓 出生后生长障碍 相对巨头畸形	智力正常 骨骼畸形（长骨细长、脊柱前凸、椎体高）

2. 内分泌治疗　Temple 综合征常表现为中枢性性早熟，对符合治疗指征的患儿应尽早使用促性腺激素释放激素类似物（GnRHa）治疗，以控制骨龄进展。

大多数 Temple 综合征都有不同程度的宫内发育迟缓和出生后生长迟缓，对合并身材矮小的患儿可应用重组人生长激素（recombinant human growth hormone，rhGH）治疗，短期 rhGH 治疗可有效改善身高[15]。文献报道长期 rhGH 治疗虽可促进身高增长，但部分患儿的病情伴随骨龄更快速地进展，因此单用 rhGH 治疗对终身高是否改善仍有待于研究[2]。GnRHa+ rhGH 联合治疗可能带来更多的获益。

【遗传咨询】

一般情况下，Temple 综合征是由新发（*de novo*）表观遗传变异所致，再发风险低。需要注意的是若产检中发现羊水少、胎盘发育不良等非特异性表现，需要进行产前咨询。

【预防】

该病目前尚无有效的预防措施，对生育过该病患儿的家长，建议再次生育时进行产前诊断。

（上官华坤　陈瑞敏）

【参考文献】

[1] Ioannides Y , Lokulo-Sodipe K , Mackay DJ, et al. Temple syndrome: improving the recognition of an underdiagnosed chromosome 14 imprinting disorder: an analysis of 51 published cases. J Med Genet, 2014, 51(8):495-501.

[2] Kagami M ,Nagasaki K ,Kosaki R ,et al. Temple syndrome: comprehensive molecular and clinical findings in 32 Japanese patients. Genet Med, 2017, 19(12):1356-1366.

[3] Tortora A, La Sala D, Lonardo F，et al. Maternal uniparental disomy of the chromosome 14: need for growth hormone provocative tests also when a deficiency is not suspected. BMJ Case Rep, 2019, 12(5):e228662.

[4] Garza-Mayén G, Ulloa-Avilés V, Villarroel CE, et al. UPD(14)mat and UPD(14)mat in concomitance with mosaic small supernumerary marker chromosome 14 in two new patients with Temple syndrome. Eur J Med Genet, 2021, 64(5):104199.

[5] KagamiM, O'Sullivan MJ, Green AJ,et al. The IG-DMR and the MEG3-DMR at human chromosome 14q32.2: Hierarchical interaction and distinct functional properties as imprinting control centers. Plos Genetics, 2010, 6(6):e1000992.

[6] Prasasya R, Grotheer KV, Siracusa LD, et al. Temple

syndrome and Kagami-Ogata syndrome: clinical presentations, genotypes, Models and Mechanisms. Hum Mol Genet, 2020, 29(R1):R107- R116.

［7］ Juriaans AF, Kerkhof GF, Mahabier EF, et al. Temple syndrome: clinical findings, body composition and cognition in 15 Patients. J Clin Med, 2022, 11(21):6289.

［8］ BrückJ, BegemannM, DeyD, et al. Molecular characterization of temple syndrome families with 14q32 epimutations. Eur J Med Genet, 2020, 63 (12): 104077.

［9］ Gillessen-Kaesbach G, Albrecht B, Eggermann T, et al. Molecular and clinical studies in eight patients with Temple syndrome. Clin Genet, 2018, 93(6): 1179-1188.

［10］ Alhendi ASN, Lim D, McKee S, et al. Whole-genome analysis as a diagnostic tool for patients referred for diagnosis of Silver-Russell syndrome: a real-world study. J Med Genet, 2022, 59(6):613-622.

［11］ Zhou Y, Ma MS, Li GY, et al. Analysis of the clinical perinatal characteristics of 226 patients with Prader-Willi syndrome in China. Zhonghua Er Ke Za Zhi, 2021, 59(6):466-470.

［12］ Yin X, Liu J, Feng R, et al. Novel PIK3R1 mutation of SHORT syndrome: A case report with a 6-month follow up. J Diabetes Investig, 2021, 12 (10):1919-1922.

［13］ Kato F, Hamajima T, Hasegawa T, et al. IMAGe syndrome: clinical and genetic implications based on investigations in three Japanese patients. Clin Endocrinol (Oxf), 2014, 80(5):706-713.

［14］ Kiper P, Utine GE, Bodurolu K. 3M syndrome. Cocuk Sagligi ve Hastaliklari Dergisi, 2017, 60 (2):56-63.

［15］ Brightman DS, Lokulo-Sodipe O, Searle BA, et al. Growth hormone improves short-term growth in patients with Temple syndrome. Horm Res Paediatr, 2018, 90(6):407-413.

第四节　Oculoskeletodental 综合征

【概述】

Oculoskeletodental 综合征（OMIM# 618440）是一种罕见的常染色体隐性遗传病，Tiosano 等在 2019 年首次描述了 5 例该病患者，这 5 个来自无亲缘关系的 3 个家系的纯合突变个体存在共同的临床特征：身材矮小、粗糙面容、先天性白内障、继发性青光眼、牙齿异常及多发骨骼异常[1]。

【流行病学】

该病罕见，目前全世界仅在 2019 年报道了 5 例，北京儿童医院在 2022 年报道了中国第 1 例，尚无流行病学统计。

【遗传学】

PIK3C2A 致病突变可导致该病，该基因位于 11p15.1-p14，包含 32 个外显子，大小约 76kb，主要催化磷脂酰肌醇磷酸化，在受体介导的胞吞作用及细胞周期中起重要作用[2]。既往报道的 5 例患者均为纯合突变，其临床症状较明显，有 1 例患者宫内死亡。而北京儿童医院报道的病例为复合杂合致病，临床症状比既往报道的轻。

【发病机制】

PIK3C2A 作为磷脂酰肌醇 3- 激酶（PI3K）家族的Ⅱ类成员，主要表达于甲状腺、睾丸、卵巢及肾脏，在葡萄糖转运、胰岛素分泌、髓鞘形成、髓鞘跨膜运输、血管形成、自噬小体形成及细胞周期中作为重要调节因子，其代谢紊乱可能会导致广泛的组织、器官受累，包括生长障碍，神经系统、骨骼肌肉系统、视觉系统、肾脏及免疫系统异常等多种临床表现[3-8]。

【临床表现】

因为该病罕见，报道病例少，所以将已报道的病例与北京儿童医院报道的病例进行对比[1, 9]，详见表 1-4，后者较为典型的头面部特征见图 1-2。

【实验室检查】

根据既往报道的病例，对于发育落后合并白内障、骨骼异常及牙齿异常三联征的患儿，需考虑该病可能。建议进行多系统评估，包括生长发育评估；甲状腺、肾上腺、性腺内分泌评估；心血管系统、消化系统、泌尿系统、神经系统、骨骼系统等多方面评估。

临床表型	病例 1	病例 2	病例 3	病例 4	病例 5	北京儿童医院患儿	总计
表 1-4　已报道病例与北京儿童医院报道病例对比							
小于胎龄儿	+	+	−	N.A.	+	+	4/5
身高（SDS）	−3.3	−2.3	−2.5	−4.8	−2.5	−3.6	−3.2
特殊面容							
粗糙面容	+	+	+	+	+	+	6/6
小头畸形	−	N.D.	−	−	−	+	1/5
三角脸	+	+	−	−	−	+	3/6
前额发际线低	+	+	−	−	−	+	3/6
后发际线低	−	−	−	−	+	−	1/6
内眦赘皮	+	+	−	−	+	−	3/6
宽鼻梁	−	−	+	+	−	+	3/6
鼻翼宽厚	−	−	+	+	−	+	3/6
人中浅平	−	−	−	+	−	−	1/6
厚嘴唇	+	+	−	−	−	−	2/6
上唇薄	−	−	−	+	−	−	1/6
巨舌	+	+	−	−	−	−	2/6
小耳畸形	−	−	−	+	−	+	2/6
耳轮卷曲	−	−	−	+	−	−	1/6
小下颌	−	−	−	−	+	+	2/6
齿列异常 / 牙釉质发育不良	+	+	+	+	+	+	6/6
神经系统							
发育迟滞	+	+	N.A.	N.A.	N.A.	+	3/3
腔隙性脑梗死	−	−	−	+	−	N.D.	1/5
脑白质异常	−	−	−	−	+	N.D.	1/5
脑磁共振信号异常	+	+	+	+	+	+	6/6
视力 / 听力系统							
先天性白内障	+	+	+	+	+	N.D.	5/5
继发性青光眼	+	+	+	+	−	N.D.	4/5

续表

临床表型	病例1	病例2	病例3	病例4	病例5	北京儿童医院患儿	总计
眼球后缩综合征	+	+	−	−	−	−	2/6
耳聋	+	−	−	+	+	−	3/6
骨骼系统							
脊柱侧弯	+	+	−	−	−	−	2/6
骨龄落后	+	+	−	+	+	−	4/6
小手	−	−	+	+	−	−	2/6
短指	−	−	−	+	−	−	1/6
扁平足	−	−	−	−	+	−	1/6
其他骨骼系统异常	+	+	+	+	+	−	5/6
内分泌系统							
先天性肾上腺皮质增生	+	+	−	−	−	−	2/6
甲状腺功能减退	−	−	−	+	+	−	2/6
低钙血症	−	−	−	+	−	−	1/6
高钙血症	+	−	−	−	+	−	2/6
消化系统							
脾大	−	+	−	+	−	−	2/6
蛋白丢失性肠病	−	−	−	+	−	−	1/6
泌尿系统							
肾脏发育不全	−	−	−	−	+	−	1/6
肾脏钙质沉着	−	+	−	−	−	−	1/6
其他							
咖啡牛奶斑	−	−	+	−	−	+	2/6
隐睾	−	−	−	−	−	+	1/6
披肩状阴囊	−	−	−	+	−	−	1/6
心脏缺陷	N.D.	−	−	+	−	−	1/5

注：+，阳性；−，阴性；N.D.，未做相关检查；N.A.，数据缺失

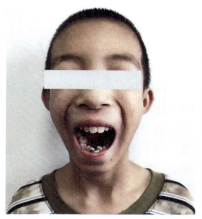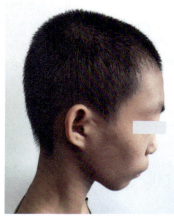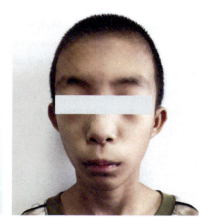

图 1-2　患儿面容图片：倒三角脸，长颅，前额发际线低，眉毛外 1/3 稀疏，鼻梁宽，小耳，腭弓高，小下颌，上颌门牙宽，下颌齿列不齐合并牙釉质不良

【诊断和鉴别诊断】

该病罕见，缺乏临床诊断标准，依赖基因检测明确诊断。在临床中可能需要与以下疾病鉴别。① Silver-Rusell 综合征：多数患儿为小于胎龄儿，合并三角脸、小下颌等特殊面容，特征性的肢体不对称及小指弯曲可作为鉴别要点；② Aarskog-Scott 综合征：或称面 - 指 - 生殖器综合征，该病为 *FGD1* 基因突变引起的 X 连锁疾病，主要表现为特殊面容、轻中度矮小身材、隐睾、披肩状阴囊等，特征性多发骨骼受累（包括牙齿异常）可作为鉴别要点。

【治疗】

该病无特异性治疗手段，北京儿童医院报道病例患儿因为严重矮小身材要求采用生长激素治疗，按 0.2U/（kg·d）剂量，治疗近 6 个月后身高增长约 5.2cm（身高 130.8cm，−3.24SD）；近 1 年后身高增高约 9.4cm（身高 135.0cm，−3.17SD），1 年后身高增长约 0.43SD[9]，提示生长激素治疗可能对身高有一定程度的改善。

【预防】

目前该病尚无有效的预防措施，建议患儿父母再生育时进行产前基因诊断。

（程　明　巩纯秀）

【参考文献】

［1］ Tiosano D, Baris HN, Chen A, et al. Mutations in PIK3C2A cause syndromic short stature, skeletal abnormalities, and cataracts associated with ciliary dysfunction. PLoS Genet, 2019, 15(4):e1008088.

［2］ Tang LA, Dixon BN, Maples KT, et al. Current and investigational agents targeting the phosphoinositide 3-Kinase pathway. Pharmacotherapy, 2018, 38(10): 1058-1067.

［3］ Yoshiok K, Yoshida K, Cui H, et al. Endothelial PI3K-C2α, a class II PI3K, has an essential role in angiogenesis and vascular barrier function. Nat Med, 2012, 18(10):1560-1569.

［4］ Leibiger B, Moede T, Uhles S, et al. Insulin-feedback via PI3K-C2α activated PKBα/Akt1 is required for glucose-stimulated insulin secretion. FASEB J, 2010, 24(6):1824-1837.

［5］ StaianoL, De Leo MG, PersicoM, et al. Mendelian disorders of PI metabolizing enzymes. Biochim Biophys Acta, 2015, 1851(6):867-881.

［6］ KragC, Malmberg EK, Salcini AE. PI3KC2, a class Ⅱ PI3K, is required for dynamin-independent internalization pathways. J Cell Sci, 2010, 123 (Pt 24):4240-4250.

［7］ Devereaux K, Dall'Armi C, Alcazar-Roman A, et al. Regulation of mammalian autophagy by class II and III PI 3-Kinases through PI3P synthesis. PLoS

One, 2013, 8(10):e76405.

[8] Mironova YA, Lenk GM, Lin JP, et al. PI(3,5)P2 biosynthesis regulates oligodendrocyte differentiation by intrinsic and extrinsic mechanisms. Elife, 2016, 5:e13023.

[9] 程明, 李晓侨, 刘敏, 等. Oculoskeletodental 综合征一例. 中国临床案例成果数据库, 2022, 4(1):E02580-E02580.

第五节　SOFT 综合征

【概述】

SOFT 综合征（SOFT syndrome，OMIM# 614813）是一种临床上罕见的常染色体隐性遗传病，由 Sarig 等在 2012 年命名[1]，主要的临床表现有身材矮小、指甲发育不良、面容异常和毛发稀疏，而 SOFT 综合征这一名称也由这 4 个临床表现的英文首字母组成。

【流行病学】

SOFT 综合征是一种罕见的遗传病，目前全球患者总数仅 10 余例[2]，我国仅为个例报道，对该病的发病率、生存率及累积死亡率尚未统计。

【遗传学】

SOFT 综合征由 *POC1A* 基因突变引起，为常染色体隐性遗传病。*POC1A* 基因编码 POC1 中心体蛋白 A，参与中心体复制调节等，相关的致病突变可导致功能异常，从而引起疾病[1, 2]。

【发病机制】

POC1A 基因编码的 POC1 中心体蛋白 A 参与有丝分裂及纤毛的形成过程，在患者来源的成纤维细胞中可以观察到纺锤体形成障碍和中心体数量异常，因此也有学者将 SOFT 综合征归为纤毛病[1, 3]。*POC1A* 基因可翻译出 3 种剪接变异体，影响外显子 10 的变异类型仅会影响 2 种剪接变异体，因此可导致 POC1A 相关综合征，不是典型的 SOFT 综合征，而位于 WD40 结构域的变异则一般会导致所有剪接变异体异常，且 WD40 结构域是蛋白质定位到中心体所必需的，因此可导致严重的功能异常，

引起典型的 SOFT 综合征[2]。

【临床表现】

1. **身材矮小**　产前超声即可发现胎儿生长迟缓，大多数患者表现为出生身长偏小，为小于胎龄儿，多在 -4SD 左右，出生后持续身材矮小，国外报道终身高在 112 ～ 127cm。

2. **面容异常**　典型的面容异常主要包括三角形脸、尖下巴、巨头畸形（儿童早期）、额部凸起、秃顶和中脸发育不全。

3. **指/甲发育不良**　主要表现为远端指骨和指甲发育不良。

4. **毛发稀疏**　主要表现为头发稀疏，青春期后可能加重。

5. **骨骼异常**　SOFT 综合征患者有独特的骨骼特征，包括上、下肢短，腕骨、肱骨近端和股骨骺骨化延迟在婴儿期和儿童期患者中较为明显，但可随年龄增长而缓解；另外，部分患者还可能有髋臼发育不良、股骨颈短粗、掌骨短等[4, 5]。

【实验室检查】

由于 SOFT 综合征为多系统累及的罕见疾病，诊断后需要进行全身骨骼系统评估，同时由于 POC1A 相关综合征可能出现胰岛素抵抗，故也建议完善糖尿病相关检查。

【诊断和鉴别诊断】

1. **诊断**　一旦根据临床症状怀疑 SOFT 综合征，需要进行基因检测，基因检测发现 2 个 *POC1A* 的致病性突变是诊断的金标准。

2. **鉴别诊断**　SOFT 综合征需要与 POC1A 相关综合征相互鉴别，POC1A 相关综合征一般由 10 号外显子变异引起，同时骨骼等异常表型较轻，但伴有胰岛素抵抗等代谢问题，主要可通过临床表现和基因变异类型鉴别；SOFT 综合征的典型面容特征与 Russell-Silver 综合征有交叉，SOFT 综合征的骨骼变异也与颅骨外胚层发育不良有重叠，但颅骨外胚层发育不良的患者还伴有肾炎、颅缝早闭、牙齿异常等问题，这些在 SOFT 综合征中未见报道，可依靠基因检测鉴别[5]。

【治疗】

目前认为，SOFT 综合征所致的身材矮小不能通过重组生长激素治疗改善[5]，因此目前缺乏针对该病的有效治疗方法。对于严重影响生活的骨骼异常，可通过手术矫正。

【遗传咨询】

SOFT 综合征为常染色体隐性遗传病，故两个携带者的后代有 25% 的概率为该病患儿。基因检测发现 2 个 POC1A 基因的致病性变异是诊断的金标准，但还需要完善家系验证。若家族中已有患者确诊，并明确了致病性的 POC1A 位点，则可进行产前诊断及干预。

（张倩文　王秀敏）

【参考文献】

[1] Sarig O, Nahum S, Rapaport D, et al. Short stature, onychodysplasia, facial dysmorphism, and hypotrichosis syndrome is caused by a POC1A mutation. Am J Hum Genet, 2012, 91(2):337-342.

[2] Li G, Chang G, Wang C, et al. Identification of SOFT syndrome caused by a pathogenic homozygous splicing variant of POC1A: a case report. BMC Med Genomics, 2021, 14(1):207.

[3] Koparir A, Karatas OF, Yuceturk B, et al. Novel POC1A mutation in primordial dwarfism reveals new insights for centriole biogenesis. Hum Mol Genet, 2015, 24(19):5378-5387.

[4] Al-Kindi A, Al-Shehhi M, Westenberger A, et al. A novel POC1A variant in an alternatively spliced exon causes classic SOFT syndrome: clinical presentation of seven patients. J Hum Genet, 2020, 65(2):193-197.

[5] Ko JM, Jung S, Seo J, et al. SOFT syndrome caused by compound heterozygous mutations of POC1A and its skeletal manifestation. J Hum Genet, 2016, 61(6):561-564.

第六节　Ulnar-Mammary 综合征

【概述】

Ulnar-Mammary 综合征（UMS，OMIM# 181450）是一种具有不同临床表现的常染色体显性遗传病。该病是以肢体、面容、汗腺、生殖腺发育障碍为主要临床表现的综合征。Bamshad 等在 1997 年证实 TBX3 是 UMS 的致病基因。

【流行病学】

UMS 是一种罕见的遗传病，目前全球患者总数仅 100 余例，发病率不详[1]。

【遗传学】

UMS 属于常染色体显性遗传病。由 TBX3 基因变异引起，TBX3 基因定位于 12q24.21，由 7 个外显子组成[2]。TBX3 基因突变类型以移码突变和无义突变为主，错义突变种类较少。目前推测因 TBX3 基因单倍体剂量不足导致 UMS[3]，其通过在胚胎发生的关键阶段干扰细胞凋亡或分化而导致组织发育不全。TBX3 基因型与表型相关性小[4]。

【发病机制】

TBX3 是 T-box 基因家族的成员之一。在 T-box 基因家族中，每个 T-box 基因转录因子结合特定的核心序列，其编码类似的 N 端 DNA 结合结构域（T 区），该区的 DNA 序列高度保守，在人胚胎发育中起关键作用，在脊椎动物和非脊椎动物的组织形态发生和器官形成过程中也发挥着至关重要的作用[5]。

在小鼠生长发育的过程中，TBX3 表达开始于胚囊的内细胞团，在原肠胚形成过程中出现在中胚层，在器官形成过程中，TBX3 于神经系统、骨骼、眼、心、肾、肺、胰腺、乳腺中表达[6]。TBX3 基因表达产物主要作为转录因子，早期即在胚胎的肢芽边缘表达，参与细胞信号转导，从而影响机体发育和稳定[7]。正常表达的 TBX3 基因对胚胎干细胞的自我更新和多向分化潜能都发挥着重要的作用，并维持它们的正常功能，以保证胚胎期各器官和组织的分化、发育能够正常进行。Bamshad 等[2] 研究发现，在人类中纯合突变可致使胚胎死亡，而杂合突变则会导致 UMS。

UMS 有垂体发育不良的表现，TBX3 对于漏斗部和垂体后叶的形成至关重要，*TBX3*基因的缺乏会影响腺垂体的生长和发育模式。Trowe等[8]对小鼠的一项研究发现，*TBX3*基因敲除导致漏斗部发育不良，导致Rathke囊和垂体发育不全，并推测是由腹侧间脑中Hedgehog信号通路被抑制及漏斗部的FGF信号受损所致。Goro Sasaki对UMS患者的同胞兄弟进行研究并得出结论，男性患者外生殖器发育不全可能是由促性腺激素缺乏、睾酮产生缺陷或外生殖器组织对睾酮的反应受损所致。低促性腺激素缺乏可能是外生殖器异常的主要原因[1]。

身材矮小也是UMS的表现之一，相关机制尚未证实。*TBX3*基因在垂体中的异常表达或其他基因在此发生复杂级联反应而导致的垂体发育异常可能是身材矮小的原因。有文献指出，在生长发育早期，UMS患者生长激素分泌是足够的，随着年龄增长，生长激素分泌不足，会逐渐表现出生长迟缓，建议及早发现并积极干预[4]。

*TBX3*与同一个染色体和家族的*TBX5*功能非常类似，*TBX3*在尺侧肢体的发育中起调控作用，而*TBX5*基因的表达对桡侧肢体的分化起作用[9]。有报道指出，*TBX3*通过抑制Runx2（runt-related transcription factor 2）和osterix（OSX）的表达来负调节成骨细胞分化，也可负调节人间充质干细胞向成骨细胞的分化，*TBX3*与JDP2启动子中的T-box结合元件结合，也可通过调节JDP2（Jun dimerization protein 2，为AP-1抑制因子）表达，在破骨细胞生成中起重要作用[10]。

*TBX3*基因是胚胎发育中的乳腺上皮细胞发育所必需的，在没有*TBX3*的情况下，胚胎乳腺基板形成减少。与人*TBX3*基因显性遗传方式不同，小鼠遗传呈隐性遗传。Davenport等[11]研究发现*TBX3*纯合小鼠有多系统异常，而在杂合小鼠中，*TBX3*的表达降低足以允许正常的乳腺发育。Platonova等在人乳腺上皮细胞中验证了*TBX3*对乳腺上皮细胞生长的调

节作用，并证明*TBX3*可以在启动子水平上抑制p19ARF（抑癌基因）而影响乳腺发育[12]。Kamini等把乳腺上皮细胞中的*TBX3*敲低后，发现乳腺ER+细胞的形成明显减少，证明*TBX3*是激素敏感细胞谱系所必需的[13]。转基因小鼠乳腺*TBX3*基因过表达可能通过抑制NF-κB IB的表达导致乳腺变大和乳腺细胞增大[14]。

*TBX3*在乳腺发育和肿瘤演进过程中具有重要的地位。一项针对转基因小鼠的实验发现，过表达的*TBX3*可通过NF-κB信号通路加速乳腺上皮细胞增殖并激增乳腺干细胞数量，以持续促进乳腺增生的方式诱导最终形成肿瘤，该实验支持*TBX3*与乳腺癌发生的相关性[15]。有研究表明，*TBX3*基因在乳腺癌组织中的表达与患者的年龄、肿瘤大小无关，但随着临床分期的进展，出现腋窝淋巴结转移、肿瘤浸润程度增加和组织学级别的增高，该基因的表达水平明显增强[16]。

最近有证据表明*TBX3*可以调节窦房结基因的表达，参与窦房结的发育和功能维持，并在房室传导系统发育中起作用[17-19]。在心肌中，*TBX3*主要在发育和成熟的传导系统细胞中表达。Frank通过体外和体内研究表明，*TBX3*可以下调收缩基因的表达，导致传导减慢，从而诱导从工作心肌表型转变为传导系统表型。此外，心脏传导系统的*TBX3*调节是高度剂量敏感的，当*TBX3*的量低于临界水平时，会导致致死性胚胎性心律失常。

【临床表现】

该综合征特征为汗腺发育不全，乳腺发育不良（如乳头缺失、位置或数目异常），生殖系统异常（如青春期延迟、处女膜闭锁、小阴茎和隐睾），四肢发育异常，肥胖，无腋毛和牙齿异常[3]。骨骼系统表现可以从简单畸形（如小指发育不全）到完全没有手和前臂，骨骼受累主要集中在上肢，下肢基本正常[2]。其他异常包括心脏和内分泌系统的异常。

我们对已报道的UMS患者进行临床表现

汇总，可以看出最常见的临床表现包括乳腺发育不良（97/132）、面容异常（44/130）、身材矮小（16/101）、汗腺发育不良（98/134）、外生殖器发育不良（60/101）、骨骼发育不良（129/145）。

【实验室检查】

临床上出现身材矮小伴特殊面容、汗腺和乳腺发育不良及骨骼畸形等表现，可进行全外显子测序以明确致病性基因。

由于患病导致多器官系统受累，应进行多方面评估，如进行生长发育评估、骨骼及性腺功能评估、皮肤发汗试验、心电图评估、超声心动图、颅脑磁共振等检查。

【诊断和鉴别诊断】

1. 诊断　临床上出现身材矮小伴面容特殊、汗腺及乳腺发育不良和骨骼畸形表现，在进行分子遗传学检测后如果明确为 *TBX3* 基因的致病变异即可确诊。

2. 鉴别诊断

（1）Aarskog-Scott 综合征（Aarskog-Scott syndrome，ASS）：主要为 X 连锁隐性遗传病。临床表现包括身材矮小，特殊面容（圆脸、眼距宽、短鼻子 / 鼻孔前倾、上颌骨发育不良、"V"形发尖、牙齿发育不良），手指（双手短粗、轻度指蹼）及外生殖器畸形（90% 有披肩状阴囊，隐睾）；有些患儿表现为兴奋多动、注意缺陷障碍、脊柱侧弯、肘外翻等。生长激素激发试验在患儿中多表现正常，患者往往表现为青春期发育延迟，致病基因定位于 Xp11.21，命名为 *FGD1*，与 UMS 较易进行鉴别。

（2）Meier-Gorlin 综合征（Meier-Gorlin syndrome，MGS）：是一种罕见的常染色体隐性遗传病，其特征是小耳畸形、髌骨发育不良及身材矮小。小耳出现率高达 97%，其他临床表现包括面部畸形（嘴唇丰满、小下颌、高鼻梁、小嘴）。男性患者常出现泌尿生殖道畸形，如隐睾或小睾丸，女性患者常出现乳腺发育不全、泌尿生殖系统异常和大阴唇发育不良。MGS 主要由 *pre-RC* 基因（*ORC1*、*ORC4*、*ORC6*、

CDT1 和 *CDC6*）突变导致。一般情况下特殊面容与 UMS 患者不同，依此可以与 UMS 鉴别。

【治疗】

该病无特异性治疗手段，目前仅遵循个体化对症治疗方案。确诊后应定期随访，关注性发育情况，需要考虑体质性青春发育延迟（constitutional delay of growth and puberty，CDGP）情况存在。

1. 身材矮小　生长激素治疗可以改善身高情况。

2. 心脏方面　2006 年首次报道心脏问题出现在 UMS 患者中，目前已报道了 UMS 导致的心脏问题，如预激综合征、心律失常、室上性心动过速等，可建议进行心脏射频消融术等。

3. 骨骼畸形　可用夹板或手术改善肘部运动障碍问题，手术重建以改善手指功能或切除多余的手指。

4. 性腺发育不良方面　UMS 的性腺发育可以表现为 CDGP，也有报道为特发性低促性腺激素性性腺功能减退症（idiopathic hypogonadotropic hypogonadism，IHH）。但既往报道缺乏随访数据，可进一步随访，必要时可行激素替代治疗。

【遗传咨询】

该病的遗传方式为常染色体显性遗传，理论上女性和男性同样受累，该病不完全外显。目前所报道的大多数先证者是因新生突变而致病。UMS 患者本人目前仍没有生育的报道，我们的病例随访结果提示该病不影响生育。

【预防】

该病目前尚无有效的预防措施，建议 UMS 患者生育前进行产前咨询。

（王晓艳　陈临琪）

【参考文献】

[1] Bamshad M, Le T, Watkins WS, et al. The spectrum of mutations in TBX3:Genotype/Phenotype relationship in ulnar-mammary syndrome. Am J Hum

Genet, 1999, 64(6):1550-1562.

［2］Bamshad M, Lin RC, Law DJ, et al. Mutations in human TBX3 alter limb, apocrine and genital development in ulnar-mammary syndrome. Nat Genet, 1997, 16(3):311-315.

［3］Klopocki E, Neumann LM, Tönnies H, et al. Ulnar-mammary syndrome with dysmorphic facies and mental retardation caused by a novel 1.28 Mb deletion encompassing the TBX3 gene. Eur J Hum Genet, 2006, 14(12):1274-1279.

［4］Carlson H, Ota S, Song Y, et al. Tbx3 impinges on the p53 pathway to suppress apoptosis, facilitate cell transformation and block myogenic differentiation. Oncogene, 2002, 21(24):3827-3835.

［5］Agulnik SI, Garvey N, Hancock S, et al. Evolution of mouse T-box genes by tandem duplication and cluster dispersion. Genetics, 1996, 144(1):249-254.

［6］Davenport TG, Jerome-Majewska LA, Papaioannou VE. Mammary gland, limb and yolk sac defects in mice lacking Tbx3, the gene mutated in human ulnar mammary syndrome. Development, 2003, 130(10):2263-2273.

［7］Lu R, Yang A, Jin Y. Dual functions of T-box 3 (Tbx3) in the control of self-renewal and extraembryonic endoderm differentiation in mouse embryonic stem cells. J Biol Chem, 2011, 286(10):8425-8436.

［8］Trowe MO, Zhao L, Weiss AC, et al. Inhibition of Sox2-dependent activation of Shh in the ventral diencephalon by Tbx3 is required for formation of the neurohypophysis. Development, 2013, 140(11):2299-2309.

［9］Govoni KE, Linares GR, Chen ST, et al. T-box 3 negatively regulates osteoblast differentiation by inhibiting expression of osterix and runx2. J Cell Biochem, 2009, 106(3):482-490.

［10］Yao C, Yao GQ, Sun BH, et al. The transcription factor T-box 3 regulates colony-stimulating factor 1-dependent Jun dimerization protein 2 expression and plays an important role in osteoclastogenesis. J Biol Chem, 2014, 289(10):6775-6790.

［11］Davenport TG, Jerome-Majewska LA, Papaioannou VE. Mammary gland, limb and yolk sac defects in mice lacking Tbx3, the gene mutated in human ulnar mammary syndrome. Development, 2003, 130(10):2263-2273.

［12］Platonova N, Scotti M, Babich P, et al. TBX3, the gene mutated in ulnar-mammary syndrome, promotes growth of mammary epithelial cells via repression of p19ARF, independently of p53. Cell Tissue Res, 2007, 328(2):301-316.

［13］Kunasegaran K, Ho V, Chang TH, et al. Transcriptional repressor Tbx3 is required for the hormone-sensing cell lineage in mammary epithelium. PLoS One, 2014, 9(10):e110191.

［14］Liu J, Esmailpour T, Shang X, et al. TBX3 overexpression causes mammary gland hyperplasia and increases mammary stem-like cells in an inducible transgenic mouse model. BMC Dev Biol, 2011, 11:65.

［15］Rodriguez M, Aladowicz E, Lanfrancone L, et al. Tbx3 represses E-cadherin expression and enhances melanoma invasiveness. Cancer Res, 2008, 68(19):7872-7881.

［16］Douglas NC, Papaioannou VE. The T-box transcription factors TBX2 and TBX3 in mammary gland development and breast cancer.J Mammary Gland Biol Neoplasia, 2013, 18(2):143-147.

［17］Hoogaars WM, Engel A, Brons JF, et al. Tbx3 controls the sinoatrial node gene program and imposes pacemaker function on the atria. Genes Dev, 2007, 21(9):1098-1112.

［18］Meneghini V, Odent S, Platonova N, et al. Novel TBX3 mutation data in families with ulnar-mammary syndrome indicate a genotype-phenotype relationship: mutations that do not disrupt the T-domain are associated with less severe limb defects. Eur J Med Genet, 2006, 49(2):151-158.

［19］Bogarapu S, Bleyl SB, Calhoun A, et al. Phenotype of a patient with contiguous deletion of TBX5 and TBX3: expanding the disease spectrum. Am J Med Genet A, 2014, 164(5):1304-1309.

第七节　Weaver 综合征

【概述】

Weaver 综合征（OMIM＃277590）由 *EZH2*

基因（OMIM # 601573）的功能缺失变异导致，在 1974 年由 Weaver 首次描述[1]。临床特征性表现为特殊面容（头颅大、眼距宽、内眦赘皮等）、生长过快、骨龄提前、智力障碍及斜视等。

【流行病学】

Weaver 综合征是一种罕见的遗传病，目前全球范围内仅有不足 100 例患者的报道，具体发病率不详。

【遗传学】

Weaver 综合征属于常染色显性遗传，2011 年 Weaver 综合征被确定为由 EZH2 基因的功能缺失变异导致[2, 3]，该基因位于 7q35-7q36 区间，覆盖了 41 ～ 323bp，包含 20 个外显子、19 个内含子，内含子长度为 0.15 ～ 17.7kb[4]。EZH2 的结构包含 4 个高度保守的区域，即富含半胱氨酸区、SET 结构域、氨基端伸展区的 domain Ⅰ 及 domain Ⅱ 区，催化组蛋白 H3 氨基端第 27 位赖氨酸（H3K27）发生三甲基化[5]，参与染色质结构的形成、基因表达调节及生长控制，介导许多重要目的基因的表达沉默，如细胞周期的调节、细胞的分化、细胞的衰老及肿瘤的发生等[6]。通过研究发现，90% 的 Weaver 综合征患者的 EZH2 基因变异为错义突变，少数病例出现无义突变或片段缺失[7, 8]。

【发病机制】

多梳基因家族（PcG）是一类与细胞周期和增殖相关的转录抑制因子，与发育密切相关，是防止细胞特征发生改变的记忆系统的重要成分。EZH2 基因作为 PcG 的核心成员[9, 10]，是第一个与 Weaver 综合征相关的基因，与 EED、SUZ12 基因共同组成多梳抑制复合物 2（PCR2），其中任意一个基因的突变影响编码 PRC2 亚基，会导致先天性过度生长。EZH2 基因主要通过转录抑制控制关键信号通路而发挥其调控功能，但具体的信号通路极其复杂，目前的探索研究发现可能存在以下几条信号通路[11]：①磷酸肌醇 3- 激酶 - 蛋白激酶 B（AKT）信号通路；② Ras 和核转录因子 -κB（NF-κB）信号通路；③丝裂原活化的细胞外信号调节激酶（MEK）-ERK 信号通路；④磷酸化视网膜母细胞瘤蛋白（pRB）-E2F 信号通路；⑤无翅基因相关整合位点（Wnt）信号通路。

【临床表现】

1. 生长发育　生长过快、身材高大、骨龄提前（图 1-3）。

2. 颜面部　典型特殊性面容包括头颅大、眼距宽、杏仁眼、内眦赘皮、大而低的耳朵、凹凸不平的下颌（图 1-4）。

3. 皮肤　皮肤柔软、柔滑下垂。

4. 肌肉骨骼　手指或足趾畸形，也会有关节挛缩畸形，限制关节的活动。其他的临床表征还包括脊柱异常弯曲、肌张力减退、协调性差。指甲薄短深陷且有指垫（图 1-5，图 1-6）。

5. 神经　所有患儿都存在不同程度的智力障碍，可能出现不明原因的癫痫发作。

6. 肿瘤易感性　还与许多肿瘤性疾病相关，尤其是血液系统肿瘤。在 2013 年的一项多中心研究中发现 48 例 EZH2 突变的 Weaver 综合征恶性肿瘤的发病率为 4.5%。目前已有

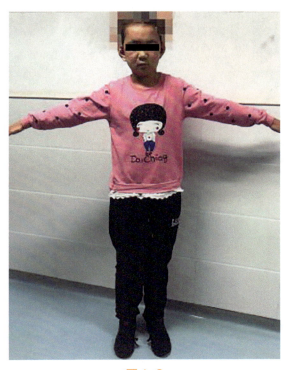

图 1-3

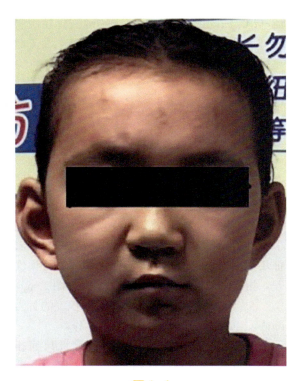

图 1-4

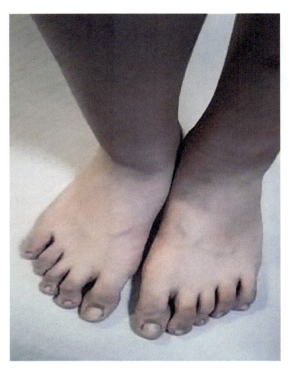

图 1-6

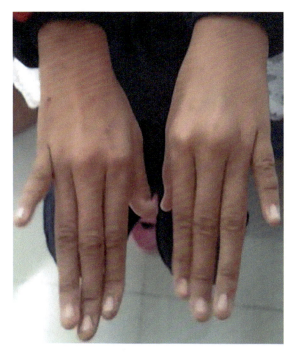

图 1-5

Weaver 综合征患者出现急性淋巴细胞白血病、淋巴瘤等疾病的报道[12, 13]。

7. 其他　可出现心脏异常等。

【实验室检查】

该病临床表现非特异性，且与多种综合征存在交叉表型，临床难以识别，确诊需进行基因检测。由于该病可导致多器官系统受累，应对患儿进行多方面评估，如进行智力检测、脑电图评估，完善肿瘤筛查、超声心动图、颅脑磁共振等检查。

【诊断和鉴别诊断】

1. 诊断　由于疾病病例较少，目前还没有相关的国际共识或标准，主要依靠临床症状，故对于出现上述临床表型的先证个体，在进行分子遗传学检测后即可确诊。

2. 鉴别诊断　见表 1-5。

【治疗】

目前，Weaver 综合征尚无特效治疗，临

表 1-5　Weaver 综合征和其他疾病的鉴别诊断

疾病名称	遗传类型	致病基因	重叠于 Weaver 的表型	区别于 Weaver 的表型
Sotos 综合征	常染色体显性遗传	NSD1	产前和产后过度生长 面部外观相似 骨龄提前 脊柱侧弯 关节活动度大	儿童睑裂下斜 下巴突出，颧部潮红 1～3 岁时最容易与 Weaver 综合征区分
马方综合征	常染色体显性遗传	FBN1	身材高大 脊柱侧弯 关节活动度	认知能力通常正常 眼部表现（近视和晶状体脱位） 心血管研究（主动脉扩张；二尖瓣和三尖瓣脱垂；常见胸肌异常）
Beckwith-Wiedemann 综合征	15% 为常染色体显性遗传，85% 无明确家族史	染色体 11P15.5 区域的 2 个印记中心的甲基化异常	胎儿水肿 粗糙面容 新生儿低血糖症 肥厚型心肌病	耳褶异常 巨人症 脐疝 内脏体积过大、肾脏畸形 肾上腺皮质增生

床以对症治疗为主，长期随访观察。应注意相关并发症的防治，及早发现并诊治。

【遗传咨询】

该病的遗传方式为常染色体显性遗传，理论上女性和男性同样会受累，该病完全外显。目前所报道的患者中父母均没有症状，表明大多数患有 Weaver 综合征的先证者是因新生突变而致病。但是，仍有文献报道因父母生殖细胞嵌合而导致再次生育相同疾病的患儿。因此，对于已生育 Weaver 综合征患儿的父母，再生育时建议进行产前基因诊断，而对于 Weaver 综合征患者本人，目前仍没有生育的报道，但理论上其再生育该病患儿的风险为 50%。

【预防】

该病目前尚无有效的预防措施，对于生育过该病患儿的家长，建议再次生育时进行产前诊断。

（袁雪雯　顾　威）

【参考文献】

[1] Weaver DD, Graham CB, Thomas IT, et al. A new overgrowth syndrome with accelerated skeletal maturation,unusual facies and camptodactyly. J Pediatr, 1974, 84(4):547-552.

[2] Tatton-Brown K, Hanks S, Ruark E,et al. Germline mutations in the oncogene EZH2 cause Weaver syndrome and increased human height, 2011, 2(12):1127-1133.

[3] Gibson WT,Hood RL, Zhan SH, et al.Mutations in EZH2 cause Weaver syndrome, 2012, 90(1):110-118.

[4] Carfoso C, Mignon C, Hetet G, et al.The human EZH2 gene: Genomic organisation and revised mapping in 7q35 withinthe critical region for malignant myeloid disorders.Eur J Hum Genetics, 2000, 8(3) : 174-180.

[5] Cao R, Wang L, Wang H, et al.Role of histone H3 lysine 27 methylation in Polycomb‐group silencing. Science, 2002, 298(5595):1039-1043.

[6] 张雪云 .miR200c 及 EZH2 在乳腺癌中的表达

及关系. 贵州医科大学学报, 2018, 43(12):1402-1406.

［7］ Tatton-Brown K, Murray A, Hanks S, et al.Weaver syndrome and EZH2 mutations:Clarifying the clinical phenotype. Am J Med Genet A, 2013, 161A(12):2972-2980.

［8］ Suri T, Dixit A. The phenotype of EZH2 haploinsufficiency-1.2-Mb deletion at 7q36.1 ina child with tall stature and intellectual disability. Am J Med Genet A, 2017 Oct, 173(10): 2731-2735.

［9］ Hanson RD, Hess JL, Yu BD, et al.Mammalian Trithorax and polycomb-group homologues are antagonistic regulators of homeotic development.Proc Natl Acad Sci USA, 1999, 96(25):14372-14377.

［10］ Muller J, Hart CM, Francis NJ, et al.Histone methyltrans-ferase activity of a drosophila polycomb group repressor complex.Cell, 2002, 111(2): 197-208.

［11］ Cha TL, Zhou BP, Xia W, et al.Akt-mediated phosphorylation of EZH2 suppresses methylation of lysine 27 in histone H3. Science, 2005, 310 (5746):306-310.

［12］ Turkme S, Gillessen-Kaesbach G, Meinecke P, et al.Mutations in NSD1 are responsible for Sotos syndrome, but are not a frequent finding in other overgrowth phenotypes. Eur J Hum Genet, 2003, 11(11):858-865.

［13］ Basel-Vanagaite L.Acute lymphoblastic leukemia in Weaver syndrome. Am J Med Genet A, 2010, 152A(2):383-386.

第一节 Hajdu-Cheney 综合征

【概述】

Hajdu-Cheney 综合征（HCS，OMIM# 102500）是一种罕见的常染色体显性遗传病，是由 *NOTCH2* 受体基因激活性突变引起的，在 1948 年由 Hajdu[1] 首次报道，1965 年 Cheney 再次报道了一个家族。HCS 临床表现为颅面部畸形、骨质疏松导致的反复骨折、肢端骨溶解及身材矮小等[2]。

【流行病学】

全球报道 HCS 的病例不足百例[2]，患病率不到 1/100 万，国内自 1984 年[3] 报道第一例患者以来共 12 例患者，诊断年龄为 9 个月至 61 岁，国内成年患者报道[3-7] 多在 HCS 致病基因明确以前被发现，为临床诊断病例。2013 年 Gu 等[6] 报道了国内首例基因诊断的成人病例，2017 年以来国内共报道了 5 例基因诊断的儿童患者[7-10]。

【遗传学】

HCS 属于常染色体显性遗传病，在 2011 年被确定为由 *NOTCH2* 基因突变引起[10]，*NOTCH2* 是包含 34 个外显子的受体基因[11]。目前报道的突变类型约有 26 种[12]，包括 14 种缺失、9 种点突变、2 种重复、1 种插入突变引起的 12 种无义突变及框移突变。

【发病机制】

Notch 通路是高度保守的信号通路[11]，影响包括骨骼在内的多个系统的胚胎发育。发生在 *NOTCH2* 基因第 34 外显子，累及转录蛋白 PEST 结构域（为富含脯氨酸 P、谷氨酸 E、丝氨酸 S 和苏氨酸 T 的多肽序列）的突变才导致 HCS。丢失了 PEST 结构域的胞内区域无法与泛素蛋白水解酶结合、逃逸水解灭活，导致 Notch2 信号通路持续激活，增强破骨细胞分化，引起骨吸收异常、骨质疏松、肢骨溶解等临床表现。

【临床表现】

HCS 的临床表现可累及多个系统，最突出的是骨骼系统、颅面部畸形[2]。

1. **骨骼系统** 表现为早发骨质疏松、反复骨折、手指（足趾）端溶骨，还可伴身材矮小、特殊面容、关节松弛、脊柱侧弯、椎体压缩、膝外翻、蛇形腓骨、短指、假杵状指和颅面部畸形（颅缝闭合延迟、额窦缺失、蝶鞍拉长、颅底扁平），见图 2-1，图 2-2。

2. **颅面部畸形** 如图 2-1 所见，面中部骨骼扁平、面部失去正常骨性支撑导致面容粗糙、面颊饱满，头发浓密，低耳位，浓眉、眼距宽，鼻翼宽，人中相对长，高腭弓，乳牙脱落后萌出异常，小下颌，颈部短而宽。

3. **神经系统** 可表现为颅底凹陷、脑积水、脑膜膨出，并发严重颅底凹陷者预后不良。

4. **心血管系统** 可有先天性心脏病、动脉导管未闭、房/室间隔缺损、瓣膜功能不全等。

5. **泌尿生殖系统** 可有多囊肾、尿道下裂等。

6. **呼吸系统** 可见胸廓畸形、通气受限和反复感染。有报道消化系统发生肠道旋转不良。

7. **其他** 可伴听力丧失、声音低沉、运动发育迟缓等。

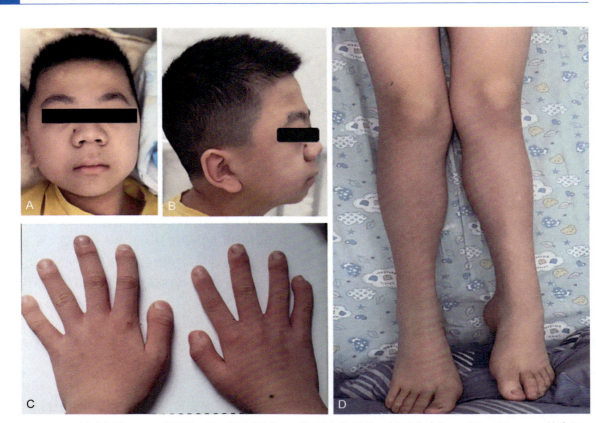

图 2-1　该病例为一 12 岁男性，因"身材矮小、反复骨折"就诊，基因确诊为 Hajdu-Cheney 综合征
A、B. 患者的特殊面容：面容粗糙，眉毛粗浓，双眼内眦赘皮，面颊饱满，鼻翼宽，耳位低，小下颌，颈短；
C. 双手手指短粗，末节明显，双拇指明显、假杵状指表现，局部无红肿；D. 双膝关节不等高

【实验室检查】

临床有骨折表现，完善骨代谢标志物，尿钙，磷排泄，头颅、脊柱、四肢长骨及左手摄片、骨密度等检查。该病的确诊需依赖全外显子测序。

该病导致多系统受累，应对患儿进行多方面评估，如行颅脑 MRI 评估以明确是否合并颅底凹陷，行心血管超声检查以明确是否存在心血管及瓣膜异常，行泌尿系彩超评估以明确是否有多囊肾等。

【诊断和鉴别诊断】

HCS 需与导致儿童反复骨折的原发性疾病如相对多见的成骨不全（osteogenesis imperfecta, OI）相鉴别，鉴别要点：① OI 多为常染色体显性遗传病，多可追溯到阳性家族史，而 HCS 多为散发，正如本例；② OI 出现骨折的年龄更早，多在婴幼儿期即出现，而 HCS 为破骨细胞功能亢进所致，病情逐渐加重，骨折多在学龄期甚至成年期出现；③伴随体征方面，OI 常伴有进行的骨骼畸形、蓝色巩膜、牙本质发育不全，而 HCS 则可见特殊粗糙面容及指端溶骨后的短粗指；④ OI 的骨转换指标多在正常范围，而 HCS 可有破骨标志物升高；⑤ HCS 与 OI 相比，骨密度减低程度随年龄增长加重更明显[13]。

【治疗】

HCS 可累及多个系统，患者的管理涉及多学科的评估、治疗及随访。

在 HCS 患者，由于骨吸收和炎症的进展，骨生长和重塑受损，患者出现骨质疏松、骨痛

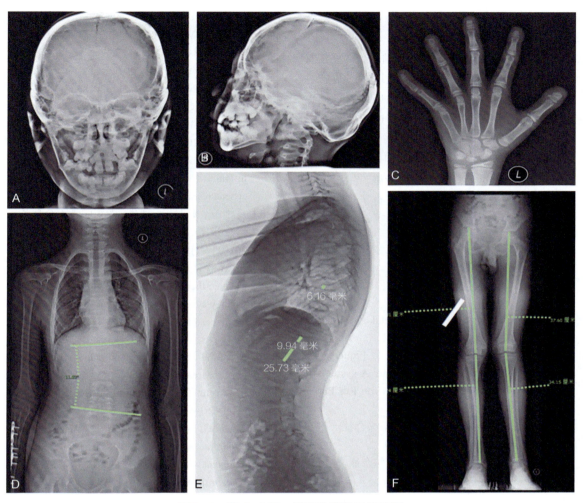

图 2-2 图 2-1 同一患者的骨骼 X 线表现

A、B. 头颅正侧位可见颅缝未闭，存在缝间骨，恒牙萌出延迟，额窦发育不良；C. 可见左手末节指骨缩短，骨质溶解；D. 可见腰椎侧弯，第 4～12 胸椎椎体高度明显低于邻近腰椎，呈双面凹状；E. 双股骨不等长，左侧股骨短于右侧，双侧腓骨纤细、轻度弯曲

及肢端骨溶解，抗骨吸收药物已被用于延缓骨质疏松的发展和远端指骨吸收。常用的抗骨质疏松的药物都曾被用于 HCS 患者。除补充维生素 D 及钙剂外，目前应用较多的主要为双膦酸盐（BPs）[14, 15] 及核因子 κB 受体激动剂配体（receptor activator of nuclear factor kappa-B ligand, RANKL）单克隆抗体地诺单抗 [16, 17]。也有报道称 3 例患者（其中 1 例为 8 岁儿童）试用了甲状旁腺素类似物（PTH1-34）特立帕

肽 [18, 19]，但未能阻止骨密度继续下降。

其他在动物实验中证实有效的治疗包括 Notch2 抗体 [20]、γ 分泌酶抑制剂 [21]、靶向 Notch2 的反义寡核苷酸 [22] 等，但均未进入临床应用阶段。

对于颅底凹陷合并神经功能受损的患者，建议神经外科随访、必要时手术干预；对于脊柱压缩性骨折、长骨骨折的患者，需要骨科手术干预、支具佩戴及健康指导，康复科的康复

治疗也是必要的。

【遗传咨询】

HCS 为常染色体显性遗传病，多为散发的新生突变，也有家庭案例的报道。多数患者生育功能保存，理论上杂合基因患者的子代患病率为 50%，进行生育时可进行遗传咨询、产前基因诊断。

【预防】

该病目前尚无有效的预防措施，生育过该病患儿的家长及该病患者准备生育子代时，建议进行产前诊断。

（焦燕华　苏　喆）

【参考文献】

［1］Hajdu N, Kauntze R. Cranio-skeletal dysplasia. Br. J. Radiol, 1948, 21(241):42-48.

［2］Cortes-Martin J, Diaz-Rodriguez L, Piqueras-Sol B, et al. Hajdu-Cheney syndrome: A systematic review of the literature. Int J Environ Res Public Health, 2020, 17(17):6174.

［3］项坤三，孙素钊. Hadju-Cheney 综合征一例报告. 中华医学杂志，1984, 64:589.

［4］韦道明，翁瑛霞. Hadju-Cheney 综合征一例. 中华内分泌代谢杂志，2000(6):2.

［5］朱惠娟，彭劲民，吴庆军，等. 第 100 例先天骨发育不良—肢端溶骨—多关节炎. 中华医学杂志，2006, (26):1865-1867.

［6］Gu JM, Hu YQ, Zhang H, et al. A mutation in NOTCH2 gene in a Chinese patient with Hajdu–Cheney syndrome. Joint Bone Spine, 2013, 80(5):548-549.

［7］Gong RL, Wu J, Chen TX. A Novel mutation of Notch homolog protein 2 gene in a Chinese family with Hajdu-Cheney syndrome. Chin Med J (Engl), 2017, 130(23):2883-2884.

［8］Zeng C, Lin Y, Lu Z, et al. Distinct severity of phenotype in Hajdu-Cheney syndrome: a case report and literature review. BMC Musculoskelet Disord, 2020, 21(1):154.

［9］吴燕明，王丽，李群，等. NOTCH2 基因突变致 Hajdu-Cheney 综合征临床特征及随访并文献复习. 临床儿科杂志，2020, 38(5):324-327.

［10］Simpson MA, Irving MD, Asilmaz E, et al. Mutations in NOTCH2 cause Hajdu-Cheney syndrome, a disorder of severe and progressive bone loss. Nat Genet, 2011, 43(4):303-305.

［11］Zanotti S, Canalis E. Notch signaling in skeletal health and disease. Eur J Endocrinol, 2013, 168(6):R95-R103.

［12］Aida N, Ohno T, Azuma T. Progress and current status in Hajdu-Cheney syndrome with focus on novel genetic research. Int J Mol Sci, 2022, 23(19):11374.

［13］夏维波，章振林，林华，等. 成骨不全症临床诊疗指南. 中华骨质疏松和骨矿盐疾病杂志，2019, 12(1):11-23.

［14］Pittaway JFH, Harrison C, Rhee Y, et al. Bisphosphonate therapy for spinal osteoporosis in Hajdu-Cheney syndrome-new data and literature review. Orphanet J Rare Dis, 2018, 13(1):47.

［15］Sakka S, Gafni RI, Davies JH, et al. Bone structural characteristics and response to bisphosphonate treatment in children with Hajdu-Cheney syndrome. J Clin Endocrinol Metab, 2017, 102(11):4163-4172.

［16］Adami G, Rossini M, Gatti D, et al. Hajdu Cheney Syndrome; report of a novel NOTCH2 mutation and treatment with denosumab. Bone, 2016, 92:150-156.

［17］Kaczoruk-Wieremczuk M, Adamska P, Adamski ŁJ, et al. Oral surgery procedures in a patient with Hajdu-Cheney syndrome treated with denosumab—A rare case report.Int J Environ Res Public Health, 2021, 18(17):9099.

［18］Efstathiadou ZA, Kostoulas C, Polyzos SA, et al. A mutation in NOTCH2 gene first associated with Hajdu-Cheney syndrome in a Greek family: diversity in phenotype and response to treatment. Endocrine, 2021, 71(1):208-215.

［19］Mckiernan FE. Integrated anti-remodeling and anabolic therapy for the osteoporosis of Hajdu-Cheney syndrome: 2-year follow-up. Osteoporos Int, 2008, 19(3):379-380.

［20］Canalis E, Sanjay A, Yu J, et al. An antibody to Notch2 reverses the osteopenic phenotype of Hajdu-Cheney mutant male mice. Endocrinology, 2017, 158(4):730-742.

[21] Roma OK, Zlobin A , Osipo C. Gamma secretase inhibitors of Notch signaling. Onco Targets Ther, 2013, 6:943-955.

[22] Canalis E, Grossman TR, Carrer M, et al. Antisense oligonucleotides targeting Notch2 ameliorate the osteopenic phenotype in a mouse model of Hajdu-Cheney syndrome. J Biol Chem, 2020, 295 (12):3952-3964.

第二节　毛发 - 鼻 - 指（趾）综合征

【概述】

毛发 - 鼻 - 指（趾）综合征（tricho-rhino-phalangeal syndrome，TRPS）是一种罕见的累及毛发、颅面及骨骼发育的常染色体显性遗传病。1966 年由瑞士儿科放射科医师 Giedion 首次描述，其主要特征为头发稀疏（额颞叶区域明显，类似男性模式的秃顶）、生长缓慢，眉毛外 1/3 稀疏，梨状鼻，人中长而平，上唇薄且边缘呈朱红色，耳朵突出，部分中节指（趾）关节弯曲、粗大，骨骺过早融合，髋部畸形及多种外生骨疣等；最典型的放射学表现为锥形骨骺（CSE）[1]，主要位于中指骨（通常情况下在 2 岁之前是检测不到的，但在某些情况下，在 1 岁时可以检测到轻度干骺端凸起），骨龄总是落后于实际年龄，直到青春期加速。

【流行病学】

TRPS 是累及外胚层和骨骼的遗传病。患病率为 0.2∶100 000 ∼ 1∶100 000，具有可变表达性，许多 TRPS 患者可能未被确诊。

【分子遗传学】

毛发 - 鼻 - 指（趾）综合征属于常染色体显性遗传病。根据致病基因及临床表现不同，TRPS 可分为 3 个亚型：Ⅰ型，基因改变为位于染色体 8q24.1 的 *TRPS1* 基因无义突变或缺失、嵌入或异位导致单倍剂量表达不足，具有典型的毛发症状、轻度生长发育迟缓、中度掌骨缩短和锥状骨骺[2, 3]；Ⅱ型，即 Langer-

Giedion 综合征，为 *TRPS1* 基因及 *EXT1*（外生性骨软骨瘤基因）异常所致，除具有 Ⅰ型特征外，还伴智力发育迟缓和多发性外生软骨疣，因此，根据精神发育迟滞和是否存在多发性外生骨疣，可较容易地将 TRPS Ⅱ型与其他两种类型区别；Ⅲ型，被认为是由 *TRPS1* 基因的 GATA 锌指结构错义突变引起，通常表现为更严重的骨骼异常，以显著的身材矮小和短指（趾）为特点[4]。TRPS1 是一种特异性转录抑制因子，介导多种组织的细胞分化，尤其在调节毛发发育和骨骼中起重要作用。也有学者认为 *TRPS1* 作为新的抑癌基因，在多种肿瘤中均异常表达，揭示了其在肿瘤的发生、发展及转移中有重要作用。

【发病机制】

TRPS1 基因是一种特异性转录抑制因子，介导多种组织的细胞分化，*TRPS1* 基因定位于染色体 8q24.1 区域，全长 260 505 bp，包含 7 个外显子，编码 1 个由 9 个锌指结构域组成的转录因子[5]。其中唯一 1 个 GATA 锌指结构和 2 个 C 端锌指纹蛋白样锌指结构是 TRPS1 行使转录功能的关键，对 TRPS1 蛋白功能有重要作用。锌指结构中包含的核定位序列的丢失，使 TRPS1 蛋白无法发挥其作为转录因子的功能，从而导致 TRPS 的发生[6]。在患者的受累器官中发现 TRPS1 基因高度表达，包括软骨、发育中的关节、毛囊和鼻腔区域，有学者研究认为这可能与 TRPS1 在胚胎发育时期的高度表达及调节胚胎发育进程和组织细胞分化有关[7]。

【临床表现】

1. 出生后异常表现　患儿出生后可表现为喂养困难，生长发育迟滞，骨龄落后于同龄同性别儿童，伴或不伴智力发育异常（图 2-3）。

2. 颅面部特征　TRPS 特殊面容表现为头发稀疏细软、梨形鼻、鼻尖呈球形膨大、鼻唇沟长而宽、上唇薄且边缘呈朱红色、耳朵突出等。

3. 毛发特征　患儿头皮毛发稀疏、细软，尤以顶颞部明显或呈全秃样模式，毛发生长缓慢，色泽淡，眉毛内侧正常，外侧稀疏，睫毛

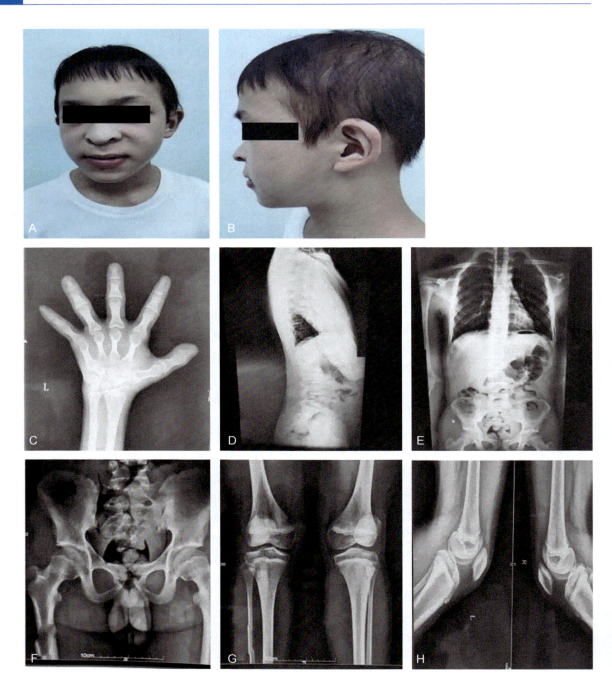

图 2-3　该病例为一 13 岁 9 个月男童，因"生长落后 13 年余"收入院，基因确诊为毛发 - 鼻 - 指（趾）综合征

A. 眼距正常，鼻翼肥大呈梨形，鼻唇沟长而宽，上唇薄，下颌略小。B. 颞顶部毛发稀疏，头皮清晰可见；耳朵突出。C. 骨龄：13 岁 +；双手指骨短缩。D、E. 脊柱未见明显侧弯，未见蝴蝶椎及半椎畸形。颈椎生理曲度变直，椎体未见明显变扁，密度未见明显异常，椎间隙尚清晰。F. 骨盆诸骨骨质结构完整，未见明显骨质异常，双侧骶髂关节间隙可，关节面尚清晰，关节面下骨未见明显骨质异常，关节间隙未见明显狭窄。G、H. 双膝关节构成骨骨质完整，骨皮质光滑、连续，骨小梁清晰，未见骨质增生、硬化或破坏，双膝关节关系正常

细短。电镜下毛发呈扁平形、卵圆形或中空状，并可见鞘小皮细胞折叠；组织病理检查显示毛发的数量正常，皮脂腺及外泌汗腺发育正常。

4. 骨骼特征　患儿多表现为掌指（跖趾）骨粗短，致手足短管骨不齐、指（趾）间关节粗大，双侧掌指（跖趾）骨骺提前闭合，呈锥形愈合改变等。其主要病变累及手足短管状骨，骺板软骨受损程度与骺早闭程度成正比，骺板软骨受损越早，骺早闭越严重，骺早闭年龄越小，短指（趾）畸形越明显。早期出现部分性骺早闭；随病情进展，晚期可出现完全性骺早闭，随年龄增长出现典型倒"V"字征改变。由于骺板软骨受损程度不同，患儿在同一时期各手足短管状骨骺早闭的程度亦不同，因此同一时期、同一患儿多种表现形式同时存在，即在同一患儿可见到部分性或完全性骺早闭及锥形骨骺等[8]。部分患儿还可出现胸骨畸形、脊柱侧弯及后凸、髋部扁平膨大畸形等症状。

5. 内分泌表现　所有患儿都存在不同程度的身材矮小或生长激素缺乏，少数患儿可出现甲状腺功能减低、糖代谢异常等，个别患儿还出现了低血糖症、胰岛素样生长因子水平降低、假性甲状旁腺功能亢进的症状（如高血钙和肾结石症等）。

6. 其他表现　TRPS Ⅱ型患儿多伴有智力发育迟缓，个别 TRPS Ⅱ型患儿还伴有先天性肾病综合征、传导性耳聋、牙列不齐、硬腭凹陷等。

【实验室检查】

实验室检查基于先证者的基础之上，因此对于出现上述临床症状且高度怀疑该病的患儿，建议采用基因测定（TRPS 基因分型详见表 2-1）。但如果患儿表型并不典型且考虑其他综合征时，最好的方法是进行全外显子测序，以明确致病性基因。

由于该病导致多器官系统受累，应对患儿进行多方面评估，如进行智力检测、生长发育评估、X 线检查，以及心电图、脑电图评估。

【诊断和鉴别诊断】

1. 诊断　对于出现上述临床表现的先证个体，在进行分子遗传学检测后如果明确为 *TRPS* 基因的致病变异即可确诊。

2. 鉴别诊断

（1）类风湿关节炎：关节周围骨质疏松，关节肿胀但指骨不短粗，进展期可见关节间隙狭窄和软骨下骨质破坏。MRI 可更清晰显示腕关节滑膜炎、骨髓水肿及骨侵蚀[9, 10]。

（2）Larsen 综合征：以前额突出、眼距宽阔、面颊扁平、鼻梁平塌为主要表现；手指改变以香肠型、短棒状改变为主；足部改变以马蹄内翻和外翻为临床特征，可伴先天性、多发性大关节脱位等。

（3）软骨外胚层发育不良：又称 Ellis- van

表 2-1　TRPS 基因分型及特征

基因型	特征
TRPS Ⅰ型	基因改变为染色体 8q24.1 的 *TRPS1* 基因发生无义变异、缺失、嵌入或异位,导致其单倍体不足;具有典型的毛发症状、轻度生长发育迟缓、中度掌骨缩短和锥状骨骺
TRPS Ⅱ型	又称 Langer-Giedon 综合征，由 8q24 处包含 *EXT1*（外生性骨软骨瘤基因）和 *TRPS1* 基因的微缺失引起，该综合征除具有Ⅰ型特征外，还伴智力发育迟缓和多发性外生软骨疣，因此，根据是否存在精神发育迟滞和多发性外生骨疣，可较容易地区别 TRPS Ⅱ型与其他 2 种亚型
TRPS Ⅲ型	由 *TRPS1* 基因的 GATA 锌指结构错义突变引起；TRPS Ⅲ型被认为是比Ⅰ型病情更重的亚型，通常表现为更严重的骨骼异常，以显著的身材矮小和短指（趾）为特点

Creveld 综合征、短肢型侏儒，初生婴儿即出现侏儒状态，全身长骨骨骺端钙化不全，常有先天性心脏病和智力障碍等。

（4）口-面-指发育不良综合征：表现为唇腭裂、牙齿畸形、翘鼻、多指/短指畸形、智力发育迟缓等。

（5）毛发-牙-骨综合征：表现为毛发稀疏、卷曲，额部隆起，正方形颌，牙小、牙间隙增宽、牙釉质发育缺陷，骨密度增加等。

（6）黏多糖贮积症：表现为爪形手，手掌粗而短，近节指骨远端变尖，指骨基底部、掌骨远端干骺端增宽、凹陷、如爪形，伴舟状头畸形、椎体前缘呈鸟嘴状、四肢长骨缩短等。

（7）Rapp-Hodgkin 外胚层发育不良：表现为全身皮肤干燥，伴毛周角化或掌趾角化过度，毛发稀疏、枯黄，眼距增宽，牙齿稀疏呈不规则排列，指（趾）甲呈圆锥形、参差不齐等。

【治疗】

目前 TRPS 无特殊治疗措施，临床多以对症处理为主。喂养困难、低锌血症及骨量不足患儿需营养科和儿科调整饮食结构，并进行营养补充治疗及随访；当身材矮小且生长速度低下时，可考虑使用 rhGH 治疗；当幼年出现变形性骨软骨炎样股骨头变形时，需骨科随访，必要时行手术治疗；当发现多发性、外生性骨软骨瘤时，可行手术切除等。随着年龄的增长可能出现关节肿胀、活动障碍，早期诊断及物理治疗可以延缓继发性关节退变和慢性关节痛发生。

【遗传咨询】

该病的遗传方式为常染色体显性遗传，女性和男性同样受累。

【预防】

该病目前尚无有效的预防措施，对于生育过该病患儿的家长，建议再次生育时进行产前诊断。

（崔毅玲　侯　凌）

【参考文献】

[1] Fujisawa T, Fukao T, Shimomura Y, et al. A novel TRPS1 mutation in a family with tricho-rhino-phalangeal syndrome type 1. J Dermatol, 2014, 41 (6):514-517.

[2] Park JM, Lee YJ, Park JS. A frameshift mutation in the TRPS1gene showing a mild phenotype of trichorhinophalangeal syndrome type 1. J Genet Med, 2018, 15(2): 97-101.

[3] Lüdecke HJ, Schmidt O, Nardmann J,et al. Genes and chromosomal breakpoints in the Langer-Giedion syndrome region on human chromosome 8. Hum Genet, 1999, 105(6):619- 628.

[4] Bühler EM, Bühler UK, Beutler C,et al. A final word on the tricho-rhino-phalangeal syndromes. Clin Genet, 1987, 31(4):273-275.

[5] Huang S,Wu W, Zhang WD, et al. Analysis of a familial case of tricho-rhino-phalangeal syndrome with abnormal chromosome and literature review. Chin J Cardiovasc Med, 2012, 7(3):221-225.

[6] Dai S, Li CT, CHEN XR, et al. Study on skeletal measurements, hair ultrastructural and gene mutation in a patient with trichorhinophalangeal syndrome type I. Am J Clin Dermatol, 2014, 43 (9):527-530.

[7] 刘玥. 毛发-鼻-指（趾）综合征蛋白-1 在小鼠植入前胚的表达和作用. 福州:福建医科大学, 2017.

[8] 彭振全，王悦. 儿童发鼻指（趾）综合征（附 2 例报告）. 临床医学影像杂志，1998, (1):73-74.

[9] 袁文昭，邓德茂，段高雄，等. MRI 量化评分在腕关节类风湿关节炎治疗中的应用价值. 实用放射学杂志，2018, 34(9):1410-1413.

[10] Sohn YB, Ki CS, Park SW, et al. Clinical, biochemical, and genetic analysis of two korean patients with trichorhinophalangeal syndrome type I and growth hormone deficiency. Ann Clin Lab Sci, 2012, 42(3):307-312.

第三节　Coffin-Siris 综合征 6 型

【概述】

Coffin-Siris 综合征 6 型（CSS6，OMIM # 617808）是一种具有不同临床表现的常染色体显性遗传病，该病是以矮小症、特殊面容、行为异常为主的综合征。2015 年 Shang 等首次报道 *ARID2* 是 CSS6 的致病基因。

【流行病学】

CSS 是一种常染色体显性遗传病，1970 年由 Coffin 和 Siris 提出。该病主要临床表现为生长发育迟缓、特殊面容、智力障碍。CSS 最常见的是 *ARID1B* 基因变异（CSS1），也是目前报道最多的，而 CSS6 相对罕见，2015 年 Shang 等[1] 在 4 名无血缘关系的智力低下、行为异常、身材矮小和面容特殊的患儿中检出 *ARID2* 基因变异，并提出 *ARID2* 是 CSS6 的致病基因。到目前为止已报道 15 例。目前对该病的发病率尚不清楚。

【遗传学】

CSS6 属于常染色体显性遗传病。目前在线人类孟德尔遗传数据库公布的 CSS 有 11 个亚型，其致病基因分别为 *ARID1B*、*ARID1A*、*SMARCB1*、*SMARCA4*、*SMARCE1*、*ARID2*、*DPF2*、*SMARCC2*、*SOX11*、*SOX4*、*SMARCD1*[2]。*ARID2* 基因定位于 12q24.21，由 7 个外显子组成。ARID2 蛋白在心脏、胃、食管、胎儿睾丸和胎儿脑中高表达[3]。

【发病机制】

ARID2 是 PBAF 染色质重塑复合物的亚基，促进核受体的配体依赖性转录激活。ARID2 纯合变异小鼠在胚胎时出现多处心脏缺陷。ARID2 在大脑发育、骨骼和心脏发育中也起重要作用。ARID2 在成骨细胞分化中起着至关重要的作用[4]。正常的成骨细胞表达需要 ARID2，ARID2 耗竭严重损害了成骨细胞的成熟矿化作用。

SWI/SNF 复合物是一种 ATP 依赖的染色质重塑复合物，通过重塑染色质控制核小体的密度和位置，以控制表观遗传状态。在细胞增殖、分化、发育和肿瘤抑制过程中起重要作用。ATP 依赖的染色质重塑是一种可能被广泛使用的机制。在哺乳动物中，预测有 29 个基因编码类似于酵母 SWI2/SNF2 蛋白复合物[5]。从酵母到人类，SWI/SNF 复合物在进化上是保守的，并且参与许多生物学过程，如转录调控、肿瘤发生、胚胎发育。SWI/SNF 复合物调控基因表达的确切机制是多种多样的，目前还不清楚。早期观察表明，SWI/SNF 复合物具有 ATP 依赖性核小体移位和排出的能力，组蛋白突变体可以抑制这种移位和排出。

SWI/SNF 复合物在细胞分化、细胞周期动力学和 DNA 修复中起着重要作用。在表观遗传水平调控基因的表达，SWI/SNF 复合物及其多个亚基可以在多种不同的组合中组装，其组成可随细胞分化而改变。BRG1/BRM 相关因子（BRG1/BRN associated factor，BAF）复合物和多溴相关 BAF 复合物（PBAF）是 SWI/SNF 复合物的两个主要亚类，它们的亚基不同。BAF 主要包括 ARID1A/AB、DPF1/2/3 等，PBAF 主要包括 ARID2、PBRM1、PHF10、SMARCE1、SMARCD1/D2/D3、ACTL6A 及 BRD7。SWI/NF 亚基不仅与启动子结合，而且与其他调控区域（如增强子和 DNA 复制起始区）紧密结合。该亚基还可以结合和共沉淀许多蛋白质，在细胞周期、细胞骨架和染色体组织等过程中发挥作用[6]。BAF 复合体亚基突变可能会导致言语和语言发育障碍[7]。

测序技术的发展揭示了越来越多的体细胞突变在恶性肿瘤中破坏 SWI/SNF 复合物亚基。测序研究表明在人类癌症中，>20％ 的肿瘤都是由 BAF 复合物的 15 个亚基发生突变所致[8]。SWI/SNF 复合物亚基在不同肿瘤中的变异情况不同，特定亚基似乎在特定癌症中发生突变，突出了组织特异性保护作用。*ARID1A* 是肿瘤突变频率最高的 SWI/SNF 基因，在 10% 以上的肿瘤中存在变异，变异可以起到抑癌或致癌的作用；变异可以是纯合的，或者更常见的是杂合的，这表明它们在剂量未知的抑制癌症发生的基本过程中具有剂量敏感性作用[9]。研究表明 HCV 相关肝癌、黑色素瘤、肺癌和结直肠癌等多种肿瘤中均存在 *ARID2* 基因失活突变现象。约 50% 的卵透明细胞癌及 40% 的子宫内膜癌存在 *ARID1A* 突变。

ARID1B 基因敲除（ARID1B+/-）的小鼠表现出发育迟缓及异常行为表现。ARID1B+/-小鼠鼻翼到臀部的长度和体重，以及生长激素（GH）激发试验提示 ARID1B+/- 可以分泌足够的生长激素，但 IGF-1 分泌明显减少。Gelen 提出 ARID1B+/- 导致身材矮小可能是因为大脑中 IGF-1 的产生减少，导致血浆 IGF-1 减少，却无法反馈促进 GHRH 和 GH 增多，从而加剧了生长迟缓[10]。研究表明运用 GH 可以改善小鼠生长迟缓及肌肉力量，并且该治疗效果在 ARID1B 变异患者身上得到验证[11]。

【临床表现】

该综合征特征为面容特殊、智力异常、行为异常、身材矮小。智力大多为轻度至中度异常，特殊面容主要表现为粗糙的面部特征，如额头突出/额头大、高腭弓、鼻梁扁平、鼻尖上翘、鼻翼厚实且稍宽、鼻翼前倾、低耳位、耳后旋、嘴大、下唇厚。第五指指甲发育不全和明显的第五趾趾甲发育不全。目前已报道的 CSS6 病例临床特征见表 2-2。

表 2-2　文献报道的具有 *ARID2* 突变的 Coffin-Siris 综合征的特征总结

变异位点	新发变异	面部特征	智力障碍	行为异常	身材矮小占比	出生体重位于同胎龄体重百分比	走路月龄	说话月龄
Val846Leufs* 3	+	小下颌，内眦赘皮，眼裂下斜，耳后旋，高腭弓	+	ADHD，焦虑	＜ 5%	5%	24	12
Leu343*	+	小下颌，内眦赘皮，眼裂下斜，耳后旋，高腭弓	+	ADHD，攻击性强	25%	25%～50%	24	不明
His1481Ilefs* 4	+	小下颌，内眦赘皮，眼裂下斜，耳后旋，高腭弓	+	焦虑，恐水	10%	25%	20	18
Q1440*	+	小下颌，内眦赘皮，眼裂下斜，耳后旋，高腭弓	+	ADHD	＜ 5%	25%～50%	不明	不明
12q12 Deletion	+	小下颌，内眦赘皮，眼裂下斜，耳后旋，高腭弓，下唇饱满	+	ADHD，焦虑	＜ 1%	10%	27	24
Y423Afs * 39	+	耳位低，小耳，眼裂下斜	+	ADHD	＜ 5%	25%～50%	不明	不明
Deletion exons1-16	+	耳位低，耳后旋，薄上唇，下唇厚，小下颌	+	睡眠障碍	＜ 3%	＜ 5%	20	19
Asn387*	+	薄上唇，耳后旋，招风耳，嘴角下垂	+	焦虑	＜ 5%	25%～50%	21	24

续表

变异位点	新发变异	面部特征	智力障碍	行为异常	身材矮小占比	出生体重位于同胎龄体重百分比	走路月龄	说话月龄
Tyr133*	+	额头突出 / 额头大，耳后旋	+	刻板	< 5%	25%	27	60
Gln1482*	+	小下颌，蹼颈	+	焦虑	< 10%	50%	27	> 60
Thr1564Lysfs*5	+	额头突出 / 额头大，鼻梁扁平，鼻尖上翘，低耳位，耳后旋，嘴大，下唇厚	+	不明	< 5%	< 5%	24	> 24
Val883Leufs*10	+	额头突出，鼻翼宽，低耳位，耳后旋，前发际线低	+	安静	50%	< 25%	12	> 60
Deletion exons 4-21	+	低耳位，耳后旋，小下颌	+	焦虑	25%	< 5%	不明	不明
Gly1139Ser fs* 20	+	额头突出，鼻梁扁平，人中长，低耳位，耳后旋，嘴大，上唇薄，下唇厚	+	不明	< 3%	25%	不明	不明
Arg53Glu fs * 5	+	面中部发育不良，鼻尖上翘，嘴大，上唇薄，下唇厚	+	ADHD	< 3%	90%	19	不明
arr 12q12-13.11 (43, 005,992_ 46, 669, 000)	+	蹼颈，浓眉，嘴大，上唇薄，下唇厚	+	−	3% ~ 5%	< 3%	不明	不明

注：不明，未报道或未提及；+，有或是；−，无；ADHD，注意缺陷多动障碍

【实验室检查】

对于出现上述临床表型且高度怀疑该病的患儿，建议进行全外显子测序以明确致病性基因。

由于该病导致多器官系统受累，应对患儿进行多方面评估，如进行智力检测、行为评估、生长发育评估、四肢骨骼评估、颅脑磁共振等检查。

【诊断和鉴别诊断】

1. 诊断　不同基因导致的不同亚型 CSS 综合征的临床表现有相似之处，故对于出现上述临床表型的个体，在进行分子遗传学检测后如果明确为 *ARID2* 基因的杂合致病变异即可确诊 CSS6。

2. 鉴别诊断　见表 2-3。

除了以上疾病需要鉴别，不同基因变异引

表 2-3　Coffin-Siris 综合征与其他疾病的诊断鉴别

疾病名称	遗传类型	致病基因	重叠于 CSS 的表型	区别于 CSS 的表型
Coffin-Lowry 综合征	X 连锁显性遗传	*RPS6KA3*	智力障碍 面部畸形（如前额突起、鼻梁扁平） 精神运动发育迟缓 骨骼畸形	肌张力减退、进行性痉挛性截瘫、阵发性运动障碍、睡眠呼吸暂停、进行性脊柱侧弯、感音神经性耳聋、视力异常
Costello 综合征	常染色体显性遗传	*HRAS*	粗糙面容 智力低下 生长发育迟滞及较高的肿瘤易感性	弥漫性肌张力低下 心脏病变（心肌肥大、心动过速或肺动脉狭窄）
脆 X 综合征	X 连锁显性遗传	*FMR1* 5′ 端 CGG 过度扩增	智力障碍 行为异常（多动症、自闭症、攻击行为、语言行为障碍）	身高和体重超同龄人 男性青春期睾丸大 癫痫
Simpson-Golabi-Behmel 综合征	X 连锁隐性遗传	*GPC3*	生长发育迟滞 肾脏畸形 骨骼发育异常	唇裂、巨舌症 内脏体积过大 出生体重大

起的 CSS 其他分型也是需要鉴别的，这存在一定难度。CSS 的临床表现为生长发育迟缓、特殊面容、智力障碍。CCS 患者具有特殊面容，如鼻梁扁平、嘴巴宽大、嘴唇较厚、浓眉、长睫毛、腭畸形、小头畸形、多毛症（患者婴儿期毛发可能稀疏）。CSS 可伴拇指 / 踇趾异常包括缺少小指指甲、小指末端指骨缺失、小指以外的指骨异常，也可累及足趾或趾甲。部分患者除以上典型症状以外可能合并肌张力低、胼胝体发育不良、关节松弛、马蹄肾及反复感染等。虽然所有基因型在运动发育中都迟缓，但 *ARID1A* 变异的个体最显著迟缓（64%）。*SMARCB1* 变异的个体在语言（78%）方面最为迟缓，*ARID1A* 变异个体（44%）的爬行迟缓最为明显，*ARID2* 致病性变异患者的出生身长明显更短。

不同基因变异引起的 CSS 的表型基本相似，只有 8 种表型有显著差异：第五指发育不全、多毛、肾脏畸形、小头畸形、大头畸形、会爬年（月）龄、学坐年（月）龄和出生身长[12]。肾脏畸形在 *SMARCB1* 和 *SMARCE1* 变异个体中更常见，而在 *ARID1B* 变异个体中比较少。

【治疗】

1. 对症治疗　Coffin-Siris 综合征并无特异性治疗手段，目前仅遵循个体化对症治疗方案。

2. 行为干预　至于出现行为异常如 ADHD 等，可予以相应治疗。正确的诊断和治疗计划可以有效地改善儿童的发育。无法有效沟通会导致受影响的个人及其家人感到沮丧，也可能导致攻击性和不想要的行为。为了帮助语言发展，儿童言语干预对诊断为 CSS 的儿童是必要的。早期评估言语和开始言语治疗应作为 CSS 患者的护理实践标准。早期言语干预计划对增强儿童的言语发展是有效的。

3. 营养支持　CSS 患者在婴儿期经常出现喂养困难和发育不良，此外还有一些可变的先天性异常。营养干预被用于支持这一人群的生长，生长激素治疗在有限的病例中得到了应用并有相关报道。

4. 生长激素治疗　国内外对 CSS 身材矮小患者 GH 治疗的经验不足，且 CSS GH 治疗病例多合并生长激素缺乏症，但 CSS6 国内外尚无生长激素治疗经验，考虑该类型综合征可能有肿瘤发生风险，GH 可能会影响肿瘤细胞的生长速度，因此应全面评估接受 GH 治疗的患儿患恶性肿瘤的风险。

【遗传咨询】

该病的遗传方式为常染色体显性遗传，理论上女性和男性同样受累。目前大多数该病的先证者是因为新生突变而致病。在分子检测可用之前，CSS 的诊断仅基于临床发现。这些产后症状不适合产前诊断。有报道称 23.3% 的产后 CSS 病例中预计会出现胎儿胼胝体发育不全。已发现 *ARID1B* 变异是患者胼胝体异常的主要遗传原因[13]。CSS 中这些异常的确切发生率尚不清楚。通过产前诊断，早期识别 CSS 有助于父母有足够的时间做出决定。在产前环境中，这些超声特征并不是 CSS 的典型特征。但当出现 CSS 相关异常时，快速基因检测将允许识别包括 CSS 在内的单基因疾病。

【预防】

该病目前尚无有效的预防措施。

（王晓艳　陈临琪）

【参考文献】

［1］ Shang L, Cho MT, Retterer K,et al. Mutations in ARID2 are associated with intellectual disabilities. Neurogenetics, 2015, 16(4):307-314.

［2］ Cheng SSW, Luk HM, Mok MT, et al. Genotype and phenotype in 18 Chinese patients with Coffin-Siris syndrome. Am J Med Genet A, 2021, 185(7):2250-2261.

［3］ Van Paemel R, De Bruyne P, van der Straaten S, et al.Confirmation of an ARID2 defect in SWI/SNF-related intellectual disability. Am J Med Genet A, 2017, 173(11):3104-3108.

［4］ Xu F, Flowers S, Moran E. Essential role of ARID2 protein-containing SWI/SNF complex in tissue-specific gene expression. J Biol Chem, 2012, 287(7):5033-5041.

［5］ Tsurusaki Y, Okamoto N, Ohashi H,et al.Mutations affecting components of the SWI/SNF complex cause Coffin-Siris syndrome. Nat Genet, 2012, 44(4):376-378.

［6］ Tsurusaki Y, Okamoto N, Ohashi H, et al. Coffin-Siris syndrome is a SWI/SNF complex disorder. Clin Genet, 2014, 85(6):548-554.

［7］ Shang L, Cho MT, Retterer K,et al.Mutations in ARID2 are associated with intellectual disabilities. Neurogenetics, 2015 ,16(4):307-314.

［8］ Kadoch C, Crabtree GR. Mammalian SWI/SNF chromatin remodeling complexes and cancer: Mechanistic insights gained from human genomics. Sci Adv, 2015, 1(5):e1500447.

［9］ Jancewicz I, Siedlecki JA, Sarnowski TJ, et al. BRM: the core ATPase subunit of SWI/SNF chromatin-remodelling complex-a tumour suppressor or tumour-promoting factor? Epigenetics Chromatin, 2019, 12(1):68.

［10］ Celen C, Chuang JC, Luo X,et al.Arid1b haplo-insufficient mice reveal neuropsychiatric phenotypes and reversible causes of growth impairment. Elife, 2017, 6:e25730.

［11］ Yu Y, Yao R, Wang L, et al. De novo mutations in ARID1B associated with both syndromic and non-syndromic short stature. BMC Genomics, 2015, 16(1):701.

［12］ Vasko A, Drivas TG, Schrier Vergano SA. Genotype-Phenotype correlations in 208 individuals with Coffin-Siris syndrome. Genes (Basel), 2021, 12(6):937.

［13］ Schrier SA, Bodurtha JN, Burton B, et al. The Coffin-Siris syndrome:a proposed diagnostic approach and assessment of 15 overlapping cases. Am J Med Genet A, 2012, 158A(8):1865-1876.

第四节　Schuurs-Hoeijmakers 综合征

【概述】

Schuurs-Hoeijmakers 综 合 征（OMIM #

615009）是一种罕见疾病，2012 年 Schuurs-Hoeijmakers 等首次报道 2 例 Schuurs-Hoeijmakers 综合征。临床特征性表现包括智力障碍、颅面部特征异常和先天性畸形。Schuurs-Hoeijmakers 综合征是一种常染色体显性遗传病，由 PACS1 基因的致病性变异引起。

【流行病学】

Schuurs-Hoeijmakers 综合征是一种罕见的遗传病，目前全球有该病患者 80 余例[1-16]，亚洲报道病例很少，多数病例为西方报道。目前对该病的发病率、生存率及累积死亡率尚未统计。

【遗传学】

Schuurs-Hoeijmakers 综合征属于常染色体显性遗传病。PACS1 基因是目前报道的唯一致病基因，PACS1 位于 11q13.1-q13.2，PACS1 中与衔接子复合物结合的含 963 个氨基酸的区域可分为 4 个不同的结构域[1]，分别是 N 端 atrophin-1 相关区域（ARR）、含预测卷曲螺旋结构区域的弗林蛋白酶结合区域（FBR）、第二预测卷曲螺旋的中间区域（MR）和 C 端区域。PACS1 是一种在人类组织中广泛表达的基因，其 mRNA 表达在胎儿大脑和小脑发育期间上调，出生后减少，青春期略有增加。其表达水平在青春期睾丸组织中也很重要[3]。

PACS1 是多功能蛋白即磷酸弗林蛋白酶酸性氨基酸簇分选蛋白（PACS）家族中的一员，其成员还包括 PACS2。PACS1 定位于高尔基体与内质网之间，PACS1 在内质网通过识别、结合某些蛋白质胞质区的酸性氨基酸簇（一段富含天冬氨酸或谷氨酸的区域），将这些蛋白质与细胞经典转运系统中的转录因子 AP-1 连接，从而使这些蛋白质定位于细胞的高尔基体外侧网络中[4]。PACS1 以自身磷酸化的酸性簇，可以自身调节其分选功能。而 PACS2 在调控细胞凋亡、钙粒子转运和脂质代谢与转运中发挥重要作用。Kottgen 认为 PACS1 和 PACS2 参与离子通道运输，将含酸性簇的离子通道导向不同的亚细胞区室[17-19]。

【发病机制】

PACS1 是一种反高尔基体膜流量调节器，它引导蛋白质负荷和几种病毒包膜蛋白。它在胚胎大脑发育过程中被上调，出生后低表达[18]。

Schuurs-Hoeijmakers 综合征是一种常染色体显性遗传病。Schuurs-Hoeijmakers 除了对两名 Schuurs-Hoeijmakers 综合征患儿行外显子测序外，还进行了体外试验，研究 PACS1 突变引起的特殊面容。将发育 2～4 期的斑马鱼胚胎分为三组：注射人类未突变 PACS1 mRNA 组、突变型 PACS1 mRNA 组、对照组（未注射），观察斑马鱼的颅面软骨结构特点，结果发现表达突变 PACS1 的胚胎腹面颅骨软骨结构显著减少，表达未突变 PACS1 的斑马鱼胚胎与野生型斑马鱼临床表现是无法区分的。这排除了功能失活突变，但不能确定是功能获得突变还是显性负效应起作用，将未突变型和突变型 PACS1 的 mRNA 等摩尔注射于斑马鱼胚胎中，发现仅注射突变型 PACS1 的斑马鱼颅面表型显著改善，Schuurs-Hoeijmakers 认为这可能是显性负效应起作用。高等脊椎动物的头是一个复杂而有序组织的高度特化的结构。颅面发育涉及各种组织之间的相互作用，包括神经和神经嵴的诱导，以及一系列影响生长、模式形成和骨骼分化的上皮 - 间充质相互作用。Schuurs-Hoeijmakers 等行体外试验研究认为颅面结构的改变可能与 PACS1 mRNA 引起面神经嵴细胞的迁移有关。

【临床表现】

常见特征包括面部特征明显、言语迟缓和轻度至中度的精神运动发育迟缓。大多数患者的眼睛、鼻子、心脏和胃肠系统出现异常。典型面容包括前发际线低、拱形眉、长睫毛、眼裂增宽、低耳位、嘴宽且角度下斜、薄上唇、牙齿不齐、球形鼻、人中平、乳间距宽、手指细长（拇指宽而短）、通贯掌。可见扁平足，甚至在初始学步时需要穿矫正鞋辅助步行，既往病例中有步态不稳，甚至需要使用轮椅的个体，图 2-4 的患儿有文献报道的所有面部特征，

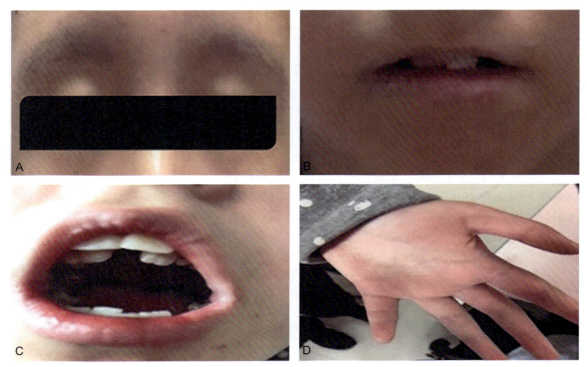

图 2-4　该图为一 Schuurs-Hoeijmakers 综合征患儿的外貌图，因"发现双乳增大 2 年，尚无月经来潮"收入院，基因确诊为 Schuurs-Hoeijmakers 综合征

A. 拱形眉；B. 薄上唇；C. 牙距增宽，牙齿不齐；D. 左手通贯掌

且步态不稳，但扁平足不明显。

文献报道常见的器官畸形包括心脏、脑、眼睛、肾脏等。心脏缺陷中心房或者心室间隔缺损较常见；眼部异常在既往病例中也是常见症状之一，如虹膜肿瘤视神经瘤、高度近视、眼球震颤、斜视等。图 2-4 的患儿心脏彩超未见异常，但有轻度斜视。

2012 年 Schuurs-Hoeijmakers 等首次报道两例 Schuurs-Hoeijmakers 综合征，2015 年 Gadzicki 等又在一位有特殊面容的男孩体内发现相同的变异，Schuurs-Hoeijmakers 等在 2016 年又陆续报道了 16 例 Schuurs-Hoeijmakers 综合征。绝大多数患者表现出特殊面容（100％）、智力障碍（100％）、癫痫发作（60％）和行为问题（55％）。其他临床表现并不是每例患者都有，如癫痫、隐睾、通贯掌、脐疝、腹股沟疝、房间隔缺损、室间隔缺损、眼睛异常等。

Schuurs-Hoeijmakers 综合征典型面容包括前发际线低、拱形眉、长睫毛、眼裂增宽、低耳位、嘴宽且角度下斜、薄上唇、牙齿不齐、球形鼻、人中平。目前人们对 PACS1 基因及 Schuurs-Hoeijmakers 综合征研究较少，已报道的文献中未对女性的性腺发育情况做描述。该综合征用抗癫痫治疗时疗效较好，对于面容畸形及其他系统畸形患者，给予对症矫形治疗，针对语言落后进行相关康复训练。

【实验室检查】

当出现特殊面容、智力低下、癫痫、性腺发育异常时，需考虑 PACS1 基因突变导致 Schuurs-Hoeijmakers 综合征的可能，基因检测可协助早期明确诊断。

由于本病可导致多器官系统受累，应对患儿进行多方面评估，如进行智力检测、生长发育评估、性腺功能评估，完善视力情况、颅脑磁共振等检查。

【诊断和鉴别诊断】

1. 诊断 根据患儿临床表现、相关化验检查及全外显子测序结果，可确诊为 Schuurs-Hoeijmakers 综合征，其主要临床特征为面容特殊、智力低下、闭经。

2. 鉴别诊断 Schuurs-Hoeijmakers 综合征需要与以下疾病进行鉴别。

（1）脆 X 综合征：由脆性 X 智力低下基因（fragile X mental retardation gene1，FMR1）5′端非编码区的三核苷酸重复序列（CGG）n 过度扩增所引起的遗传性智力低下综合征，是导致男性智力障碍最常见的原因，主要临床表现为不同程度的智力低下，具有认识和社交方面的严重缺陷、语言行为障碍，部分可伴有癫痫，Schuurs-Hoeijmakers 综合征与该病有重叠临床表现，特殊面容可辅助鉴别，疾病的确诊依赖于基因检测。

（2）特发性低促性腺激素性性腺功能减退症（IHH）：是一种以部分或完全青春期发育停滞为特征的内分泌疾病。其发病机制为 GnRH 神经元功能受损，使得 GnRH 合成、分泌或作用障碍，从而导致垂体促性腺激素分泌减少，进而引起性腺功能不足。已明确 20 余种基因突变可导致 IHH，如 *KAL1*、*FGFR1*、*FGF8*、*GnRH*、*GNRHR*、*PROK2*、*PROKR2*、*TAC3*、*TACR3*、*DAX1*、*NELF*、*CHD7*、*SEMA3A*、*SOX2*、*FEZF1* 等。Schuurs-Hoeijmakers 综合征男性有隐睾表现，但 IHH 患者一般无特殊面容，较易鉴别。

（3）Sotos 综合征：约 75% 的病例是由 *NSD1* 基因内点突变或 5q35 微缺失所导致。该病是一种以儿童期过度生长现象为特征的遗传病，主要表现为巨头畸形、特殊面容、不同程度的发育迟缓。大多数有轻度到中度的智力障碍，大部分伴有癫痫发作，与 Schuurs-Hoeijmakers 综合征有易混淆的临床特征，但依据特殊面容可进行辅助鉴别，行基因检测可进行确诊。

【治疗】

1. 治疗原则 Schuurs-Hoeijmakers 综合征目前尚无有效的治疗方法，临床只能对症治疗，也可进行多学科团队对症治疗。根据患儿不同的临床表现采取相应的治疗措施。

2. 治疗方案 神经发育改变建议早期介入治疗，包括职业、物理和言语治疗。焦虑和行为问题已通过精神药物得到控制。癫痫患者对经典的癫痫治疗反应良好。有学者认为，运动功能障碍的早期物理治疗可以改善活动能力，降低后期骨科并发症的风险。喂养问题可能需要营养干预治疗。

【遗传咨询】

该病的遗传方式为常染色体显性遗传，理论上女性和男性同样受累，报道该病的先证者是因为新生突变而致病。因此，对于已生育该病患儿的父母，再生育时建议进行产前基因诊断。

【预防】

该病目前尚无有效的预防措施，患者本人目前仍没有生育的报道。对于生育过该病患儿的家长，建议再次生育时进行产前诊断。

（王晓艳 陈临琪）

【参考文献】

［1］Schuurs-Hoeijmakers JH, Oh EC, Vissers LE, et al. Recurrent de novo mutations in PACS1 cause defective cranial-neural-crest migration and define a recognizable intellectual-disability syndrome. Am. J. Hum. Genet, 2012, 91(6):1122-1127.

［2］Schuurs-Hoeijmakers JH, Landsverk ML, Foulds N, et al. Clinical delineation of the PACS1-related syndrome—Report on 19 patients. Am. J. Med Genet. Part A, 2016, 170(5):670-675.

［3］Stern D, Cho MT, Chikarmane R, et al. Association of the missense variant p.Arg203Trp in PACS1 as a cause of intellectual disability and seizures. Clin. Genet, 2017, 92(2):221-223.

［4］Martinez-Monseny A, Bolasell M, Arjona C, et al. Mutation of PACS1:The milder end of the spectrum. Clin. Dysmorphol, 2018, 27(4):148-150.

［5］Miyake N, Ozasa S, Mabe H, et al. A novel missense mutation affecting the same amino acid as the recurrent PACS1 mutation in Schuurs-Hoeijmakers syndrome. Clin. Genet, 2018, 93(4): 929-930.

［6］Pefkianaki M, Schneider A, Capasso JE, et al. Ocular manifestations of PACS1 mutation. J. AAPOS, 2018, 22(4):323-325.

［7］Dutta AK. Schuurs-Hoeijmakers syndrome in a patient from India. Am. J. Med. Genet. Am J Med Genet A, 2019, 179(4):522-524.

［8］Tenorio-Castaño J, Morte B, Nevado J,et al. The ENoD-Ciberer Consortium, The Side Consortium, Lapunzina P. Schuurs-Hoeijmakers syndrome (PACS1 Neurodevelopmental Disorder): Seven novel patients and a review. Genes (Basel), 2021, 12(5):738.

［9］Hoshino Y, Enokizono T, Imagawa K, et al. Schuurs-Hoeijmakers syndrome in two patients from Japan. Am J Med Genet A, 2019, 179(3):341-343.

［10］Kurt Colak F, Eyerci N, Aytekin C,et al. Renpenning syndrome in a Turkish Patient: De novo variant c.607C>T in PACS1 and hypogammaglobulinemia phenotype. Mol. Syndromol, 2020, 11(3):157-161.

［11］Seto MT, Bertoli-Avella AM, Cheung KW,et al. Prenatal and postnatal diagnosis of Schuurs-Hoeijmakers syndrome: Case series and review of the literature. Am. J. Med. Genet. Part A, 2020, 185(2):384-389.

［12］van der Donk R, Jansen S, Schuurs-Hoeijmakers JHM,et al. Next-generation phenotyping using computer vision algorithms in rare genomic neurodevelopmental disorders. Genet. Med. Off. J. Am. Coll. Med Gene, 2019, 21(8):1719-1725.

［13］Abdulqader SA, Wli WA, Qaryaqos SH. Schuurs-Hoeijmakers syndrome in a patient from Iraq - Kirkuk. Clin Case Rep, 2021, 9(10):e04897.

［14］Wang XY, SunH, Wu HY. Schuurs-Hoeijmakers syndrome in a child. Zhonghua Er Ke Za Zhi, 2018, 56(1):63-64.

［15］Silva MWB, Martins A, Medeiros AL,et al.

Ophthalmological manifestations of the Schuurs-Hoeijmakers syndrome: a case report. Arq Bras Oftalmol, 2022, 85(1):85-87.

［16］Ohta K, Okanishi T, Kanai S, et al. Intractable startle epilepsy in Schuurs-Hoeijmakers syndrome. Epileptic Disord, 2022, 24(3):606-608.

［17］Wan L, Molloy SS, Thomas L, et al. PACS1 defines a novel gene family of cytosolic sorting proteins required for trans Golgi network localization. Cell, 1998, 94(2):205-216.

［18］Kfittgen M, Benzing T, Simmen T, et al. Trafficking of TRPP2 by PACS proteins represents a novel mechanism of ionchannel regulation. EMBO J, 2005, 24(4):705-716.

［19］Seto MT, Bertoli-Avella AM, Cheung KW, et al. Prenatal and postnatal diagnosis of Schuurs-Hoeijmakers syndrome: Case series and review of the literature. Am J Med Genet A, 2020, 185(2):384-389.

第五节　Baraitser-Winter cerebrofrontofacial 综合征

【概述】

Baraitser-Winter cerebrofrontofacial 综合征在 1988 年首次由 Baraitser 和 Winter 报道（OMIM # 243310）[1]，临床以特殊的面部特征、脑结构异常、智力落后为主要表现。眼部结构缺损、感音性听力损失、癫痫、小头畸形和矮小身材也较常见[2]。由于临床表型谱较广泛，轻重程度不一，在致病基因确定以前，该病部分临床表型也曾被描述为 Fryns-Aftimos 综合征、脑 - 额 - 面综合征 1 型和 3 型。2012 年，Rivière 等[3] 发现有以上临床表现的患者均存在 ACTB 或 ACTG1 基因突变，2015 年 Verloes 等提出了 Baraitser-Winter cerebrofrontofacial 综合征（简称 BWCFF 综合征）的统一命名[2]。

【流行病学】

由于非常罕见，该病目前尚无关于发病率的统计，国内外文献报道的基因确诊病例共 50 余例[2, 4-7]，一般为散发病例，偶有家系报道[8]。

【遗传学】

BWCFF 综合征是常染色体显性遗传病。目前证实编码胞质肌动蛋白的 *ACTB* 基因（OMIM # 102630）和 *ACTG1* 基因（OMIM # 102560）[2, 3] 是该综合征的致病基因。迄今为止，报道的与 BWCFF 综合征相关的致病性基因均为 *ACTB*（约占 80%）或 *ACTG1*（约占 20%）的功能获得错义变异[2, 9]。*ACTB* 位于染色体 7p22.1，由 6 个编码外显子（1 个非编码外显子）组成，编码细胞 β 肌动蛋白。其编码蛋白的 p.Arg196 氨基酸残基变异是热点致病变异，在报道的 BWCFF 综合征患者中，p.Arg196His 和 p.Arg196Cys 变异约占 25%。其余常见的致病性变异还包括 p.Gly74Ser、p.Thr120Ile，以及涉及 p.Asn12 氨基酸残基的变异[2, 3, 9]。

ACTG1 位于染色体 17q25.3，也由 6 个编码外显子（1 个非编码外显子）组成，编码 γ 肌动蛋白。其编码蛋白的 p.Ala135 和 p.Ser155 氨基酸位点变异是热点致病变异[3, 4, 9, 10]。

【发病机制】

肌动蛋白基因家族由 6 种不同的亚型组成，氨基酸序列相似性大于 93%。其中，有 4 种肌动蛋白是肌肉特异性的（α 和 γ 平滑肌肌动蛋白，α 心肌肌动蛋白，α 骨骼肌肌动蛋白）。然而，细胞质 β 肌动蛋白和 γ 肌动蛋白在脊椎动物中广泛表达，在大多数细胞类型中共存，两者均由 375 个氨基酸组成，一级序列几乎相同，仅 N 端有 4 个残基不同。细胞肌动蛋白作为细胞骨架的组成部分和细胞内部运动的介质，也在肌节组装中发挥作用。细胞肌动蛋白在体内聚合（F 肌动蛋白），维持细胞形状和调节细胞信号转导。此外，F 肌动蛋白纤维通过聚合和解聚作用，在细胞可塑性、细胞运动性和细胞分裂中发挥重要作用。由于蛋白质序列的相似性，同时它们很容易共聚合，推测细胞 - 肌动蛋白异构体之间可能存在一定的功能重叠[11]。例如，观察到 ACTG1-null 小鼠的成纤维细胞中包含 β 肌动蛋白在内的其他异构体

水平的增加，整体肌动蛋白水平没有降低[12]。然而，β 肌动蛋白和 γ 肌动蛋白具有不同的细胞内定位模式，并且在哺乳动物和鸟类中高度保守，表明其作用有不重叠之处[13]。

研究表明，胞质肌动蛋白有组织特异性，这可能与 BWCFF 综合征的发病机制有关。细胞肌动蛋白聚合物在大脑发育中起着重要作用。肌动蛋白细胞骨架通过与肌球蛋白相互作用促进轴突生长。它还通过肌动蛋白结合蛋白介导对外部环境中的化学信号做出反应，介导神经轴突的发育[14]。除了细胞质功能外，肌动蛋白还可以调节神经元中的基因表达，控制神经元突触的生长[15]。

在听觉发育中，小鼠耳中静纤毛毛细胞的发育需要细胞肌动蛋白参与，但只需要一种亚型出现。然而，随着时间的推移，*ACTB* 或 *ACTG1* 的任何一个变异都会导致不同类型的进行性听力损失[16]。

迄今报道的与 BWCFF 综合征相关的致病性基因均为 *ACTB* 或 *ACTG1* 的功能获得错义变异，因此，BWCFF 综合征的病理生理机制不是剂量机制（即单倍不足或过表达）。临床观察到即使在均携带 p.Arg196 相同变异的患者中，临床异质性也是显著存在的，所以目前具体基因型与表型的相关性尚不完全清楚。有研究推测，*ACTB* 突变可能与更严重的颅面表型相关，而 *ACTG1* 突变更有可能导致大脑结构异常。然而，由于目前的病例数量很少，尚不能确定基因型与表型间的差异[2, 3, 5, 10]。

【临床表现】

BWCFF 综合征是一种以典型颅面部特征和智力障碍为特征的多发性先天性异常综合征。主要的临床表现为特殊面容、智力发育落后，部分患者可有脑结构异常、眼部结构缺损、听力损害、癫痫、身材矮小、骨关节和（或）肌肉异常、心脏结构异常、泌尿系结构异常等（图 2-5）。

1. *颜面部特征* 典型的面容为三角头或前额隆起、拱形眉、眼距宽、先天性非肌源性眼

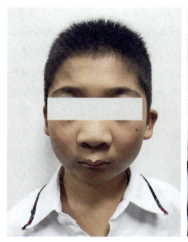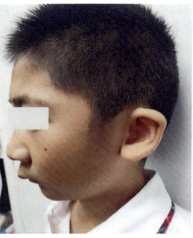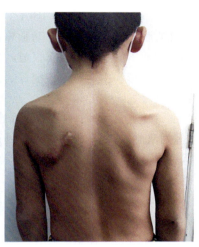

图2-5 北京儿童医院内分泌遗传代谢科门诊所收1例Baraitser-Winter cerebrofrontofacial综合征患儿

患儿，男，11岁4个月。因身材矮小就诊，平素自觉听力不好，说话吐字不清，有轻度张口费力，学习成绩一般，否认癫痫发作。3岁时曾行先天性心脏病手术，当时有肺动脉高压。家族史无特殊。体格检查：身高124cm（<-2SD），体重24.9kg，体形匀称，营养一般。面容特殊：毛发浓密，前额窄，弓形眉，鼻头宽大，鼻根突出，人中长平，上唇薄，唇结明显，嘴角下翻，尖下巴，下颌后缩。耳郭发育不良，耳后旋。轻度脊柱侧弯。四肢未见明显关节畸形和活动受限。外生殖器未见明显异常，Tanner 分期为2期。检查：颅脑MRI平扫提示左侧侧脑室枕角稍著，双侧基底节区血管周围间隙显著。右侧大脑中动脉流空血管影稍著。右眼球内陷。基因检测 *ACTG1* 基因，c.451 A>G，p.Ile 151 Val

睑下垂、鼻根突出、鼻梁短、鼻头宽大、人中长平、上腭高窄、薄上唇、宽嘴、嘴角下翻、下唇外翻、尖下巴、颌后缩。常伴耳郭发育不良、小耳，耳郭后旋或前倾。面部异常从轻微到严重程度不等，随着年龄的增长，面部特征也有所不同，成年BWCFF患者的面容更粗糙。

2. 脑发育异常与神经系统症状 脑皮质畸形在60%～70%的患者中都有报道，且在 *ACTG1* 突变患者中最常见。额叶或外侧裂周区厚脑回是最常见的，极少数可有无脑回畸形或神经元异位。胼胝体发育异常也相对常见，胼胝体通常短而厚，也有发育不良或缺如。明显的血管周围间隙较常见。小脑幕下结构通常是正常的。绝大多数患者存在发育迟缓和学习困难，部分患者有癫痫发作。智力障碍和癫痫在严重程度上各不相同，并在很大程度上与中枢神经结构异常相关。其他少见的神经系统异常包括全身张力减退、下肢痉挛、进行性肌张力

障碍等。

3. 眼部异常 约有1/3的患者出现单侧或双侧虹膜或视网膜缺损，眼睑缺损和小眼畸形也有报道，但不常见。偶有白内障、近视和斜视的报道。

4. 听力异常 部分患者逐渐出现听力损失，通常是感音神经性耳聋，并可逐渐加重。

5. 生长发育 一般宫内生长正常，出生时头围通常较小，约50%的婴儿出现轻微的产后小头畸形，随着年龄的增长，小头畸形可逐渐明显，较多患者表现出轻度至中度身材矮小。

6. 骨关节和肌肉系统异常 颈部通常很短，可有蹼颈，翼状腱索可累及腋窝、肘部和腘窝，导致关节伸展受限。胸廓畸形常见，乳头间距宽，胸肌发育不全。肩胛肌容积可不同程度减少。很多患者出现肩前倾，肘和膝屈曲的异常体位。指（趾）屈曲和侧弯、马蹄足等偶见。偶有多指畸形和指（趾）甲发育不良的报道。

7. 心血管系统异常 约 1/3 的患者患有先天性心脏病。最常见的是动脉导管未闭，室间隔缺损或房间隔缺损也有报道，少数有主动脉瓣二瓣畸形和主动脉瓣狭窄、二尖瓣反流和三尖瓣反流等。

8. 泌尿生殖道异常 部分患者有肾积水（多为双侧），偶有异位肾，重复肾少见。隐睾偶有报道。

【实验室检查】

确诊或疑诊该病的患者需要进行以下检查和评估。

（1）身高、体重、头围、胸围的发育监测，评估营养状况及生长发育情况。

（2）智力、运动、语言、认知、行为发育监测和评估。

（3）颅脑 MRI 检查、脑电图检查。

（4）检眼镜检查，排查虹膜、视网膜缺失；眼压测定。

（5）视力、听力监测和评估。

（6）心脏彩超、泌尿生殖系统彩超检查，以及其他影像学检查，排查相应器官或系统结构功能异常。

（7）骨关节检查：脊柱和受累骨关节 X 线检查及活动度评估。

（8）遗传学检测：该病迄今报道的所有致病等位基因都是功能获得错义变异，暂时未见缺失、重复变异报道，对于依据临床特点高度怀疑患该病的患者，可直接行 ACTB 和（或）ACTG1 基因变异检测，无须做缺失 / 重复分析。如果不能排除其他疾病，可以考虑包含目标基因的 NGS panel 测序或基因组测序（包括外显子组测序和全基因组测序）。

【诊断和鉴别诊断】

1. 诊断 关于 BWCFF 综合征的诊断目前没有相关的共识或指南，临床上如果有以下临床表现应考虑 BWCFF 综合征。①典型的颅面特征：三角头或前额隆起，拱形眉，眼距宽，先天性非肌源性眼睑下垂，鼻根突出，鼻梁短，鼻头宽大，人中长平，上腭高窄，薄上唇，宽嘴，嘴角下翻，下唇外翻，尖下巴，颌后缩。耳小，耳郭发育不良，耳后旋或前倾。②智力障碍。③眼部结构缺失，如虹膜、视网膜缺损等。④脑结构异常，通常为额叶巨脑回。⑤感音性耳聋。⑥肩带肌肉发育不良。由于临床表现谱的广泛，对临床上疑诊该病的患者应进一步行分子遗传学检测确诊[9]。

2. 鉴别诊断 由于 BWCFF 综合征的颅面部异常最具特征性，故主要与其他一些有相似面部特征的综合征相鉴别，特别是头面部特征不太典型的患者，需要与以下综合征鉴别。

（1）努南综合征（Noonan syndrome，OMIM # 163950）：该病有眼距宽、睑下垂、短鼻、鼻头饱满、耳位低、耳后旋转、高额弓、小下颌、颈短、蹼颈等特征。有报道称，一些努南综合征患者可出现眼部组织的缺损，这与不伴脑结构异常的 BWCFF 综合征患者有较多相似之处，需要注意鉴别。但是努南综合征患者一般前额宽大、鼻梁低平，这与 BWCFF 综合征的三角头或前额嵴状隆起、鼻根高有区别，且随着年龄的增长，努南综合征患者面部特征逐渐不明显，而 BWCFF 综合征患者面部特征更明显，面容更粗糙[9, 17]。

（2）歌舞伎面谱综合征（Kabuki syndrome）：歌舞伎面谱综合征患者有小头、弓状眉、睑裂较长、腭弓高窄、耳发育异常与轻度面容异常，这些与 BWCFF 综合征相似，而且歌舞伎面谱综合征也可合并癫痫、智力落后、心脏或泌尿系结构异常等表现，主要依靠基因检测来鉴别[9]。

（3）短颅额鼻发育不良综合征（brachycephal of rontonasal dysplasia，OMIM # 145420）：病因不明，其特征是眼距过宽，推测可能有些特征本身就是未诊断的 BWCFF 综合征[9]。

【治疗】

BWCFF 综合征患者的治疗主要是多学科协作的对症治疗。如果存在癫痫，则需要在癫痫专科行抗癫痫治疗。对于显著的三角头畸形、颅缝过早融合、唇腭裂者，需转至颅面外科行手术治疗。所有患者都需要进行精神、运动、发育和认知功能的监测，有明显精神、行为异常者，则需要精神心理科的专业帮助。有眼部异常的患者需要至眼科评估，有的需要手术矫正上睑下垂，对于有眼结构缺损或小眼症的患者，需要进行青光眼筛查，预防长期并发症。注意动态监测听力情况，如有听力损伤，于耳鼻喉科行相应的干预治疗。先天性心脏病、肾脏畸形需要到相应的专科寻求帮助，有的需要手术治疗。到目前为止，BWCFF 综合征中恶性肿瘤偶有报道，似乎很罕见，目前尚不清楚该综合征是否与易患癌症有关。因此，目前不建议进行常规筛查。关于身材矮小是否能用生长激素治疗，尚未见相关报道[9]。

【遗传咨询】

尽管迄今报道的所有 BWCFF 综合征先证者都是由新生的 *ACTB* 或 *ACTG1* 致病变异所致，家庭成员患病的风险似乎很低，但建议对具有明显致病性变异先证者的父母进行评估，包括分子基因检测。尽管理论上先证者的兄弟姐妹患病的风险较低，但由于生殖细胞嵌合的可能性，他们的患病风险仍比一般人群更高。目前国外已有兄妹均患病的个案报道。理论上 BWCFF 综合征患者的孩子有 50% 的概率遗传 *ACTB* 或 *ACTG1* 致病变异，但目前尚未见 BWCFF 综合征患者的生育情况报道[2, 3, 8]。

【预防】

该病目前尚无有效的预防措施，患病儿童的父母计划再生育时需行产前检测，必要时考虑胚胎植入前诊断。患者如有生育要求，建议行产前诊断[9]。

（丰利芳　巩纯秀）

【参考文献】

[1] Baraitser M, Winter RM. Iris coloboma, ptosis, hypertelorism, and mental retardation: a new syndrome. J Med Genet, 1988, 25(1):41-43.

[2] Verloes A, Di Donato N, Masliah-Planchon J, et al. Baraitser-Winter cerebrofrontofacial syndrome: delineation of the spectrum in 42 cases. Eur J Hum Genet, 2015, 23(3):292-301.

[3] Rivière JB, van Bon BW, Hoischen A, et al. De novo mutations in the actin genes ACTB and ACTG1 cause Baraitser-Winter syndrome. Nat Genet, 2012, 44(4):440-444, S1-S2.

[4] Kemerley A, Sloan C, Pfeifer W, et al. A novel mutation in ACTG1 causing Baraitser-Winter syndrome with extremely variable expressivity in three generations. Ophthalmic Genet, 2017, 38(2): 152-156.

[5] Rall N, Leon A, Gomez R, et al. New ocular finding in Baraitser-Winter syndrome (BWS). Eur J Med Genet, 2018,61(1):21-23.

[6] Chacon-Camacho OF, Barragan-Arevalo T, Villarroel CE, et al. Previously undescribed phenotypic findings and novel ACTG1 gene pathogenic variants in Baraitser-Winter cerebrofrontofacial syndrome . Eur J Med Genet, 2020, 63(5):103877.

[7] 余紫楠，黄新文，洪芳，等. ACTB 基因变异致 Baraitser-Winter 综合征一例. 中华儿科杂志，2020(4):333-334.

[8] Hampshire CSA, Martin PM, Carlston C, et al. Baraitser-Winter cerebrofrontofacial syndrome: Report of two adult siblings. Am J Med Genet A, 2020, 182(8):1923-1932.

[9] Yates TM, Turner CL, Firth HV, et al. Baraitser-Winter cerebrofrontofacial syndrome. Clin Genet, 2017, 92(1):3-9.

[10] Di Donato N, Kuechler A, Vergano S, et al. Update on the ACTG1-associated Baraitser-Winter cerebrofrontofacial syndrome. Am J Med Genet A, 2016,170(10):2644-2651.

[11] Bergeron SE, ZhuM, Thiem SM, et al. Ion-dependent polymerization differences between mammalian beta-and gamma-nonmuscle actin isoforms. J Biol Chem, 2010, 285(21):16087-16095.

[12] Bunnell M, Ervasti JM. Delayed embryonic development and impaired cell growth and survival in Actg1 null mice. Cytoskeleton (Hoboken), 2010, 67(9):564-572.

[13] Dugina V, Zwaenepoel I, Gabbiani G, et al. Beta

and gamma-cytoplasmic actins display distinct distribution and functional diversity. J Cell Sci, 2009, 122(Pt 16):2980-2988.

[14] Gomez TM, Letourneau PC. Actin dynamics in growth cone motility and navigation. J Neurochem, 2014, 129(2):221-234.

[15] Stern S, Debr E, Stritt C, et al. A nuclear actin function regulates neuronal motility by serum response factor-dependent gene transcription. J Neurosci, 2009, 29(14):4512-4518.

[16] Perrin BJ, Sonnemann KJ, Ervasti JM. beta-actin and gamma-actin are each dispensable for auditory hair cell development but required for Stereocilia maintenance. PLoS Genet, 2010, 6(10):e1001158.

[17] Verloes A. Iris coloboma, ptosis, hypertelorism, and mental retardation: Baraitser-Winter syndrome or Noonan syndrome? J Med Genet, 1993, 30(5):425-426.

第六节 伴面部畸形、远端肢体异常的神经发育障碍综合征

【概述】

伴面部畸形、远端肢体异常的神经发育障碍综合征（neurodevelopmental disorder with dysmorphic facies and distal limb anomalies，NEDDFL，OMIM#617755）是由 *BPTF* 基因变异导致的神经发育障碍性疾病，2017 年由 Stankiewicz 等首次报道[1]。主要临床表现包括智力障碍或全面发育迟缓、语言发育迟缓、小头畸形和身材矮小。

【流行病学】

NEDDFL 是一种罕见的遗传病，至 2022 年全世界仅报道 38 例，男女比例为 22∶15（1 例性别未注明），尚无发病率统计。

【遗传学】

NEDDFL 属于常染色体显性遗传病。*BPTF* 是目前报道的唯一致病基因，其位于染色体 17q24.2，编码由 2781 个氨基酸组成的蛋白质溴结构域 PHD 锌指转录因子（bromodomain PHD finger transcription factor，BPTF）。迄今 *BPTF* 基因共发现 33 个致病性变异，包括 15 个移码变异、5 个无义变异、4 个错义变异、4 个拷贝数变异、3 个剪接变异和 2 个框内缺失，未发现热点变异[2]。

【发病机制】

BPTF 是核小体重塑因子的最大亚基，可调节染色质重塑，在内胚层、中胚层和外胚层分化谱系的形成中起着重要作用，并且是胚胎早期发育过程中前后轴建立所必需的[3]。*BPTF* 基因变异导致 NEDDFL 的分子机制尚不明确，目前动物研究显示，*bptf* 敲除斑马鱼表现出神经元细胞凋亡增加，可能导致神经系统异常与小头畸形[1]。前脑特异性 *Bptf* 敲除小鼠模型表现出严重的皮质发育不全，支持 *Bptf* 在调节祖细胞分化和皮质神经元亚型决定因素的激活中起重要作用[4]。*BPTF* 基因可能通过单倍剂量不足机制导致 NEDDFL。

【临床表现】

1. 神经系统异常 智力障碍 / 全面发育迟缓（89%）为该病最主要的临床特征之一，程度轻重不一，可早期出现语言发育迟缓（87%）及运动发育迟缓（68%）。此外，还可出现肌张力减退（39%），癫痫发作 / 脑电图异常（67%），部分患者颅脑 MRI 提示存在器质性异常（50%）。

2. 特殊面容 小头畸形（49%）为该病较为有特征性的颅面部表现，通常特殊面容不典型，可包括眉毛外展（21%）、眼距过宽（9%）、睑裂上斜（15%）、短睑裂（12%）、内眦赘皮（18%）、鼻前突（29%）、长鼻梁（15%）、宽鼻尖（15%）、薄上唇（15%）、小嘴（6%）和小下颌（29%）。

3. 骨骼异常 可出现多种骨骼异常（82%），包括远端肢体缺陷、脊柱异常、骨龄延迟和肢体长度差异等。

4. 生长异常 表现为出生前及出生后生长迟缓，出生时可为小于胎龄儿（26%），由于没有明显的追赶生长，儿童时期至成年期可表

现为身材矮小（35%）、中重度营养不良（55%）。

5. 眼科异常　发生率约为57%，通常较轻微，一般为斜视或近视，仅报道1例患有白内障和远视[5]。

【辅助检查】

基因检测有助于NEDDFL的遗传学诊断，由于该病与许多疾病存在表型重叠，全外显子测序是最常见的选择。

该病合并多器官系统异常，需完善其他检查，如智力测验、脑电图、头颅MRI、骨关节影像学检查、眼科检查等。

【诊断和鉴别诊断】

1. 诊断　基因检测发现 *BPTF* 基因杂合致病性变异，结合临床表现可确诊该病。

2. 鉴别诊断　见表2-4。

【治疗】

1. 对症治疗　NEDDFL尚无特异性治疗手段，目前尚无诊治共识，主要遵循个体化对症治疗方案。针对营养不良，可进行饮食指导；针对语言、运动发育迟缓，应早期进行训练干预；

如出现癫痫，应遵循诊治指南进行标准化治疗；对于骨骼及眼科异常，需到专科医师处定期随诊，必要时进行矫正干预。

2. 生长激素治疗　对于身材矮小的患者，可考虑生长激素治疗。目前仅2例报道合并生长激素缺乏症的患者进行生长激素治疗，分别在治疗3.5年及4个月后，身高得到一定的改善，未见治疗不良反应[2]。

【遗传咨询】

该病的遗传方式为常染色体显性遗传，在目前报道的明确致病变异来源的患者中，24个为新生变异，4个遗传自父母。对于已生育NEDDFL患者的父母，再生育时建议进行产前基因诊断，而对于患者本人，若其配偶非该病患者，其再生育该病患者的风险为50%。

【预防】

对于确诊该病的患者，定期随访有助于及时发现神经、骨骼、眼科等器官、系统并发症。对于生育过该病患者的家长，建议再次生育时进行产前诊断。

表2-4　伴面部畸形、远端肢体异常的神经发育障碍综合征与其他疾病的鉴别诊断

鉴别疾病	遗传类型	致病基因	相似的临床表现	差异性临床表现
歌舞伎面谱综合征	常染色体显性遗传/X连锁遗传	*KMT2D*、*KDM6A*	生长迟缓、智力障碍、骨骼畸形、肌张力减退、癫痫	特征性的歌舞伎样面容（拱形眉、眉毛外1/3稀疏、长睑裂、下眼睑外1/3外翻、鼻梁宽、鼻尖扁平等）
Wiedemann-Steiner综合征	常染色体显性遗传	*KMT2A*	生长迟缓、智力障碍、骨骼畸形、肌张力减退、可有抽搐发作	前臂、项背部多毛，浓眉、长睫毛
Rubinstein-Taybi综合征	常染色体显性遗传	*CREBBP*、*EP300*	智力障碍、身材矮小、小头畸形、骨骼畸形	拇指（𧿹趾）宽大

（吴文涌　陈瑞敏）

【参考文献】

[1] Stankiewicz P, Khan TN, Szafranski P,et al. Deciphering Developmental Disorders Study, Katsanis N, Bostwick B, Popp B, Davis EE, Yang Y. Haploinsufficiency of the chromatin remodeler BPTF causes syndromic developmental and speech delay, postnatal microcephaly, and dysmorphic

features. Am J Hum Genet, 2017, 101(4):503-515.

［2］Wu W, Chen R. The effect of growth hormone treatment in children with novel BPTF gene variants: A report of two cases and literature review. Mol Genet Genomic Med, 2023 11(1): e2066.

［3］Goller T, Vaut F, Ramasamy S, et al.Transcriptional regulator BPTF/FAC1 is essential for trophoblast differentiation during early mouse development. Mol Cell Biol, 2008, 28(22):6819-6827.

［4］Zapata G, Yan K, Picketts DJ. Generation of a mouse model of the neurodevelopmental disorder with dysmorphic facies and distal limb anomalies syndrome. Hum Mol Genet, 2022, 31(20):3405-3421.

［5］Glinton KE, Hurst ACE, Bowling KM, et al. Phenotypic expansion of the BPTF-related neurodevelopmental disorder with dysmorphic facies and distal limb anomalies. Am J Med Genet A, 2021, 185(5):1366-1378.

第一节 先天性全身性脂肪营养不良

【概述】

先天性全身性脂肪营养不良（congenital generalized lipodystrophy，CGL）又称为Berardinelli-Seip综合征，是一种罕见的常染色体隐性遗传病。1954年，Berardinelli[1]首次报道了CGL。根据基因变异可分为4种类型[2]。这些基因对脂肪细胞的形成、脂质的产生和脂肪在细胞内的正确储存起着至关重要的作用。基因功能异常导致脂肪组织减少，脂肪不能在皮下沉积。瘦素水平下降干扰了饥饿-进食信号，导致患者贪食。过度进食所摄入的额外热量以脂肪的形式存储在肝脏和肌肉组织中，导致胰岛素抵抗、高甘油三酯血症和肝脏脂肪变性。

【流行病学】

据估计，该病的发病率约为1/10 000 000[3]。到目前为止，CGL在世界范围内报道了500余例。

【遗传学】

CGL是由特定基因变异引起的。已经鉴定出4种导致CGL的基因（表3-1）[4]。但仍有部分患者未鉴定出致病基因突变，提示可能存在其他致病基因或其他机制。

【发病机制】

CGL相关的各种基因和基因产物与脂肪细胞内脂滴的正常生成、功能和（或）健康有关[2]。每个脂肪细胞的脂滴约占其细胞体积的90%。脂肪细胞在其脂滴中储存脂肪（甘油三酯）。上述基因变异最终导致脂肪细胞的丢失和储存脂肪的功能异常。转而脂肪储存在身体

表3-1 先天性全身性脂肪营养不良分型[4]

分型	OMIM	染色体定位	致病基因	基因功能	遗传形式	临床表现
1型	608594	9q34.3	AGPAT2	AGPAT2催化形成磷脂酸	常染色体隐性遗传	出生后即缺乏脂肪组织
2型	269700	11q13	BSCL2	调控脂质稳态，限制脂肪形成，限制脂滴在非脂肪组织的积累，在能量过剩时促进脂肪生成	常染色体隐性遗传	出生后没有脂肪组织；智力发育迟缓；肥厚型心肌病
3型	612526	7q31.1	CAV1	结合caveolin-1蛋白，将脂肪酸转运到脂滴	常染色体隐性遗传	脂肪萎缩，身材矮小
4型	613327	17q21	PTRF	造成细胞膜穴样内陷(caveo-lae)，调控caveolin-1和caveolin-3蛋白的表达	常染色体隐性遗传	脂肪萎缩，心肌病，幽门狭窄

的其他组织中，如肝脏和骨骼肌，引起肝病和胰岛素抵抗等症状。

【临床表现】

多数患者出生后起病，通常在出生后几个月出现发育迟缓、肝大、全身脂肪萎缩、肌肉组织发达、脐膨出、肢端肥大样特征。在婴幼儿和儿童期，多数儿童生长速度加快，手足和下颌增大（肢端肥大表现），食欲明显增加[2]。

高甘油三酯血症、胰岛素抵抗、高血糖症和肝脂肪变性可在婴儿期、儿童期、青春期或成年期出现。25%～35% 的患者在 15～20 岁诊断为糖尿病。已报道的临床表现还包括婴儿期加速生长、女性男性化和性早熟。青春期后，一些 CGL 患者可有多囊卵巢综合征（PCOS）。CGL2 型患儿可能存在轻度智力障碍。CGL3 型病例中报告了肌营养不良和心律失常（表 3-1）。受累男性通常具有正常的生育力。

CGL 2 型和 4 型可表现出肥厚型心肌病，占全部患者的 20%～25%，是心力衰竭和早期死亡的重要原因。肥厚型心肌病通常在 30 岁左右发生，但也有婴儿期患病的报道。

【实验室检查】

实验室检查应包括肝功能和血脂检测。血清瘦素、脂联素水平降低。对于青春期患者，应评估胰岛素、血糖和糖化血红蛋白的情况，并做糖耐量试验。超声可见肝脏增大和脂肪肝。双能 X 线（DXA）可见体脂降低。基因检测有助于该病的诊断和鉴别诊断。

【诊断和鉴别诊断】

患者具有以下 3 个主要诊断指标或 2 个主要诊断指标加 2 个或多个次要诊断标准和（或）通过基因诊断可确诊[5]。主要诊断指标：①面部、躯干、四肢脂肪减少（图 3-1）；②肢端肥大症的特征，如巨人症、肌肉肥大、骨龄提前、前突、眼眶突出、手足增大、阴蒂肥大和男性的外生殖器增大；③高甘油三酯血症；④黑棘皮或胰岛素、C 肽水平升高。次要诊断指标：肥厚型心肌病，轻度至中度智力障碍，多毛症，女性性早熟，骨囊肿，由于缺乏脂肪组织导致静脉明显[5]。

脂肪营养不良也可作为其他综合征的一个表现。需要鉴别诊断的疾病见表 3-2。

【治疗】

目前该病还没有根治方法，但对患者进行早期诊断和管理可以减少严重并发症的发生，提高生活质量，延缓死亡。治疗的目的是纠正与脂肪营养不良有关的代谢异常，预防终末器官并发症。医学营养治疗和运动是治疗该病的重要手段。

治疗首先以饮食管理为主，避免因瘦素缺

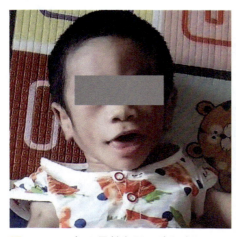
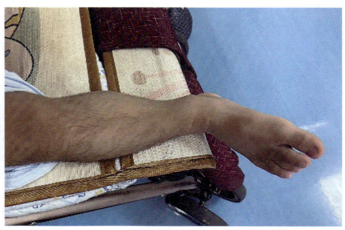

图 3-1　一名 9 月龄女婴，诊断为 CGL2 型。照片中可见患儿面颊消瘦，无脂肪组织。腿部肌肉发达。足明显大于同龄女童，多毛；并有肝脏增大和高脂血症

表 3-2　脂肪营养不良的分型与鉴别诊断			
遗传性脂肪营养不良分型	典型临床表现	遗传形式	致病基因
先天性全身性脂肪营养不良	出生后出现全身皮下脂肪缺乏	常染色体隐性遗传	AGPAT2，BSCL2，CAV1，PTRF
家族性部分性脂肪营养不良	肢端缺少皮下脂肪，躯干和面部出现脂肪分布不均匀（过多或过少）	常染色体显性遗传	LMNA，PPARG，AKT2，PLIN1，CIEC（常染色体隐性遗传）
伴有脂肪营养不良的其他综合征	各种综合征典型临床表现，伴不同程度脂肪萎缩，如 SHORT 综合征、矮妖精貌综合征、早老症、自身炎症综合征等	常染色体显性或者隐性	LMNA，ZMPSTE24，PSMB8，PIK3R1
获得性脂肪营养不良	典型临床表现		
获得性全身性脂肪营养不良（劳伦斯综合征）	出生后脂肪分布正常，成年期逐渐出现全身脂肪萎缩		
获得性部分性脂肪营养不良（OMIM# 613913）	面部、上肢、躯干出现脂肪营养不良，下肢正常		
HIV 相关脂肪营养不良	抗逆转录病毒治疗过程中出现面部和上肢脂肪的减少，躯干不同程度地脂肪增生或丢失		
局灶性脂肪营养不良	注射或者外伤造成的局部皮下脂肪丢失		

乏而食欲亢进的患者过度进食。婴儿 / 儿童通常需要低升糖指数和低脂肪饮食，辅以中链甘油三酯，以控制胰岛素抵抗、糖尿病和高甘油三酯血症。将总脂肪摄入量限制在总膳食能量的 20%～30%，可以维持正常的血清甘油三酯浓度。

在没有心脏并发症的情况下，应鼓励患者进行适当的体育锻炼。

药物治疗包括胰岛素增敏剂（主要是二甲双胍）和降血脂药（他汀类药物或严重高甘油三酯血症时使用的贝特类药物）。孤儿药美曲普汀（metreleptin）在欧洲被批准作为除饮食之外的一种治疗选择，用于治疗成人和 2 岁以上儿童与瘦素缺乏相关的全身性脂肪营养不良的代谢并发症[6]。

建议定期监测代谢、肝脏功能和心脏功能。

患有 CGL 的女性应避免使用炔雌醇[4]。

【遗传咨询】

该病为常染色体隐性遗传病。携带者将疾病传递给其后代的风险为 25%。

【预后】

该病预后取决于并发症的严重程度。糖尿病、肝病和肥厚型心肌病是发病和早期死亡的重要原因。

（苏　畅）

【参考文献】

[1] Berardinelli W. An undiagnosed endocrinometabolic syndrome: report of 2 cases. J Clin Endocrinol Metab, 1954, 14(2): 193-204.

[2] Knebel B, Müller-Wieland D, Kotzka J. Lipody-

strophies-Disorders of the Fatty Tissue. Int J Mol Sci, 2020, 21(22) :8778.

[3] Garg A. Acquired and inherited lipodystrophies. N Engl J Med, 200, 350(12): 1220-1234.

[4] Özen S, Akıncı B, Oral EA. Oral, current diagnosis, treatment and clinical challenges in the management of lipodystrophy syndromes in children and young people. J Clin Res Pediatr Endocrinol, 2020, 12(1): 17-28.

[5] Brown RJ, Araujo-Vilar D, Cheung PT, et al. The diagnosis and management of lipodystrophy syndromes: a multi-Society practice guideline. J Clin Endocrinol Metab, 2016, 101(12): 4500-4511.

[6] Simsir IY, Yurekli BS, Polat I, et al. Metreleptin replacement treatment improves quality of life and psychological well-being in congenital generalized lipodystrophy. Natl Med J India, 2020, 33(5): 278-280.

第二节　先天性高胰岛素血症

【概述】

先天性高胰岛素血症（congenital hyperinsulinism，CHI）是一组由胰岛 β 细胞功能失调、持续性分泌胰岛素而导致低血糖的罕见病，是婴儿和儿童持续性低血糖的最常见原因[1]。其临床特点表现为低血糖的同时伴有低酮体及与血糖水平不相称的相对高胰岛素血症，其低血糖程度轻重不一，常难以纠正，导致神经系统并发症。

【流行病学】

在西方国家，CHI 在活产儿中的发病率为 1/50 000 ～ 1/30 000，在近亲婚配的人群中，发病率高达 1/2500[2]，我国发病情况不详。

【遗传学】

CHI 是一种罕见的常染色体遗传病，遗传方式可为隐性、显性或者散发。目前已发现 17 个基因与胰腺 β 细胞分泌胰岛素相关，包括 ABCC8、KCNJ11、GLUD1、GCK、HADH、SLC16A1、UCP2、HNF4A、HNF1A、HK1、PGM1、PMM2、CACNA1D、FOXA2、EIF2S3、KCNQ1 和 MP1，其中以编码钾离子通道蛋白相关基因（ABCC8 和 KCNJ11）多见，占 45％～ 50％[3, 4]，但仍有约 50% 未找到基因变异位点。

【发病机制】

在人体中，葡萄糖通过葡萄糖转运蛋白 2 被转运到胰岛 β 细胞内，并在葡萄糖激酶的作用下进行磷酸化，生成葡萄糖 -6- 磷酸，随着葡萄糖 -6- 磷酸进一步代谢，细胞内腺苷三磷酸与腺苷二磷酸比值增加，导致胰岛 β 细胞膜上 ATP 敏感的钾离子通道（ATP-sensitive potassium channel，KATP）关闭，从而阻止钾离子外流，胰岛 β 细胞膜去极化激活细胞膜上电压依赖的钙离子通道开放，钙离子进入细胞，触发钙离子依赖的胰岛 β 细胞囊泡胞吐释放胰岛素[5]。

【临床表现】

CHI 临床表现具有高度异质性，因发病年龄而异，发病年龄越小症状越不典型。顽固性低血糖是其主要特征，低血糖症状包括喂养困难、嗜睡、易激惹、震颤、肌张力低下、发绀、体温过低，如果不治疗，有癫痫发作和脑损伤的风险。在新生儿期，低血糖常发生在出生后 72 小时内，50% 以上的新生儿以惊厥起病。大多数受影响的新生儿表现为巨大儿，约 20% 通过剖宫产分娩。幼儿多表现为面色苍白、多汗、惊厥等。

GLUD1 基因变异可引起高胰岛素血症伴高氨血症，主要表现为反复发作的低血糖伴持续血氨升高。低血糖程度较轻，常发生于空腹或摄入富含蛋白质的饮食后。血氨持续升高，高达正常值的 2 ～ 5 倍，一般不会引起定向力障碍、头痛、昏迷等中枢神经系统症状。此类型的患儿出生体重正常，但较其他类型 CHI 更易发生全身发作性癫痫、失神发作和学习困难。

运动诱发的高胰岛素血症通常在剧烈运动 30 ～ 45 分钟时出现低血糖症状，通过避免剧烈运动可控制病情发作。

一些综合征也能导致高胰岛素血症。

Beckwith-Wiedemann 综合征是与 CHI 相关的最常见的一种先天性过度生长综合征，表现为巨大儿、巨舌、偏身肥大、内脏肿大、腹壁缺损、胚胎性肿瘤。在其他综合征，如 Kabuki 综合征、Sotos 综合征等患者中也发现了短暂性高胰岛素血症，但其发病机制不明[5-7]。

【辅助检查】

1. 血液检测　血糖、肝肾功能、血气分析、血氨、血串联质谱等。

2. 尿液检查　尿糖、尿酮体、尿有机酸等。

3. 内分泌检测　胰岛素、胰高血糖素、胰岛素自身抗体、C 肽、甲状腺功能、生长激素、皮质醇和促肾上腺皮质激素等。

4. 各种功能试验　饥饿诱发试验、胰高血糖素刺激试验及口服蛋白复合试验等。

5. 影像学检查　上腹部 B 超及增强 CT 有助于胰岛细胞瘤的定位诊断。[18]氟 - 左旋多巴正电子发射断层核素扫描（[18]F-DOPA-PET）是确定组织类型的有效方法，可以观测到核素聚集区，从而鉴别病灶的组织类型[3]。

6. 神经系统检查　由于持续的低血糖常对患儿大脑产生不可逆的脑损害，应定期监测脑电图、神经发育系统评估等。

7. 基因检测　对于高度怀疑该病的儿童应完善基因检测，研究表明约 50% 的 CHI 患儿可发现相关基因变异，但仍有 50% 的患儿病因不明。

【诊断和鉴别诊断】

1. 诊断[3, 8]

（1）空腹及餐后低血糖（< 2.8 mmol/L），伴有胰岛素（血清胰岛素> 1mIU/L）、C 肽升高。

（2）皮下或肌内给予胰高血糖素的阳性反应（皮下注射 30 ～ 100μg/kg 胰高血糖素后，15 ～ 45 分钟血糖升高> 1.7mmol/L）。

（3）β- 羟丁酸< 2mmol/L，游离脂肪酸< 1500μmol/L，尿酮体阴性。

（4）典型的 CHI 往往需要较长时间的治疗才能维持正常血糖。

在婴儿和儿童期发生低血糖时，血清胰岛素和 C 肽浓度正常不能排除 CHI，必须重复测定。在低血糖发作期间胰岛素水平无明显异常的情况下，进行 8 ～ 12 小时的空腹检查，发现酮体、游离脂肪酸和支链氨基酸水平过低有一定的诊断意义。

2. 鉴别诊断　见表 3-3。

【治疗】

CHI 的治疗目标是维持血糖水平正常，避免发生低血糖相关的神经系统并发症[13-16]。

1. 持续喂养　高热量食物，多次喂养可减少低血糖发作的频率，降低低血糖的严重程度。但多数 CHI 患儿，尤其是接受二氮嗪治疗的患儿通常有厌食现象，因此可给予口服或者鼻饲

表 3-3　先天性高胰岛素血症与其他表现为持续性低血糖疾病的鉴别诊断

疾病	遗传类型	致病基因	相似临床表现	差异性临床表现
丙酮酸羧化酶缺乏症[9]	常染色体隐性遗传病	*PC*	低血糖 高氨血症 智力及运动发育落后 神经系统症状	乳酸中毒 高瓜氨酸血症 肌张力减退或亢进 肌肉强直 肝大
中链酰基辅酶 A 脱氢酶缺乏症[10]	常染色体隐性遗传病	*ACADM*	低血糖 高氨血症 智力及运动发育落后 神经系统症状	代谢性酸中毒 肝大

续表

疾病	遗传类型	致病基因	相似临床表现	差异性临床表现
糖原贮积症Ⅰ型[11]	常染色体隐性遗传病	G6PC G6PT	低血糖 生长迟缓 神经系统症状	高乳酸血症 高尿酸血症 高脂血症 反复鼻出血 反复感染 反复腹泻、腹痛 肝大
原发性肉碱缺乏症[12]	常染色体隐性遗传病	SLC22A5	低血糖 高氨血症 智力及运动发育落后	代谢性酸中毒 心肌损伤 肝脏损害 骨骼肌损伤

喂养；对于高胰岛素血症伴高氨血症患儿需限制蛋白质的摄入，以避免发生低血糖。

2.静脉滴注葡萄糖 大部分患儿初期需要较高滴注速度以维持血糖稳定，若仍不能维持血糖正常，可考虑加用胰高血糖素或生长抑素治疗。

3.药物治疗

（1）二氮嗪：是治疗 CHI 的首选药物。它对 KATP 通道起开放作用，与通道的 SUR1 亚基结合，使通道开放，从而减少胰岛素释放，因此二氮嗪起作用需要完整的 KATP 通道，通常二氮嗪对所有 KATP 通道完整的 CHI 有效。起始剂量 5mg/（kg·d），最大剂量 15 ～ 20mg/（kg·d），分 3 次，渐减至血糖达标的最低剂量。二氮嗪治疗有效的标准：正常饮食患儿停止静脉补液后，无论空腹、餐后或者夜间，仍能维持空腹和餐后血糖 > 3.0 ～ 3.9mmol/L 至少 5 天以上。二氮嗪常见副作用包括多毛、水钠潴留及低血压等，因此常与氢氯噻嗪 7 ～ 10mg/（kg·d）配合使用以减轻水钠潴留。

（2）奥曲肽：是一种生长抑素类似物，通过与生长抑素受体 2 和 5 结合来抑制胰岛素分泌，同时也可部分抑制 KATP 通道减少胰岛素分泌。常多用于二氮嗪无反应的患儿，但该药易快速耐药，长期应用受限制，一般剂量为 5 ～ 20μg/（kg·d）持续皮下注射或每 6 ～ 8 小时皮下 / 肌内注射 1 次。奥曲肽常见的不良反应包括呕吐、腹泻、胆石症等。严重不良反应包括肝炎、坏死性小肠结肠炎和长 QT 间期综合征。在使用奥曲肽后至少应观察 48 小时，以确定疗效。

（3）胰高血糖素：胰高血糖素可促进肝糖原分解和糖异生作用，可以很好地拮抗胰岛素作用、升高血糖。一般剂量为 0.5 ～ 1mg/d 皮下或肌内注射，或 2.5 ～ 5μg/（kg·h）静脉滴注。但胰高血糖素作用时间短，药物极易形成结晶，有出现皮肤坏死性红斑的风险，目前大多只作为低血糖时的短期用药。胰高血糖素的副作用为呕吐、抑制胰酶和胃酸分泌。

（4）西罗莫司：是一种新型高效的免疫抑制剂，是雷帕霉素靶蛋白特异性阻断剂，通过抑制雷帕霉素靶蛋白活性，使其下游底物的磷酸化调节作用减弱或消失，从而调控胰岛 β 细胞的分泌功能。起始剂量 0.5 ～ 1mg/m²，维持血药浓度 5 ～ 15ng/ml。西罗莫司可作为 CHI 的一种新型治疗药物，用于常规治疗手段无效的患儿。西罗莫司的不良反应包括肝肾功能损害、全血细胞减少、血脂异常及免疫力下降等。

（5）其他药物：包括长效生长抑素类似物、硝苯地平、胰高血糖素样肽 -1 受体拮抗剂等，疗效尚不确切。

4. 外科治疗　手术治疗是 CHI 治疗的另一类重要方式，对于药物治疗无效的应选择手术治疗。组织亚型的分类是手术治疗的关键，目前可通过 ^{18}F-DOPA-PET 来识别其病理改变是弥漫型还是局灶型。局灶型可行手术切除病灶使 CHI 得以治愈，术前确定病灶位置至关重要。弥漫型 CHI 因病变弥漫分布在整个胰腺，因此需行胰腺次全切除术。弥漫型 CHI 患儿行胰腺次全切除术可有效控制血糖，部分患儿可获得正常血糖，但仍有部分患儿会发展为 1 型糖尿病。手术易造成胰腺内外分泌功能障碍，应严格掌握手术适应证。

【遗传咨询】

该病的遗传方式为常染色体隐性遗传、显性遗传或散发。40% ～ 45% 的 CHI 与 *ABCC8*、*KCNJ11* 基因变异有关，主要为常染色体隐性遗传[3]，因此对于已生育 CHI 患儿的父母，再生育时应进行产前基因诊断。

【预防】

该病为常染色体遗传病，以隐性遗传为主，因此预防 CHI 要避免近亲结婚，进行产前遗传咨询，必要时进行产前诊断。早期诊断、合理治疗可有效降低 CHI 的死亡率和病残率。

（蔡彬彬　陈瑞敏）

【参考文献】

[1] Üstün NU, Dilli D, Kundak AA, et al. A novel mutation in ABCC8 gene in a newborn with congenital hyperinsulinism-a case report . Fetal Pediatr Pathol, 2013, 32(6): 412-417.

[2] Dillon PA. Congenital hyperinsulinism . Curr Opin Pediatr, 2013, 25(3): 357-361.

[3] Giri D, Hawton K, Senniappan S. Congenital hyperinsulinism:recent updates on molecular mechanisms, diagnosis and management. J Pediatr Endocrinol Metab, 2021, 35(3): 279-296.

[4] 巩纯秀，李乐乐，曹冰燕 . 先天性高胰岛素血症诊治进展 . 中华实用儿科临床杂志，2018, 33(20):1526-1531.

[5] Galcheva S, Demirbilek H, Al-Khawaga S, et al. The genetic and molecular mechanisms of congenital hyperinsulinism . Front Endocrinol (Lausanne), 2019, 10: 111.

[6] Munns CF, Batch JA. Hyperinsulinism and Beckwith-Wiedemann syndrome. Arch Dis Child Fetal Neonatal Ed, 2001, 84(1): F67-F69.

[7] Gupsilonemes M, Rahman SA, Kapoor RR, et al. Hyperinsulinemic hypoglycemia in children and adolescents: Recent advances in understanding of pathophysiology and management . Rev Endocr Metab Disord, 2020, 21(4): 577-597.

[8] Yorifuji T, Horikawa R, Hasegawa T, et al. Clinical practice guidelines for congenital hyperinsulinism. Clin Pediatr Endocrinol, 2017, 26(3):127-152.

[9] García-Cazorla A, Rabier D, Touati G, et al. Pyruvate carboxylase deficiency: metabolic characteristics and new neurological aspects. Ann Neurol, 2006 Jan, 59(1):121-127.

[10] Mason E, Hindmarch CCT, Dunham-Snary KJ. Medium-chain Acyl-COA dehydrogenase deficiency: Pathogenesis, diagnosis, and treatment. Endocrinol Diabetes Metab, 2022, 27:e385.

[11] Beyzaei Z, Geramizadeh B. Molecular diagnosis of glycogen storage disease type I: a review. EXCLI J, 2019, 18:30-46.

[12] Magoulas PL, El-Hattab AW. Systemic primary carnitine deficiency: an overview of clinical manifestations, diagnosis, and management. Orphanet J Rare Dis, 2012, 7:68.

[13] 梁奇峰，温哲，梁鉴坤，等 . 先天性高胰岛素血症手术治疗效果分析 . 临床小儿外科杂志，2021, 20(7):612-618.

[14] Lord K, Dzata E, Snider KE, et al. Clinical presentation and management of children with diffuse and focal hyperinsulinism:a review of 223 cases. J Clin Endocrinol Metab, 2013, 98(11): E1786-E1789.

[15] Banerjee I, Salomon-Estebanez M, Shah P, et al. Therapies and outcomes of congenital

hyperinsulinism-induced hypoglycaemia. Diabet Med, 2019, 36(1): 9-21.

[16] 王小红, 王会贞, 陈永兴, 等. 西罗莫司治疗重症先天性高胰岛素血症一例并文献复习. 中华内分泌代谢杂志, 2017, 33(1):72-74.

第三节　生殖系 STAT3 功能获得突变致早发型多器官自身免疫性疾病

【概述】

2014 年，Flanagan 等首次报道生殖系 STAT3 功能获得（gain-of-function，GOF）突变引起早发型多器官自身免疫性疾病，为一种罕见的常染色体显性遗传病[1]。临床特征包括免疫功能缺陷、淋巴增殖性疾病和早发型自身免疫性多器官病等[2]。

【流行病学】

目前已报道生殖系 *STAT3 GOF* 突变患者共 81 例，其中国内报道了 4 例。国内外尚缺乏对其发病率、死亡率等的统计研究。

【遗传学】

生殖系 *STAT3 GOF* 突变所致的早发型多器官自身免疫性疾病属于常染色体显性遗传病。STAT3 为 STAT 转录因子家族的一员，由 24 个外显子组成，编码含 770 个氨基酸的转录因子。STAT3 蛋白包含以下功能域：N 端保守序列、卷曲螺旋结构域、DNA 结合域、Scr-Homology2 结构域和 C 端转录激活结构域。目前文献已报道 50 种 STAT3 致病性 GOF 突变，包括 1 种无义突变、49 种错义突变。*STAT3 GOF* 突变主要位于 DNA 结合区域，其中 p.T716M 突变最常见，约占 13%。*STAT3 GOF* 突变患者的临床表型异质性大、外显率不全、基因型与临床表型无显著相关性[3, 4]。

【发病机制】

STAT3 是 STAT 转录因子家族的一员，主要参与细胞的增殖、分化和凋亡，调节免疫、炎症等多个生物学过程。STAT 的信号分子与多聚化的受体结合，激活酪氨酸激酶 JAK，活化的 JAK 招募 STAT3，并磷酸化 STAT3 的反转录激活域酪氨酸残基 705（pY705）。活化的 STAT3 与其他 STAT 形成同源或异源二聚体，转入细胞核激活或抑制靶基因的转录[5]。STAT3 主要通过其下游的负性调节因子 SOCS3 与其他 STAT 相互作用[4, 6]。STAT3 通过这一机制抑制了 STAT1 和 STAT5 的磷酸化，从而导致 Tregs 细胞扩增和 Th17 细胞受损，引起多器官自身免疫病。STAT5b 通路上游的生长激素作用亦被抑制，导致患儿出现生长障碍[7]。此外，STAT3 可能参与成纤维细胞转化，导致肺纤维化，引起间质性肺病[8]。

【临床表现】

临床表现包括自身免疫性血细胞减少、淋巴结病、1 型糖尿病、自身免疫性甲状腺功能减退、肠病、生长落后、间质性肺病、关节炎和特异性皮炎。患者无性别差异，平均起病年龄为 3 岁，约 40% 的患者在 1 岁前起病。内分泌和胃肠道疾病发病最早，其次为血液系统疾病[9]。血液系统受累的患者最多，占 80%。约 70% 的患者出现 2 种以上组织器官自身免疫性疾病。约 42% 的患者出现 3 种以上组织器官自身免疫性疾病。少数患者表现为单器官自身免疫性疾病或无组织器官自身免疫性疾病。目前已报道患者的中位死亡年龄为 12.5 岁（5.5 ～ 18.25 岁），其中 4 例死于干细胞移植并发症。

1. 血液系统　血液病是最常见的表现，主要是自身免疫性血细胞减少，包括特发性血小板减少性紫癜、自身免疫性溶血性贫血、中性粒细胞减少等。64% 的患者出现淋巴增生，主要表现为淋巴结增大、肝脾大。约 50% 的患者有低丙种球蛋白血症。免疫细胞不同程度减少，如 T 淋巴细胞、NK 细胞、B 细胞（特别是记忆 B 细胞）和调节 T 细胞下降。目前已报道 2 例出现了血液系统肿瘤，1 例成年后患霍奇金淋巴瘤，1 例 14 岁时发生大颗粒淋巴细胞白血病。

2. 消化系统　肠病最多，平均发病年龄为 11 月龄，症状包括腹泻、腹痛、呕吐。也有肝炎、食管失弛缓症等少数病例报道。

3. 内分泌系统　约 50% 的患者发生内分泌疾病，主要为糖尿病和甲状腺功能减退症。糖尿病是最早的内分泌异常表现，中位起病年龄为 8 月龄。自身免疫性甲状腺功能减退症的中位发病年龄为 2 岁。

4. 生长障碍　62% 的患者出现明显的生长障碍，一小部分患儿同时伴有宫内发育迟缓。

5. 呼吸系统　约 50% 的患者出现肺部疾病，主要为间质性肺疾病、反复下呼吸道感染。间质性肺病中位发病年龄为 16 岁（9～18 岁）。

6. 皮肤　33% 的患者出现皮肤病，多数为特应性皮炎，脱发和白癜风等少见。

7. 骨骼关节　小部分患者出现了关节炎，其中近 50% 为多关节受累。

8. 肾脏　较少受累，已报道 1 例为近端肾小管病变伴重度高钙尿，伴肾皮质高回声，合并小囊肿，还有 1 例慢性肾损害。

9. 眼睛　8% 的患者出现眼部炎症，以角膜炎合并葡萄膜炎为主。

【实验室检查】

1. 免疫功能　评估体液免疫、淋巴细胞免疫，血 IgE 水平。

2. 内分泌系统　血糖、胰岛素、C 肽水平，甲状腺功能、肾上腺功能、甲状旁腺功能，以及内分泌腺体相关自身抗体检测。

3. 血液系统　血常规、淋巴结和肝脾影像评估。

4. 呼吸系统　胸部 X 线片或胸部 CT。

5. 消化系统　血生化，必要时做胃肠镜检查。

6. 分子遗传学检测　全外显子组测序。

【诊断和鉴别诊断】

1. 诊断　STAT3 GOF 突变致早发型多器官自身免疫性疾病存在外显率不全和临床异质性，与其他单基因或多基因致多器官自身免疫性疾病的临床表现存在交叉重叠，缺乏特异性的临床或实验室诊断标准。值得注意的是，对出现早发型糖尿病、肠病和矮小症的患者，应怀疑 STAT3 GOF 突变（图 3-2），但并不特异。因而，基因测序发现 STAT3 致病性变异是诊断金标准。

2. 鉴别诊断　近年来已发现 FAS 通路、RAS 通路、PI3 激酶通路、JAK/STAT 通路、NF-κB 通路和 CTLA4 检查点的异常均可引起多器官自身免疫性疾病。目前已发现 AIRE、FOXP3、STAT1、STAT5b、LRBA 等多种单基因突变可引起多器官自身免疫性疾病[2, 10-12]（表 3-4）。

【治疗】

1. 对症治疗　对于出现反复感染、1 型糖尿病、甲状腺功能减退症和腹泻等的患儿，给

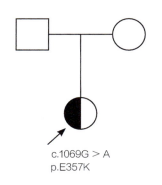

c.1069G > A
p.E357K

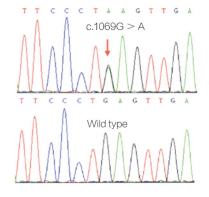

c.1069G > A

Wild type

图 3-2　1 例婴儿期起病患儿基因确诊为 STAT3 GOF 突变引起的早发型多器官自身免疫性疾病

患儿，女，7 月龄出现 1 型糖尿病、自身免疫性甲状腺功能减退症，并给予胰岛素和左甲状腺素治疗。1 岁开始出现慢性腹泻，伴有生长障碍。患儿无湿疹、无皮肤黏膜念珠菌感染。血清 IgE 水平正常。全外显子组测序显示患儿 STAT3 基因 c.1069G > A (p.E357K) 杂合突变，为自发突变

表 3-4　*STAT3* 功能获得突变致早发型多器官自身免疫性疾病与其他疾病的鉴别诊断

疾病	遗传类型	致病基因	临床表现
遗传性高 IgE 综合征	常染色体显性遗传	*STAT3 LOF* 突变	免疫功能低下，反复的肺部感染，皮肤金黄色葡萄球菌感染，湿疹，血清 IgE 水平显著升高
自身免疫性多内分泌综合征 1 型	常染色体隐性遗传	*AIRE*	慢性黏膜皮肤念珠菌病，甲状旁腺功能减退，原发性肾上腺功能不全，牙釉质发育不全，肠病，原发性卵巢功能不全
慢性皮肤黏膜念珠菌感染合并自身免疫性疾病	常染色体显性遗传	*STAT1 GOF* 突变	慢性皮肤黏膜念珠菌感染，反复呼吸道感染，自身免疫性疾病（AITD、T1DM）
生长激素不敏感伴免疫缺陷	常染色体隐性遗传	*STAT5B*	生长障碍，生长激素不敏感，甲状腺炎，肠病，湿疹，血细胞减少（前额突出、鼻梁凹陷、声调高）
IPEX	X 连锁隐性遗传	*FOXP3*	早发型 T1DM，慢性腹泻，慢性皮炎（婴幼儿湿疹、年长儿银屑病样皮炎、牛皮癣），早期死亡

注：AITD，自身免疫性甲状腺病；T1DM，1 型糖尿病

予抗感染、胰岛素控制高血糖，补充甲状腺素和电解质等对症治疗。

2. 免疫抑制治疗　①非靶向免疫抑制疗法：激素、免疫抑制药物（他克莫司、硫唑嘌呤、吗替麦考酚酯、利妥昔单抗）总体无效[13]。②针对 IL-JAK-STAT3 的靶向药物托珠单抗、鲁索替尼疗效较明显，且两药联用效果更好[14]。

3. 造血干细胞移植　6 例患者采用了造血干细胞移植，4 例死于造血干细胞移植并发症，存活的 2 例患者自身免疫性疾病有所改善[15]。

4. 生长激素治疗　*STAT3 GOF* 突变患者常合并生长障碍，使用生长激素治疗的患者中，50% 以上患儿身高得到改善，故生长激素治疗可能是改善生长的有效治疗方法[16]。

【遗传咨询】

该病为常染色体显性遗传病，临床表型异质性大，且外显率不一。携带同一突变的家系成员临床表现可能不同，部分成员甚至没有症状。对于明确有 *STAT3 GOF* 突变的患者，需要对其家庭成员进行基因测序验证。携带 *STAT3 GOF* 突变的患者在生育下一代时需进行产前诊断。

【预防】

该病目前尚无有效的预防措施，建议确诊患者再次生育前进行产前诊断。

（周巧利　顾　威）

【参考文献】

[1] Flanagan SE, Haapaniemi E, Russell MA, et al. Activating germline mutations in STAT3 cause early-onset multi-organ autoimmune disease. Nat Genet, 2014, 46(8):812-814.

[2] Fabre A, Marchal S, Barlogis V, et al. Clinical aspects of STAT3 gain-of-function germline mutations:a systematic review. J Allergy Clin Immunol Pract, 2019, 7(6):1958-1969.

[3] Faletti L, Ehl S, Heeg M. Germline STAT3 gain-of-function mutations in primary immunodeficiency: Impact on the cellular and clinical phenotype. Biomed J, 2021, 44(4):412-421.

[4] Milner JD, Vogel TP, Forbes L, et al. Early-onset lymphoproliferation and autoimmunity caused by germline STAT3 gain-of-function mutations.

Blood, 2015, 125(4):591-599.

[5] Cheon H, Yang J, Stark GR. The functions of signal transducers and activators of transcriptions 1 and 3 as cytokine-inducible proteins. J Interferon Cytokine Res, 2011, 31(1):33-40.

[6] Hillmer EJ, Zhang H, Li HS, et al. STAT3 signaling in immunity. Cytokine Growth Factor Rev, 2016, 31:1-15.

[7] Gutierrez M, Scaglia P, Keselman A, et al. Partial growth hormone insensitivity and dysregulatory immune disease associated with de novo germline activating STAT3 mutations. Mol Cell Endocrinol, 2018, 473:166-177.

[8] Ray S, Ju X, Sun H, et al. The IL-6 trans-signaling-STAT3 pathway mediates ECM and cellular proliferation in fibroblasts from hypertrophic scar. J Invest Dermatol, 2013, 133(5):1212-1220.

[9] Tanita K, Sakura F, Nambu R, et al. Clinical and immunological heterogeneity in Japanese patients with Gain-of-Function variants in STAT3. J Clin Immunol, 2021, 41(4):780-790.

[10] Jagle S, Heeg M, Grun S, et al. Distinct molecular response patterns of activating STAT3 mutations associate with penetrance of lymphoproliferation and autoimmunity. Clin Immunol, 2020, 210:108316.

[11] Fisher GH, Rosenberg FJ, Straus SE, et al. Dominant interfering Fas gene mutations impair apoptosis in a human autoimmune lymphoproliferative syndrome. Cell, 1995, 81(6): 935-946.

[12] Zhou S, Dai Q, Huang X, et al. STAT3 is critical for skeletal development and bone homeostasis by regulating osteogenesis. Nature Commu, 2021, 12(1):6891.

[13] Weinreich MA, Vogel TP, Rao VK, et al. Up, down, and all around: diagnosis and treatment of Novel STAT3 Variant. Front Pediatr, 2017, 5:49.

[14] Parlato M, Charbit-Henrion F, Abi Nader E, et al. Efficacy of ruxolitinib therapy in a patient with severe enterocolitis associated with a STAT3 gain-of-function mutation. Gastroenterology, 2019, 156(4):1206-1210. e1201.

[15] Bakhtiar S, Fekadu J, Seidel MG, et al. Allogeneic hematopoietic stem cell Transplantation for congenital immune dysregulatory disorders. Front Pediatr, 2019, 7:461.

[16] Gutierrez M. Activating mutations of STAT3: Impact on human growth. Mol Cell Endocrinol, 2020, 518:110979.

第四节　HDR 综合征

【概述】

HDR 综合征（OMIM#146255），又称 Barakat 综合征，是由 *GATA3* 基因突变引起的一种常染色体显性遗传病。在 1977 年由 Barakat 等首次描述[1]。1997 年，Hasegawa 等将其命名为甲状旁腺功能减退 - 感音神经性耳聋 - 肾发育不良综合征（hypoparathyroidism-sensorineural hearing loss-renal disease syndrome，HDR 综合征）[2]。

【流行病学】

HDR 综合征是一种非常罕见的遗传病，确切的患病率尚不清楚。目前为止，文献已报道了 120 多个来自不同种族和地区的 HDR 综合征家系，约 180 例患者[3]。

【遗传学】

HDR 综合征属于常染色体显性遗传病，主要由位于染色体 10p14 的 GATA 结合蛋白 3（GATA3）（OMIM#131320）的单倍体剂量不足引起[4]。*GATA3* 基因由 6 个外显子组成，编码含有 444 个氨基酸的转录因子。GTAT3 蛋白包含 2 个转录活性区域（TA1、TA2）和 2 个锌指蛋白 -DNA 结合区域（ZnF1、ZnF2）。目前文献已报道 93 种 *GATA3* 基因致病突变[3]。突变分散在 *GATA3* 基因上，没有明显的热点突变，而错义突变主要聚集在编码两个锌指结构域的区域。ZnF1 和 ZnF2 结构域以外的错义突变多数是良性的，不引起 HDR 综合征。值得注意的是，已报道的 1 例 HDR 综合征患者携带了包含 *GATA3* 基因的 1.9Mb 重复的染色体重排变异，这表明 *GATA3* 重复变异也可能导致相似的临床表型[5]。

【发病机制】

GATA3 蛋白是 GATA 转录因子家族成员之一，为一种双锌指转录因子，参与脊椎动物甲状旁腺、听觉系统、肾脏、胸腺和中枢神经系统的胚胎发育[6-8]。C 端的 ZnF2 对 DNA 结合至关重要，而 N 端的 ZnF1 有助于稳定结合，并与其他蛋白质（如 GATA 的多型锌指结构域）进行相互作用。纯合子 GATA3 敲除小鼠出现神经系统、造血和 T 细胞发育异常，并且胚胎在妊娠第 10.5 ~ 11.5 天死亡[9]，而杂合子 GATA3 小鼠在出生后早期可检测到听力损害，成年期逐步发生听力损失和甲状旁腺功能异常。小鼠耳蜗表现出明显的进行性退化，最终影响了耳蜗中的所有毛细胞和支持细胞[10]。GATA3 对甲状旁腺祖细胞的分化和存活至关重要，GATA3 缺陷的小鼠由于甲状旁腺特异性转录因子 Gcm2 的失调而发生甲状旁腺形态小和发育异常[11]。杂合子 GATA3 小鼠在肾脏发育过程中出现系膜细胞祖细胞迁移和增殖受损，导致成年小鼠的系膜细胞和肾小球异常减少[12]。

【临床表现】

HDR 综合征的发病年龄和临床表型的严重程度具有显著的异质性。外显率随着年龄的增长而增加（图 3-3A）。HDR 综合征最常见的异常是耳聋（93%），其次是甲状旁腺功能减退（87%）和肾脏缺陷（61%）。约 57.3% 的患者有甲状旁腺功能减退、感音神经性耳聋和肾脏疾病三联征表现，28.2% 的患者仅表现为甲状旁腺功能减退和耳聋，3.4% 的患者仅表现为耳聋和肾脏疾病（图 3-3B）。甲状旁腺功能减退、耳聋和肾发育不良被发现和诊断的平均年龄分别为 15.3 岁、7.5 岁和 14.0 岁（图 3-3C）。全基因缺失和蛋白截断突变患者的诊断年龄早于错义突变的患者（图 3-3C）。

1. 三联征表现

（1）HDR 综合征中的甲状旁腺功能减退可表现为无症状的肌痛、肌肉痉挛、无热性惊厥或手足搐搦。甲状旁腺功能减退症的发病年龄也不同。其特征是有症状或无症状的低钙血症，血清甲状旁腺素水平较低或检测不到。

（2）耳聋通常是 HDR 综合征患者首个出现的临床特征。表现为早发型（通常在出生后即出现）、中重度感音神经性听力损害，多为双侧对称。感音神经性听力障碍随着年龄的增长而逐渐恶化。在所有已报道的 GATA3 基因突变中，7.3% 的基因突变是在发生孤立性耳聋的 HDR 患者中被发现的。因此，筛查非综合征性耳聋的患者可能发现隐藏的 HDR 综合征患者。

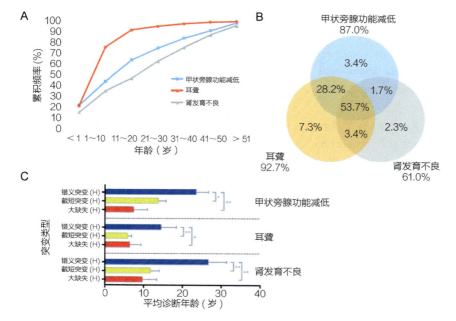

图 3-3 177 例 HDR 综合征患者的临床表型和基因型特征

A.HDR 综合征三联征的发病年龄累积频率；B.HDR 表型分布；C. 不同 GATA3 基因突变类型的 HDR 综合征三联征缺陷的平均诊断年龄[3]

（3）HDR 综合征的肾脏异常也是高度异质性的，包括肾发育不良、发育不全、多囊肾和膀胱输尿管反流等多种表现。蛋白尿、血尿、肾小管酸中毒、肾钙质沉着症、肾小球疾病和肾病综合征等也有报道。然而，大多数患者进展为慢性肾衰竭，通常需要肾脏替代治疗。HDR 综合征患者的预后通常取决于肾脏疾病的严重程度。

2. 其他表现　可伴有心脏缺陷、免疫功能低下、特殊面容及智能发育落后。与染色体 10p 缺失有关。Lindstrand 等发现染色体 10p 的基因区域涉及严重的智能落后、语言发育受损和孤独症表型 [13]。

【实验室检查】

1. 甲状旁腺功能减低评估　血清总钙、离子钙、血磷、血碱性磷酸酶、维生素 D 和血甲状旁腺激素水平；尿钙和尿磷排泄。

2. 感音神经性耳聋评估　脑干听觉诱发电位、耳声发射、声导抗和纯音测听。

3. 肾发育不良评估　泌尿系 B 超、尿常规、尿蛋白分析和血气分析。

4. 其他检查和评估　生长发育和智力评估；免疫功能；心电图及超声心动图；头颅 CT 或脑电图等检查。

5. 分子遗传学检测　全外显子组测序，对

合并其他畸形特征或严重智力低下患者可同时进行染色体微阵列分析。

【诊断和鉴别诊断】

1. 诊断　对出现上述临床表型的患者进行分子遗传学检测，如果明确为 GATA3 基因的杂合性致病变异，可确诊 HDR 综合征（图 3-4）。具有三联征中的 2 种或 3 种的患者通常可发现 GATA3 基因突变。对合并其他畸形特征或严重智力低下的患者，可同时进行染色体微阵列分析，可能发现染色体 10p14 的大缺失而导致的 HDR 综合征病例。

2. 鉴别诊断　见表 3-5。

【治疗和随访】

HDR 综合征目前无特异性治疗手段，目前主要为对症治疗方案。

1. 甲状旁腺功能减退症治疗　通过补充钙剂和骨化三醇缓解症状，提高并维持血清钙浓度在正常低限范围内。

2. 感音神经性耳聋处理　早期佩戴助听器或耳蜗植入，避免感音神经性耳聋影响语言发育和学习能力等。

3. 肾脏异常处理　HDR 综合征的预后通常与肾脏受累的严重程度有关，应早期诊断并定期监测肾脏影像和肾功能，防止或延缓向终末期肾脏疾病的进展。

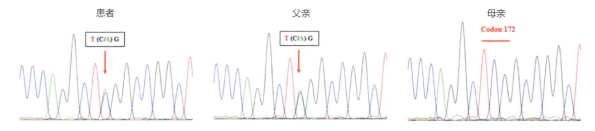

图 3-4　具有三联征的患儿基因检测确诊为 HDR 综合征

患儿，男，12 岁，因"反复手足搐搦 10 天"入院，出生后听力筛查未通过，家长未予重视和处理。入院做了以下检查。泌尿系 B 超：双肾多发囊肿，右肾结石。头颅 CT：右额叶深部白质小结节状密度增高影。纯音测听：双耳重度感音神经性耳聋。智力测定：IQ 71 分。血总钙 1.55mmol/L，血磷 2.93mmol/L，血甲状旁腺激素 32pg/ml。血、尿 pH 及肾功能正常。患儿父亲智力落后，双耳中度感音神经性耳聋；肾脏 B 超示右肾结石。血钙 2.2mmol/L，正常范围。基因测序结果显示患儿 GATA3 基因 c.515C > A（p.S172X）杂合突变，突变来源为父亲，母亲为野生型

表3-5　HDR综合征与其他疾病的诊断鉴别

疾病名称	遗传类型	致病基因	表型特征
DiGeorge综合征	常染色体显性遗传	22q11.2区域缺失	甲状旁腺功能减退、胸腺未发育或发育不全、影响流出道的心脏缺陷、生长缓慢、智能发育落后、特征性面容(鼻子突出、方鼻根)、反复上呼吸道感染和肺炎
Kenny-Caffey综合征1型	常染色体隐性遗传	TBCE	先天性HPT、智力障碍、面部畸形、小头畸形、严重生长障碍、骨质硬化和免疫缺陷
Kenny-Caffey综合征2型	常染色体显性遗传	FAM111A	与1型相似，一般无智力障碍和小头畸形
常染色体显性遗传性低钙血症1型（ADH1型）	常染色体显性遗传	CASR激活突变	甲状旁腺功能减退，可出现低镁血症、高钙尿症；大多ADH1患者尿钙肌酐比值正常或高于正常范围；28%ADH1患者无临床症状
ADH2型	常染色体显性遗传	GNA11 GCM2	临床表现类似ADH1，GNA11基因突变患者的尿钙排泄通常不受影响

【遗传咨询】

HDR综合征的遗传方式为常染色体显性遗传，理论上女性和男性同样受累。患者的子女具有该病遗传易感性的概率约为50%。对于已生育HDR综合征患儿的父母，建议再生育时进行产前基因诊断。

【预防】

该病目前尚无有效的预防措施，建议再次生育时进行产前诊断。

（周巧利　顾　威）

【参考文献】

[1] Barakat AY, D'Albora JB, Martin MM, et al. Familial nephrosis, nerve deafness, and hypoparathyroidism. J Pediatr, 1977, 91(1):61-64.

[2] Hasegawa T, Hasegawa Y, Aso T, et al. HDR syndrome (hypoparathyroidism, sensorineural deafness, renal dysplasia) associated with del(10)(p13). Am J Med Genet, 1997, 73(4):416-418.

[3] Lemos MC, Thakker RV. Hypoparathyroidism, deafness, and renal dysplasia syndrome:20 Years after the identification of the first GATA3 mutations. Hum Mutat, 2020, 41(8):1341-1350.

[4] Van Esch H, GroenenP, Nesbit MA, et al. GATA3 haplo-insufficiency causes human HDR syndrome. Nature, 2000, 406(6794):419-422.

[5] Bernardini L, Sinibaldi L, Capalbo A,et al. HDR (hypoparathyroidism, deafness, renal dysplasia) syndrome associated to GATA3 gene duplication. Clin Genet, 2009, 76(1):117-119.

[6] Debacker C, Catala M, Labastie MC. Embryonic expression of the human GATA-3 gene. Mech Dev, 1999, 85(1-2):183-187.

[7] Labastie MC, Catala M, Gregoire JM, et al. The GATA-3 gene is expressed during human kidney embryogenesis. Kidney Int, 1995, 47(6):1597-1603.

[8] Van Esch H, DevriendtK. Transcription factor GATA3 and the human HDR syndrome. Cell Mol Life Sci, 2001, 58(9):1296-1300.

[9] Lim KC, Lakshmanan G, Crawford SE, et al. Gata3 loss leads to embryonic lethality due to noradrenaline deficiency of the sympathetic nervous system. Nat Genet, 2000, 25(2):209-212.

[10] van der Wees J, van Looij MA, de Ruiter MM,et al.

Hearing loss following Gata3 haploinsufficiency is caused by cochlear disorder. Neurobiol Dis, 2004,16(1):169-178.

[11] Grigorieva IV, Mirczuk S, Gaynor KU, et al. Gata3-deficient mice develop parathyroid abnormalities due to dysregulation of the parathyroid- specific transcription factor Gcm2. J Clin Invest, 2010, 120(6):2144-2155.

[12] Grigorieva IV, Oszwald A, Grigorieva EF,et al. A novel role for gata3 in mesangial cells in glomerular development and injury. J Am Soc Nephrol, 2019, 30(9):1641-1658.

[13] Lindstrand A, Malmgren H, Verri A. Molecular and clinical characterization of patients with overlapping 10p deletions. Am J Med Genet A. 2010, 152A(5):1233-1243.

第五节　Allan-Herndon-dudley 综合征

【概述】

Allan-Herndon-dudley 综 合 征（OMIM # 300523）是由 *SLC16A2* 基因突变引起的甲状腺激素细胞膜转运缺陷。1994 年由 Allan 首次描述并命名，2004 年被证实其致病基因为 *SLC16A2*。该基因编码单羧酸转运蛋白 8（MCT8），为一种甲状腺激素转运蛋白[1]。MCT8 功能缺陷导致甲状腺素通过血脑屏障发生障碍而引起严重的大脑甲状腺功能减退，而外周器官出现甲状腺毒症。该综合征的典型临床特征包括肌张力障碍、肌肉发育不良、发育迟缓及特异性的甲状腺功能异常［血清 FT_3（游离三碘甲状腺原氨酸）升高，FT_4（游离甲状腺素）下降，TSH（促甲状腺激素）正常］。

【流行病学】

Allan-Herndon-dudley 综合征是一种罕见的遗传病，确切的患病率尚不清楚，目前全球报道该病患者仅 250 余例。

【遗传学】

Allan-Herndon-dudley 综合征属于 X 连锁隐性遗传病，主要由 X 染色体上的 *SLC16A2* 基因突变引起。*SLC16A2* 基因由 6 个外显子组成，编码含有 539 个氨基酸的单羧酸甲状腺激素转运蛋白 8（MCT8）。迄今 *SLC16A2* 基因共发现 159 个致病性变异（https://www.hgmd.cf.ac.uk/ac/gene.php?gene=SLC16A2）。错义突变均位于 MCT8 的跨膜螺旋结构。

【发病机制】

MCT8 蛋白在脑、甲状腺、肝、肾、骨、肾上腺和胎盘等多种组织中广泛表达[2]。MCT8 是将 T_4 和 T_3 转运入细胞内的一种特异性甲状腺激素细胞膜转运蛋白，对 T_3 具有较高的亲和力，在介导甲状腺素进入脑组织中发挥重要作用，对于发育期的脑组织尤为重要[3]。*SLC16A2* 基因突变可通过降低 MCT8 蛋白表达、降低向质膜的转运或底物亲和力而损伤其蛋白功能。在正常情况下，脑 T_3 可以通过两种不同的途径到达目标神经细胞：①循环中的 T_3 主要通过 MCT8 穿过血脑屏障进入细胞外液，直接到达目标神经细胞；②由 T_4 在星形胶质细胞的 Ⅱ 型脱碘酶（DIO2）作用下转化的 T_3，可通过血脑屏障直接进入星形胶质细胞，这个途径主要通过人类的 MCT8 和 OATP1C1 蛋白转运。*MCT8* 缺陷小鼠仅表现为轻微的行为变化，而脑组织病理没有发现明显缺陷[4]。进一步的 *MCT8* 和 *DIO2* 缺陷小鼠（*MCT8 / DIO2* 基因敲除小鼠）或 *MCT8* 和 *OATP1C1* 缺陷小鼠（*MCT8/OATP1C1* 基因敲除小鼠）研究发现，*MCT8* 缺陷小鼠星形胶质细胞的 DIO2 酶活性升高，将 T_4 通过 OATP1C1 转化为 T_3，随后用于靶向神经细胞，以补偿 MCT8 的缺失，人类可能缺乏 OATP1C1 这种代偿机制，阻止 T_4 进入大脑并转化为 T_3[3]（图 3–5）。MCT8 在不同组织中存在差异性表达，从而导致一些组织（脑）甲状腺激素缺乏和另一些组织甲状腺激素过量的混合模式。

【临床表现】

Allan-Herndon-dudley 综合征属于 X 连锁隐性遗传病，几乎均为男性患病。首次症状出

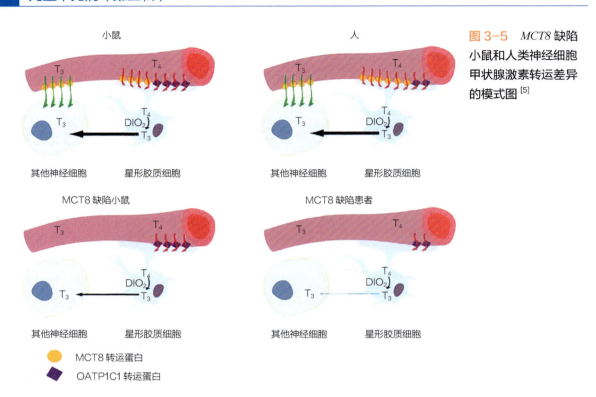

小鼠　　　　　　　　　　　　　人

其他神经细胞　　星形胶质细胞　　　　其他神经细胞　　星形胶质细胞

MCT8 缺陷小鼠　　　　　　　　MCT8 缺陷患者

其他神经细胞　　星形胶质细胞　　　　其他神经细胞　　星形胶质细胞

● MCT8 转运蛋白

◆ OATP1C1 转运蛋白

图 3-5　*MCT8* 缺陷小鼠和人类神经细胞甲状腺激素转运差异的模式图[5]

现的中位年龄为 4.0 个月（0.0 ～ 13.0 个月），诊断中位年龄为 24.0 个月（0.0 ～ 744.0 个月）。典型特征：①神经系统损害，婴儿期食欲缺乏和进食困难、智力障碍，晚发型锥体外系表现和癫痫，通常为难治性癫痫。②甲状腺功能异常表现，体重增长不佳、肌肉质量减少、易出汗、心率快、易怒及甲状腺功能异常结果。杂合子女性无临床症状，约 25% 的杂合子女性可能有轻微的甲状腺功能检查异常，T_3 水平升高[6]。

1. 宫内和新生儿期间　患有 Allan-Herndon-dudley 综合征的婴儿出生时具有正常的身长、体重和头围。在出生后的几周或几个月，可能出现张力减退、进食困难和早期体重增加不良。出生后线性生长通常是正常的，婴儿表现出体重增加滞后于线性增长。但随着时间的推移，有 10% ～ 30% 的患者表现为身材矮小。随着年龄的增长出现小头畸形。

2. 发育迟缓、智力障碍　几乎所有患者都有中度到重度的智力障碍，平均智商为 45。多数患者有严重的运动障碍，不能行走，少部分

患者可独坐。同时患者有构音障碍及语言发育迟缓，语言发育和智力水平与肌张力低密切相关。肌张力低可引起喉肌障碍、构音及发音障碍，从而导致发音不清和语言不连贯。少数具有轻度到中度的智力障碍患者，理解和表达能力正常，但有轻度构音障碍。

3. 神经肌肉　躯干低张力是 Allan-Herndon-dudley 综合征的一个主要特征，出生后持续存在。整体肌肉质量（特别是近端）减少、全身性肌肉无力。较大的儿童和青少年出现痉挛性四肢瘫痪、关节挛缩、张力障碍、手足徐动和共济失调，这些症状可由体感刺激引起（如更换衣服或尿布，抱起患儿）。癫痫通常发生在婴儿期或幼儿期，且多为耐药性癫痫。多数患儿头颅 MRI 提示脑髓鞘化延迟或减低，随着年龄增长会逐渐改善，最大的患者（15 岁）髓鞘化减低没有完全恢复正常。

4. 骨骼　合并漏斗胸和脊柱后凸，可能是由肌张力不足和肌肉质量下降导致。

5. 心血管　可表现为对冷不耐受、出汗、

心动过速、高血压和睡眠障碍。

6.面容异常　多数患者有长脸、大耳、上唇张开、张口和斜视等面容异常，并随年龄的增长逐渐明显。

7.生存周期　总体平均预期寿命为 30 年。10 年、18 年和 60 年的生存率分别为 85%、69.8% 和 34.8%。死亡中位年龄为 10.5 岁（范围为 1.6 ~ 71.0 岁）。死亡的主要原因包括肺部感染（18.8%）、猝死（18.8%）和吸入性肺炎（9.4%），46.9% 的患者死亡原因不清楚，可能为心脏原因。

8.血甲状腺功能特征　TT_3、FT_3 升高（主要是 FT_3），TT_4（血清总甲状腺素）、FT_4（游离甲状腺素）、rT_3（反三碘甲状腺原氨酸）降低。FT_3/FT_4 比值 > 0.75（mmol/mmol）。血清 TSH 浓度正常或略有升高。

【实验室检查】

1.生长发育及智力评估　身高、体重和头围；适应、认知和语言评估。

2.神经系统评估　头颅 MRI、脑电图。

3.心血管评估　血压、心电图、心脏 B 超。

4.甲状腺功能评估　TT_4、FT_4、TT_3、FT_3、TSH、TG-Ab（甲状腺球蛋白抗体）、TPO-Ab（甲状腺过氧化物酶抗体）、rT_3；甲状腺 B 超。

5.分子遗传学检测　全外显子组测序。

【诊断和鉴别诊断】

1.诊断　依据主要临床表现，如男性患儿，自婴儿期开始表现出肌张力低下、肌肉发育不良、智力障碍和特异性的甲状腺功能异常（TT_3、FT_3 升高，TT_4、FT_4 下降，TSH 正常），对于出现上述临床表型者，在进行分子遗传学检测后如果明确为 *SLC16A2* 基因杂合致病变异，可确诊为 Allan-Herndon-dudley 综合征（图 3-6）。

2.鉴别诊断　见表 3-6。主要与其他类型甲状腺素不敏感综合征进行鉴别[7-9]。

【治疗】

有效的治疗策略应恢复甲状腺激素血清水平（包括 T_3 和 T_4），改善外周甲状腺功能亢进，同时解决脑屏障和神经细胞中 MCT8 转运蛋白的缺乏，使甲状腺激素进入目标神经细胞，改善神经系统发育。目前尚无针对 Allan-Herndon-dudley 综合征的有效治疗药物。一些治疗方案可能仅能改善外周甲状腺功能亢进，对患者神经系统的改善作用不明显。目前甲状腺激素类似物，如 TRIAC（三碘甲状腺乙酸）、3,5- 二碘甲状腺丙酸（DITPA）或 THRβ 激动剂（Sobetirome），不需要 MCT8 跨细胞膜和具有甲状腺素模拟活性，可能具有潜在的治疗作用[10, 11]。此外，恢复 MCT8 在脑屏障和细胞膜

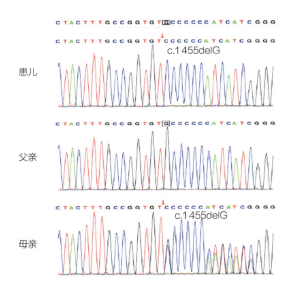

图 3-6　**具有典型临床特征的男性婴儿基因检测确诊为 Allan-Herndon-dudley 综合征**

患儿，男，5 月龄 5 天，尚不能抬头。足月顺产，出生体重 3.15kg，出生后无缺氧窒息病史。患儿哥哥也有类似发育落后，7 月龄时不明原因猝死。入院后评估智能发育水平：大运动、精细运动和认知能力分别相当于 1 月龄、2 月龄和 2 月龄。头颅 MRI：两侧额颞部脑外间隙增宽。心电图：窦性心动过速。特异性的甲状腺功能异常：TT_3 5.09nmol/L；FT_3 14.480pmol/L；TT_4 37.970nmol/L；FT_4 6.730pmol/L；TSH 3.51μIU/ml；TG-Ab 和 TPO-Ab 均为阴性。基因测序结果显示患儿携带 *SLC16A2* 基因半合子突变 c.1 455delG，p.V485Vfs*8，其母亲为携带者

表 3-6　Allan-Herndon-dudley 综合征与其他疾病的鉴别诊断

TH 不敏感	基因	遗传方式	FT$_4$	FT$_3$	rT$_3$	TSH	常见临床表现
AHDS	*SLC16A2*	X 连锁	↓	↑↑	↓	轻度 ↑ 或 N	严重精神运动落后，肌张力障碍，存在高代谢症状
THMD	*SBP2*	AR	↑↑	↓	↑↑	轻度 ↑ 或 N	生长落后，骨龄延迟，肌病，听力损伤，智力落后，免疫缺陷，无精症
RTH	*THRβ*	AD，少数 AR	↑↑	↑ 或 N	↑↑	轻度 ↑ 或 N	甲状腺肿大，心动过速注意缺陷障碍和学习障碍
	THRα	AD	↓	轻度 ↑ 或 N	↓	N	认知障碍，下肢短，颅骨缝闭合延迟，大头，牙发育不良，癫痫，便秘，贫血，甲状腺体积正常

注：AHDS，Allan-Herndon-dudley 综合征；THMD，甲状腺素代谢障碍综合征；RTH，甲状腺素受体抵抗；AD，常染色体显性遗传；AR，常染色体隐性遗传；N，正常

上的转运，包括基因替代疗法和分子伴侣的靶向药物治疗可能提供新的治疗方向。

【遗传咨询】

Allan-Herndon-dudley 综合征的遗传方式为 X 连锁隐性遗传，男性受累。携带致病杂合突变的女性生育的男孩有该病遗传易感性的概率约为 50%。已生育 Allan-Herndon-dudley 综合征患儿的父母计划再生育时需要进行产前基因诊断。

【预防】

该病目前尚无有效的预防措施，对于生育过该病患儿的家长，建议再次生育时进行产前诊断。

（周巧利　顾　威）

【参考文献】

［1］Schwartz CE, May MM, Carpenter NJ, et al. Allan-Herndon-Dudley syndrome and the monocarboxylate transporter 8 (MCT8) gene. Am J Hum Genet, 2005, 77(1):41-53.

［2］Nishimura M, Naito S. Tissue-specific mRNA expression profiles of human solute carrier transporter superfamilies. Drug Metab Pharmacokinet, 2008,23(1):22-44.

［3］Lopez-Espindola D, Garcia-Aldea A, Gomez DLRI, et al. Thyroid hormone availability in the human fetal brain: novel entry pathways and role of radial glia. Brain Struct Funct, 2019, 224 (6): 2103-2119.

［4］Wirth EK, Roth S, Blechschmidt C, et al. Neuronal 3',3,5-triiodothyronine (T3) uptake and behavioral phenotype of mice deficient in Mct8, the neuronal T3 transporter mutated in Allan-Herndon-Dudley syndrome. J Neurosci, 2009, 29(30):9439-9449.

［5］Grijota-Martinez C, Barez-Lopez S, Gomez-Andres D,et al. MCT8 deficiency:the road to therapies for a rare disease. Front Neurosci, 2020, 14:380.

［6］Groeneweg S, van Geest FS, Abaci A, et al. Disease characteristics of MCT8 deficiency: an international, retrospective, multicentre cohort study. Lancet Diabetes Endocrinol, 2020, 8(7):594-605.

［7］Fu J, Korwutthikulrangsri M, Gonc EN, et al. Clinical and molecular analysis in 2 families with novel compound heterozygous SBP2 (SECISBP2) mutations. J Clin Endocrinol Metab, 2020, 105(3):e6-e11.

［8］Cannarella R, Musmeci M, Garofalo V, et al. Resistance to thyroid hormones: a case-series study. Int J Mol Sci, 2022,23(19):11268.

[9] Furman AE, Dumitrescu AM, Refetoff S, et al. Early diagnosis and treatment of an infant with a novel thyroid hormone receptor alpha gene (pC380SfsX9) mutation. Thyroid, 2021; 31(6): 1003-1005.

[10] Groeneweg S, Peeters RP, Moran C,et al. Effecti-veness and safety of the tri-iodothyronine analo-gue Triac in children and adults with MCT8 deficiency: an international, single-arm, open-label, phase 2 trial. Lancet Diabetes Endocrinol, 2019, 7(9):695-706.

[11] van Geest FS, Groeneweg S, van den Akker E, et al. Long-term efficacy of T_3 analogue Triac in children and adults with MCT8 deficiency:a real-life retrospective cohort study. J Clin Endocrinol Metab, 2022, 107(3):e1136-e1147.

第六节　Van Wyk-Grumbach 综合征

【概述】

Van Wyk-Grumbach 综合征（Van Wyk-Grumbach syndrome，VWGS）是一种激素重叠综合征，见于长期未经治疗的甲状腺功能减退症，表现为生长落后、同性外周性性早熟、肥胖、垂体增生等，左甲状腺素治疗效果显著[1]。

【流行病学】

VWGS 是一种罕见的内分泌疾病，自 1905 年首例 VWGS 病例被报道以来，国内外累计报道不过 100 多例[2-4]，国内累计报道 21 例[5-14]。目前我国对该病的发病率、生存率及累积死亡率尚未统计。

【发病机制】

目前，VWGS 具体的发病机制仍存在争议，其涉及下丘脑 - 垂体 - 性腺轴之间复杂的相互作用。目前普遍认为其发病主要与长期的甲状腺功能减退有关。Van Wyk 和 Grumbach 最初将其归因于垂体反馈机制中的激素重叠。当前最广泛被接受的理论是长期甲状腺功能减退导致高水平的 TSH 作用于卵泡刺激素（FSH）受体，因为两种激素的糖蛋白受体之间的分子相似性，它们具有共同的亚基，TSH 升高对性腺产生 FSH 样作用，导致多囊卵巢、阴道出血和乳房增大等表现[15]。此外，高催乳素血症可刺激肾上腺雄激素的分泌，并增强卵巢黄体酮对促性腺激素的反应性，从而导致性早熟。同时促甲状腺激素释放激素（TRH）诱导的高催乳素血症有可能抑制垂体促性腺轴，特别是黄体生成素（LH）的分泌，表现为 LH 水平低下，故表现为假性性早熟。

【临床表现】

1. 甲状腺功能减退症状　VWGS 临床表现有典型的甲状腺功能减退症状，如生长迟缓、皮肤粗糙、智力发育落后、肥胖及骨龄延迟等。

2. 性早熟症状　女性患者多表现为外周性性早熟、多囊卵巢、阴道出血（经期延长）、乳房发育或溢乳、骨龄延迟、腋毛阴毛缺如及贫血等（图 3-7）。男性患者多表现为睾丸增大而无明显男性化表现。VWGS 女童卵巢病变为卵巢过度刺激综合征（OHSS）所致，多为双侧，虽然既往亦有单侧卵巢囊肿的报道，但发生机制并不明确[6, 16]。同时，较其他病因所致的性早熟，VWGS 患儿不但不伴生长突增[17]，多数还表现为生长的缓慢，身材矮小[11, 13, 14]。

3. 骨龄落后　有研究指出骨龄延迟是 VWGS 重要的诊断依据，因在性早熟儿童中 VWGS 是存在骨龄延迟的特例[17]。同时，与其他病因所致的性早熟相比，VWGS 患儿不但不伴生长突增[18]，多数表现为生长的缓慢，身材矮小（图 3-8）[11, 13, 14]。

【实验室检查】

实验室检查可见 TSH、E2（雌二醇激素）、FSH、PRL（肽类激素）水平增高，FT_4 水平下降，LH 水平低，LHRH 激发试验结果提示外周性性早熟及肿瘤标志物（CA125、AFP 等）水平升高[19, 20]。

影像学检查可见子宫增大、卵巢增大伴多发囊肿、骨龄延迟、垂体增大。

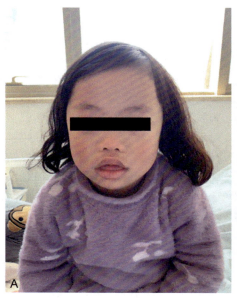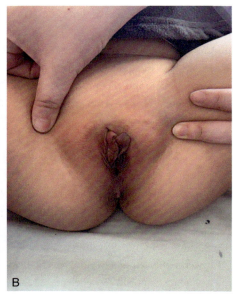

图 3-7　VWGS 患儿外貌及外阴图片

A. VWGS 患儿甲状腺功能减退面容（面色苍黄，鼻梁低平，唇厚舌大）；B. VWGS 患儿小阴唇肥厚，色素沉着

【诊断和鉴别诊断】

1. 诊断　典型的甲状腺功能减退症状如生长迟缓、肥胖、皮肤粗糙、智力发育落后及骨龄延迟，以及外周性性早熟症状，结合实验室及影像学检查结果可诊断。

2. 鉴别诊断　该病在诊断过程中需要注意与垂体腺瘤、泌乳素瘤、卵巢肿瘤等相鉴别。

（1）垂体腺瘤：由于缺乏甲状腺素反馈调节导致 TRH 升高，TRH 促使垂体细胞过度增生，导致垂体肿大，发生腺瘤，临床上容易与垂体瘤引起的继发性甲状腺功能减退症混淆。

（2）泌乳素瘤：由于 TRH 升高，导致催乳素细胞增生，催乳素水平升高，而垂体增大压迫垂体柄可能破坏下丘脑对催乳素的抑制作用而加剧催乳素的增高[21]。高催乳素血症会导致溢乳，从而易误诊为垂体催乳素瘤，进行不必要的手术治疗[6]。

（3）卵巢肿瘤：VWGS 患儿常因阴道出血或月经不规则行盆腔影像学检查，后因发现附件多囊性增大或肿块至外科或妇科就诊，既往由于对该病认识不足且结合患儿肿瘤指标升高，常被怀疑为肿瘤而行手术治疗[12, 13, 22]。

【治疗】

1. 甲状腺素替代治疗　VWGS 确诊后应对症首选甲状腺素替代治疗。口服左甲状腺素钠片，儿童患者使用剂量约为 2.0μg/（kg·d），成年患者的剂量为 1.6～1.8μg/（kg·d），从小剂量开始，逐渐加量，根据临床症状和实验室检查调整药物剂量，一般需要终身治疗。甲状腺激素替代治疗可以改善所有症状，性腺增大、垂体增大等症状的好转时间不定，一般在 2～6 个月可缩小或恢复正常。笔者所在医院的 1 例患儿自行停药 6 个月后复发，提示该病需坚持用药，停药会导致病情反复。

2. 手术治疗　如果出现卵巢囊肿蒂扭转等危急情况，应考虑手术治疗[23, 24]。

【预防】

该病的原发病因是先天性甲状腺功能减退症，因此，及时识别和控制甲状腺功能减退症可有效预防该病。

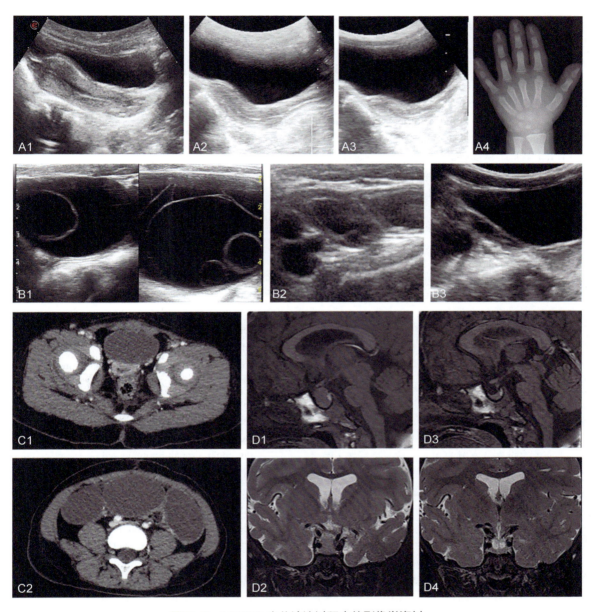

图 3-8　VWGS 患儿诊治过程中的影像学资料

A1. 治疗前明显增大的子宫超声影像；A2. 随访 6 周较前好转的子宫超声影像；A3. 随访 12 周恢复正常的子宫超声影像；A4. 骨龄 3 ~ 3.5 岁（实际年龄 6 岁）；B1. 治疗前双侧卵巢囊肿的超声影像；B2. 随访 6 周囊肿消退的右侧卵巢超声影像（左侧未见）；B3. 随访 12 周恢复正常的右侧卵巢超声影像（左侧未见）；C1. 治疗前明显增大的子宫增强 CT 影像；C2. 治疗前双侧卵巢囊肿的增强 CT 影像；D1. 治疗前增生的垂体 MRI 影像（矢状位）；D2. 治疗前增生的垂体 MRI 影像（冠状位）；D3. 随访 12 周恢复正常的垂体 MRI 影像（矢状位）；D4. 随访 12 周恢复正常的垂体 MRI 影像

（武　苏　顾　威）

【参考文献】

[1] Rastogi A, Bhadada SK, Bhansali A. An unusual presentation of a usual disorder: Van Wyk-Grumbach syndrome. I Indian J Endocrinol Metab, 2011, 5(Suppl 2):S141-S143.

[2] Kendle FW. Case of precociouspuberty in a female cretin. Br Med J, 1905, 1(2301):246.

[3] Van Wyk JJ. Symdrome of precocious menstruation and galactorrhea in juvenile hypothyroidism:An exampleof hormonal overlap in pituitary feedback. J Pediatre, 1960, 57.

[4] Reddy P, Tiwari K, Kulkarni A, et al. Van Wyk Grumbach syndrome:a rare consequence of hypothyroidism. Indian J Pediatr, 2018, 85(11):1028-1030.

[5] 段洁, 吴莺, 黄燕明, 等. Van Wyk-Grumbach 综合征一例及文献复习. 中华妇产科杂志, 2017, 52(3):187-189.

[6] 侯小林, 顾应江, 李昊, 等. Van Wyk-Grumbach 综合征诊治及误诊分析. 国际儿科学杂志, 2014, 41(2):205-207.

[7] 侯小林, 杨东东, 李定君, 等. Van Wyk-Grumbach 综合征误诊垂体瘤 1 例报告. 中风与神经疾病杂志, 2017, 34(11):1018-1019.

[8] 胡媛, 肖松舒, 曾飞. Van Wyk-Grumbach 综合征 1 例报告及文献复习. 吉林大学学报 (医学版), 2016, 42(5):991-994.

[9] 金萍, 张勤, 莫朝晖, 等. Van Wyk-Grumbach 综合征 1 例并文献复习. 中南大学学报（医学版）, 2016, 41(12):1366-1370.

[10] 孙倩倩, 潘慧, 朱惠娟, 等. 1 例 Van Wyk-Grumbach 综合征检查分析. 中国卫生检验杂志, 2014, 24(14):2123-2124.

[11] 张东光, 杨玉, 杨利. 儿童 Van Wyk-Grumbach 综合征 1 例报告并文献复习. 临床儿科杂志, 2017, 35(3):199-202.

[12] 张慧英, 韩玉崑, 李志英, 等. Van Wyk 和 Grumbach 综合征二例. 中华医学杂志, 2012, 92(15):1080.

[13] 张梅, 唐伟, 何戎华, 等. Van Wyk-Grumbach 综合征两例报道并文献复习. 中华内分泌代谢杂志, 2014, 30(12):1125-1127.

[14] 祝婕, 于飞, 苏杭, 等. Van Wyk-Grumbach 综合征临床特点及发病机制分析. 中国当代医药, 2016, 23(5):44-46, 49.

[15] Anasti JN, Flack MR, Froehlich J, et al. A potential novel mechanism for precocious puberty in juvenile hypothyroidism. J Clin Endocrinol Metab, 1995, 80(1):276-279.

[16] Durbin KL, Diaz-Montes T, Loveless MB. Van wyk and grumbach syndrome: an unusual case and review of the literature. J Pediatr Adolesc Gynecol, 2011, 24(4):e93-e96.

[17] Iqbal MZ, Saleem M, Shahzad ZA. A case of van wyk-grumbach syndrome. APSP J Case Rep, 2013, 4(2):24.

[18] Browne LP, Boswell HB, Crotty EJ, et al. Van Wyk and Grumbach syndrome revisited: imaging and clinical findings in pre- and postpubertal girls. Pediatr Radiol, 2008, 38(5):538-542.

[19] Patni N, Cervantes LF, Diaz A. Elevated α-fetoprotein levels in Van Wyk-Grumbach syndrome:a case report and review of literature. J Pediatr Endocrinol Metab, 2012, 25(7-8):761-767.

[20] Lim HH, Kil HR, Kim JY. Unusual presentations of a girl with Down syndrome: Van Wyk-Grumbach syndrome. J Pediatr Endocrinol Metab, 2012, 25(11-12):1209-1212.

[21] Buchanan CR, Stanhope R, Adlard P, et al. Gonadotrophin, growth hormone and prolactin secretion in children with primary hypothy-roidism. Clin Endocrinol (Oxf) 1988, 29(4):427-436.

[22] Alves C, Alves AC. Primary hypothyroidism in a child simulating a prolactin-secreting adenoma. Childs Nerv Syst, 2008, 24(12):1505-1508.

[23] Chattopadhyay A, Kumar V, Marulaiah M. Polycystic Ovaries, precocious puberty and acquired hypothyroidism: The Van Wyk and Grumbach syndrome. J Pediatr Surg, 2003, 38(9): 1390-1392.

[24] 胡媛, 肖松舒, 曾飞. Van Wyk-Grumbach 综合征 1 例报告及文献复习. 吉林大学学报（医学版）, 2016, 42(5):991-994.

第七节　甲状腺激素抵抗综合征

【概述】

甲状腺激素抵抗综合征（resistance to thyroid hormone syndrome，RTH）是一种由于靶器官对甲状腺激素敏感性低下导致的临床综合征。最早由 Refetoff 等于 1967 年报道[1]，至今，全世界约有 1000 个家庭出现了 3000 例病例。Usala 等于 1988 年首次证实 RTH 与 TRβ 亚型基因突变有关[2]，以甲状腺激素受体 β（TRβ）基因突变最为常见[3]。其典型的生化表现为游离三碘甲状腺原氨酸（FT_3）、游离甲状腺素（FT_4）升高、促甲状腺素（TSH）正常或升高。

【流行病学】

RTH 是一种罕见的临床综合征，发病率为活产婴儿的 1/50 000 ～ 1/40 000。无明显性别和种族差异。

【遗传学】

RTH 有家族遗传性，多为常染色体显性遗传，也有少数常染色体隐性遗传及散发突变。甲状腺激素受体由 α 和 β 两个不同的基因位点编码，受体基因 α 和 β 分别位于人染色体的 17q11，2-11 及 3p22-24。迄今大多数（80% ～ 90%）RTH 患者源于编码 TRβ 的基因突变，大多集中在受体配体结合区，少数在铰链区。

【发病机制】

TR 主要是指 T_3 受体，由 17 号染色体的 TRα 和 3 号染色体的 TRβ 基因编码，分为 4 个异构体：TRα1、TRα2、TRβ1 和 TRβ2。其中，TRα1 分布广泛，主要分布在心脏、胃肠、骨骼、中枢神经系统和肌肉组织中，在脑部高表达；TRβ1 主要分布于脑、肝、肾、心脏和甲状腺；TRβ2 主要分布于下丘脑和垂体、耳蜗、视网膜，三者均能与甲状腺激素（TH）结合[4]。TRβ 亚型点突变是大多数 RTHβ 病例的起因，其确切的分子机制尚不清楚，目前发现的几个突变"热点区"分别为 234-282、349-429、309-353 和 374-461[5]。TRβ 基因的突变位点与 RTH 的表现型之间无明显相关性。

【临床表现】

RTHα 临床表型的严重程度似乎取决于 THRα 突变的位置和类型。RTHα 最常见的表现包括贫血、便秘和生长发育迟缓。此外，血清 FT_3 水平可位于正常高限或升高，FT_4 和反 T_3（rT_3）水平可正常或降低，血清 TSH 水平正常或轻度升高。研究表明，TH 水平异常而 TSH 水平正常、生长迟缓、轻度运动和认知发育迟缓与突变型 TRα1 有关。RTHα 患者的心率似乎偏低，血压正常或偏低，且左甲状腺素治疗无效[6]。近期也有研究发现与 THRα 患儿相关的特殊面容（圆形、有点粗糙和平坦的脸）及大头畸形[7]。

RTHβ 患者的临床表现存在显著差异，其通常表现为甲状腺肿大，血清甲状腺素升高而 TSH 不受抑制。65% ～ 95% 的 RTHβ 患者有甲状腺肿，可表现为甲状腺功能亢进、甲状腺功能减退或者两者并存的症状，部分患者也可以没有明显症状。其他症状还包括身材矮小、发育迟缓、骨龄落后、学习困难、语言障碍、注意力缺陷多动障碍、脱发、听力下降、耳鼻喉反复感染、窦性心动过速、心理异常。RTHβ 患者的心血管系统症状无明显差异。

RTHβ 分为选择性垂体抵抗型（selective pituitary resistance to thyroid hormone，PRTH）、全身性抵抗型（generalized resistance to thyroid hormone，GRTH）和选择性外周抵抗型（selective peripheral resistance thyroid hormone，perRTH）。

（1）PRTH 是因垂体对 TH 抵抗，TH 负反馈抑制垂体分泌 TSH 的作用减弱或消失，导致 TSH 过度分泌，甲状腺代偿性肿大，不断合成 TH，而外周组织对 TH 的反应正常，故临床表现为甲状腺功能亢进[8]。一般好发于成人，可发生于任何年龄，有家族性及散发性病例报道。也可有甲状腺毒症的临床表现，轻中度甲状腺功能减退，无突眼、胫骨前黏液性水肿和突出、肢端病等。

（2）GRTH 是垂体和外周组织对 TH 抵抗，大部分患者会代偿性分泌 TSH 和 TH，故无明显临床表现，多于偶然检查中发现，为最常见的类型。轻度失代偿者临床表现多样，少部分完全失代偿者则表现为甲状腺功能减退。另可有智力、听力障碍、骨骼发育不良、肌肉发育迟缓、骨骼发育不良、心动过速等表现。

（3）perRTH 比较罕见，垂体对 TH 反应正常，而外周组织对 TH 抵抗，患者血 TH 升高，TSH 升高或正常，临床主要表现为甲状腺功能减退的体征和症状。

图 3-9 所示病例为一 7 岁 7 个月男孩，为妊娠 8 个月早产，臀位顺产，出生时有脐带绕颈史。出生后不久家长发现其颈部增粗，至当地医院就诊完善甲状腺超声，未见明显异常（未见报告），未予特殊处理，后颈部增粗逐渐明显，不伴颈部疼痛，外院查甲状腺功能，示 FT_3、FT_4 升高，TSH 正常，遂至笔者所在医院就诊。病程中患儿性格内向，多动、注意力不集中，无多汗，无多饮多尿，无心慌胸闷，无消瘦，食欲佳，食量大，大小便无明显异常。体格检查：身高 121.8cm（$P_{10} \sim P_{25}$），体重 20kg（$P_3 \sim P_{10}$），神志清，精神反应可，眼球无突出，眼球运动可，视野无缺损，右眼上眼睑可及约 3cm 长手术瘢痕，甲状腺 II 度肿大，质软，表面尚光滑，未闻及血管杂音，咽不红，扁桃体无肿大，颈软，两肺呼吸音清，未闻及干湿啰音，心音有力，心律齐，HR 90 次/分，未闻及病理性杂音，腹软，无压痛，肝脾肋下未及肿大，脊柱四肢无畸形，四肢活动自如，双侧睾丸容积 2ml，阴茎长约 4cm，未见阴毛、腋毛生长，

神经系统查体无异常，双手震颤（-）。辅助检查：血、尿、粪常规和肝肾功能、血脂、血糖均正常。甲状腺功能 TT_3 7.340nmol/L（正常参考值 1.40 ～ 3.34nmol/L），FT_3 33.570pmol/L（正常参考值 3.93 ～ 7.70pmol/L），TT_4 > 320.0nmol/L（正常参考值 76.1 ～ 170nmol/L），FT_4 > 100.0pmol/L（正常参考值 12.6 ～ 21.0pmol/L），TSH 1.650μIU/ml（正常参考值 0.51 ～ 4.30μIU/ml），TPOAb 9.260IU/ml（正常参考值 0 ～ 26IU/ml），TGAb 11.650IU/ml（正常参考值 0 ～ 64IU/ml）。甲状腺 B 超：甲状腺右叶横径 21mm，前后径 14mm；左叶横径 18mm，前后径 15mm；峡部前后径 2.5mm。甲状腺肿大，腺内回声欠均匀。彩色多普勒血流成像：甲状腺内血流显示丰富。甲状腺肿大伴回声欠均匀。心电图、心脏 B 超无异常。骨龄约相当于 6 岁。视听整合连续测试报告：注意力缺陷多动障碍。韦氏量表提示存在学习和学校、生活技能、社交活动方面的功能缺陷。韦氏儿童智力测验：IQ 为 48 分。垂体 MRI 未见异常。基因检测：检测到 THRβ 基因的 1 个杂合变异。治疗：因患儿无明显高代谢症状，故未给予药物治疗。出院 3 个月后随诊，临床表现及甲状腺功能较前无明显差异。

【实验室检查】

（1）如果甲状腺功能检测显示 FT_3 和 FT_4 水平升高，TSH 正常或升高，促甲状腺素受体

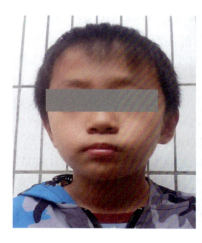
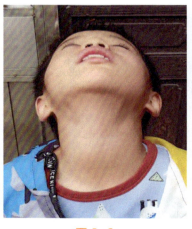
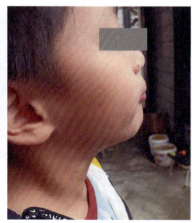

图 3-9

抗体（TRAb）水平正常，则 RTHβ 应正常升高。建议使用不同的检测方法进行第 2 次甲状腺功能测试（TSH、FT_4 和 FT_3），同时需完善甲状腺超声检查、视力和听力评估。

（2）对疑似 RTH 的病例均需检测 TRβ 基因突变，检测到外显子区域的功能性突变即可诊断，同时建议对该患者的亲属进行基因筛查。

（3）RTH 患者的垂体明显异常或略显饱满，对 RTH 患者行垂体影像学检查的目的是排除垂体腺瘤，可选择垂体 MRI 动态增强检查。

（4）RTH 患者经常出现心动过速、心悸、心律失常，高达 20% 的患者会发生心房扑动、心房颤动。故而 RTH 患者需完善心电图及心脏 B 超。

（5）对甲状腺激素的抵抗可能与心肌病和糖尿病有关。有研究指出应在所有 RTH 患者中检查心脏功能和葡萄糖代谢 [9]。

【诊断和鉴别诊断】

1. 诊断　RTH 常与先天性甲状腺功能减退和甲状腺发育不良并存，其诊断具有挑战性。RTHβ 的诊断需结合患儿甲状腺肿、发病年龄、遗传家族史、临床表现、实验室检查结果等，并排除其他导致 TSH 升高的疾病。最终需基因检测，建议尽量采用全外显子测序。

对于一级亲属中有 RTH 患者的，需高度警惕。如患儿仅有甲状腺肿大，且多次血 TH 明显升高，或有甲状腺肿大伴甲状腺功能亢进

或甲状腺功能减退，但血 TH、TSH 水平均升高（除外垂体瘤），需考虑 RTH。此外，对于甲状腺功能亢进、甲状腺功能减退患者，使用多种治疗方法或加大药物剂量但仍症状反复者也需考虑 RTH。

对于疑似 RTHβ 患者，抗甲状腺药物应停用 1 个月，左旋甲状腺素（L-T_4）应停用约 6 周。

2. 鉴别诊断

（1）促甲状腺激素分泌性垂体瘤（TSH-oma）：垂体 TSH 瘤患者与 PRTH 患者在年龄、性别、既往甲状腺切除术、TSH 水平或游离甲状腺激素浓度方面无显著差异。但垂体 TSH 瘤没有家族史。需进一步完善的鉴别方法见表 3-7。

24% 的 RTHβ 患者中可能会出现偶发垂体病变，因此即使影像学检查发现垂体瘤亦不能除外 RTH，仍需基因检测进一步诊断。

（2）先天性甲状腺功能减退：先天性甲状腺功能减退儿童的血清甲状腺激素水平低，血清 TSH 较高，易于鉴别。

【治疗】

（1）RTHα 病例中，突变不显著或在年幼时即确诊的，可能对 L-T_4 治疗反应良好。

（2）目前尚无可纠正 TRβ 基因缺陷的治疗方法。TRβ 的治疗是针对由组织甲状腺激素过量或缺乏导致的个体症状的。大多数 GRTH 患者可通过自身调节，增加内源性甲状腺激素的分泌而代偿周围组织对甲状腺激素的抵抗，

表 3-7　PRTH 与垂体 TSH 瘤的鉴别诊断

鉴别方法	垂体 TSH 瘤	PRTH
甲状腺激素释放激素（TRH 兴奋试验）	TSH 不能被 TRH 兴奋	对 TRH 的刺激反应多正常或因长期缺乏 T_3 的抑制而呈过度反应 [10]
L-T_3 抑制试验	TSH 不能被抑制	TSH 可被显著抑制 [11]
测定血清 TSH 的 α 亚单位（α-GSU）	α-GSU 或 α-GSU/TSH 比值升高，但是垂体 TSH 微腺瘤的患者血清 α-GSU 或 α-GSU/TSH 正常	RTHβ 患者正常
生长抑素试验	TSH 对生长抑素反应显著	TSH 对生长抑素反应低下

一般无须治疗。对于出现甲状腺功能减退的 perRTH 患者,应给予甲状腺激素（L-T_3 或 L-T_4）治疗,从小剂量开始,逐渐递增,有效剂量因人而异,使 TSH 控制在正常范围,并且达到正常的机体代谢状态[12]。对每日 L-T_4 治疗不耐受的严重 RTHβ 儿童,可采用隔日一次的 L-T_3 治疗,对缓解其失眠和多动症有效[13]。对于有甲状腺功能亢进表现的 PRTH 患者,可予三碘甲状腺醋酸（TRLAC）治疗,能有效抑制过高的 TSH,减轻甲状腺肿,进而减少 T_3、T_4 分泌,缓解甲状腺功能亢进症状,但国内暂不易得到。

（3）抗甲状腺药物可有效缓解 RTHβ 的甲状腺毒症,但可能增加甲状腺细胞增殖的风险[14]。应避免抗甲状腺药物、甲状腺手术或放射性碘治疗,因其不仅不能有效降低 T_3、T_4 水平,反而会进一步刺激 TSH 分泌,诱发垂体细胞增生,如果治疗不当,患者可能会出现甲状腺功能减退的表现。

（4）甲状腺肿在 RTHβ 患者中常见,但通常无特殊影响。对于有明显症状的甲状腺肿患者,即使予手术治疗后,甲状腺肿也往往会复发,故而不推荐,可靶向抑制 TSH 来抑制甲状腺生长,如使用生理剂量的 L-T_3 可减小甲状腺肿的大小。β 受体阻滞剂普萘洛尔能有效控制心动过速、震颤,可作为 RTH 患者的辅助用药。

（5）溴隐亭能完全或部分抑制 TSH 的分泌,但仅对 10% 的患者有效。生长抑素及其类似物奥曲肽可以抑制 TSH 的不适当分泌,但仅有短期疗效,且溴隐亭和 D-T_4 的安全性仍存在争议。

（6）近期已研制出具有拟甲状腺素作用的 TH 类似物,其生化特性不同于原发性 TH（T_3 和 T_4）可以绕过特定的有缺陷的转运蛋白或反应性突变 TRs,有待进一步研究。

【遗传咨询】

RTHβ 患者可正常生育,不会导致早产、死胎或先兆子痫。但未经诊断和治疗的 RTHβ 母亲所生的胎儿由于妊娠期高血压和甲状腺激素过多,以及产后 TSH 受到抑制而导致出生体重低、宫内和产后发育不良。对于妊娠的 RTHβ 患者,FT_4 水平维持在正常上限的 50% 比较安全,可以防止其所导致的低出生体重和产后 TSH 抑制[15,16]。

建议有生育需求的患者在妊娠期评估甲状腺功能,以减少甲状腺功能异常对母体和胎儿的影响。

【预防】

该病目前尚无有效的预防措施。

（崔逸芸　顾　威）

【参考文献】

［1］Refetoff S, DeWind LT, DeGroot LJ. Familial syndrome combining deafmutism, stuppled epiphyses, goiter and abnormally high PBI: possible target organ refractoriness to thyroid hormone. J Clin Endocrinol Metab, 1967, 27(2):279-294.

［2］Usala SJ, Bale AE, Gesundheit N, et al. Tightlinkage between the syndrome ofgeneralized thyroid hormone resistance and the human cerbAI3gene. MolEndocrinol, 1988, 2(12):1217-1220.

［3］Pappa T, Refetoff S.Resistance to Thyroid Hormone Beta:A Focused Review.Front Endocrinol (Lausanne), 2021, 12:656551.

［4］杨静 . 无症状甲状腺激素抵抗综合征 1 例并文献复习 . 临床荟萃 , 2020, 35(5):453-457.

［5］Hongping, Lin Cao, Rendong Zheng, Shaofeng Xie, and Chao Liu.SunUpdate on resistance to thyroid hormone syndromeβSun et al. Italian Journal of Pediatrics, 2020, 46:168.

［6］Illouz F, Briet C, Mirebeau-Prunier D, et al. Cardiac complications of thyroid hormone resistance syndromes. Ann Endocrinol (Paris), 2021, 82(3-4):167-169.

［7］Tylki-Szymańska A, Acuna-Hidalgo R, Krajewska-Walasek M, et al. Thyroid hormone resistance syndrome due to mutations in the thyroid hormone receptor α gene (THRA). J Med Genet, 2015, 52(5):312-316.

［8］叶新 , 马德琳 , 谢君辉 , 等 . 垂体甲状腺激素抵

抗综合征 1 例报道并文献复习 . 中国实用内科杂志 , 2022, 42(2):173-176.

［9］ Wakasaki H, Matsumoto M, Tamaki S, et al. Resistance to thyroid hormone complicated with type 2 diabetes and cardiomyopathy in a patient with a TRβ mutation. Intern Med, 2016, 55(22):3295-3299.

［10］ 姜晓华 , 方微园 , 叶蕾 , 等 . 甲状腺激素抵抗综合征的临诊应对 . 中华内分泌代谢杂志 , 2013, 29(2):165-169.

［11］ 党萍萍 , 奚悦 , 金婷 , 等 . β 型甲状腺激素抵抗综合征患者临床特点分析 . 中国全科医学 , 2020, 23(36):4635-4639.

［12］ 沈隽 . 甲状腺激素抵抗症的研究进展 . 国外医学 (内分泌学分册), 2002, 22(2):81-84.

［13］ Maruo Y, Mori A, Morioka Y, et al. Successful every-other-day liothyronine therapy for severe resistance to thyroid hormone beta with a novel THRB mutation; case report. BMC Endocr Disord, 2016, 16:1.

［14］ Lai S, Zhang S, Wang L, et al. A rare mutation in patients with resistance to thyroid hormone and review of therapeutic strategies. Am J Med Sci, 2015, 350(3):167-174.

［15］ Pappa T, Anselmo J, Mamanasiri S, et al. Prenatal Diagnosis of Resistance to Thyroid Hormone and Its Clinical Implications. J Clin Endocrinol Metab, 2017, 102(10):3775-3782.

［16］ Santos Mata MA, Ariza Jimenez AB, Macias Lopez F, et al. Thyroid Hormone Resistance: Multicentrical Case Series Study. Horm Metab Res, 2022, 54(2):67-75.

第4章 性发育异常相关综合征

第一节 CAH-11β- 羟化酶缺乏症

【概述】

11β- 羟化酶缺乏症（11β-OHD）是一类由 *CYP11B1* 基因突变引起的常染色体隐性遗传病，该病是引起先天性肾上腺皮质增生症（congenital adrenal hyperplasia，CAH）的第二大病因，占 CAH 的 0.2% ～ 8%[1]，*CYP11B1* 基因突变引起 11β- 羟化酶活性下降或丧失，导致肾上腺皮质激素合成障碍，主要临床表现为不同程度的肾上腺皮质功能减退、女性男性化、两性性早熟、低血钾、低肾素性高血压等。

【流行病学】

11β-OHD 的发病率为 1 : 200 000 ～ 1 : 100 000，不同地区及种群的发病率不同，中东和北非等地区发病率最高[2]，该病在我国罕见，目前我国对该病的发病率尚无统计。

【遗传学】

人类 11β- 羟化酶由 *CYP11B1* 和 *CYP11B2* 基因编码，*CYP11B1* 基因位于 8q21，编码 503 个氨基酸的蛋白质，含有 9 个外显子和 8 个内含子，距离 *CYP11B2* 基因只有 40kb。这 2 个同源性基因序列共享 95% 的编码区和 90% 的非编码区，也正因为这 2 个基因的同源性，文献曾报道这 2 个基因的转化突变[3]。根据人类基因数据库，目前已报道的 11β- 羟化酶基因突变已达 140 多种，大部分都是错义突变、无义突变，以及小片段插入或缺失突变，大多数突变集中在外显子 2、6、7、8 上。小部分的剪切位点突变及复杂的基因重排也曾有文献报道。*CYP11B1* 编码 11β- 羟化酶，在肾上腺束状带中高水平表达，在 ACTH 的调控下催化 11- 脱氧皮质醇转化为皮质醇，亦可在肾上腺球状带中促进脱氧皮质酮（DOC）向皮质酮的催化转化，但不能将皮质酮转化为醛固酮。此外，因为球状带中缺乏皮质醇合成路径中所需的 17α- 羟化酶，故而皮质醇的合成限于肾上腺束状带中。而 *CYP11B2* 编码醛固酮合成酶，只在肾上腺球状带有微量表达，具有 11β- 羟化酶、18- 羟化酶、18- 氧化酶 3 种酶活性，在血管紧张素 II 及钾离子调控下催化 DOC 转化为醛固酮[4]。

【发病机制】

11β- 羟化酶能将 11- 脱氧皮质醇和 11- 脱氧皮质酮（11-deoxycorticosterone，DOC）分别转化为皮质醇和皮质酮，当 11β- 羟化酶缺乏时，皮质醇合成路径受阻，反馈性引起下丘脑分泌促肾上腺皮质激素释放激素（corticotropin releasing hormone，CRH）增加，而分流到雄激素合成路径的中间代谢产物增加，引起雄激素合成过多，导致女性男性化和两性性早熟。盐皮质激素前体和雄激素（包括雄烯二酮和睾酮）升高分别导致低肾素血症性高血压和雄激素过多症症状的发展。

11β- 羟化酶缺乏使其底物 11- 脱氧皮质醇和 DOC 增多，11- 脱氧皮质醇具有弱的糖皮质激素作用，而 DOC 具有弱的盐皮质激素作用，过量的 DOC 导致水钠潴留，引起高血压。具体机制见图 4-1。

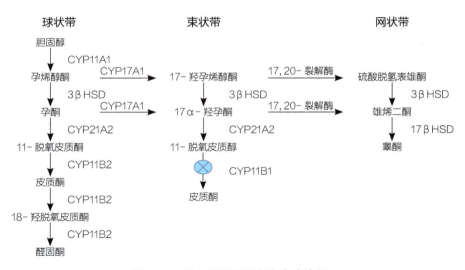

图 4-1　肾上腺类固醇激素合成途径

CYP11A1, 11α- 羟化酶；CYP17A1, 17α- 羟化酶；3βHSD, 3β- 羟类固醇脱氢酶；CYP21A2, 21- 羟化酶；CYP11B, 11β- 羟化酶；17βHSD, 17β- 羟类固醇脱氢酶

【临床表现】

11β-OHD 依据临床表现可分为经典型和非经典型。经典型均有不同程度的男性化表现，多数合并高血压。而由于雄激素分泌过多，不论是女性患者还是男性患者，均表现为生长加速、骨骺过早闭合和成年后矮小身材。女性患者在出生时外生殖器即可表现为不同程度的男性化，但内生殖器结构是正常的。大多数男性化的女孩都需要手术重建。而男性患者主要表现为阴茎增大，多在儿童期或成年早期被发现，未经治疗的男性可能会发生青春期男性乳房发育或者睾丸肾上腺残余肿瘤[5]。高血压是区分 21- 羟化酶缺乏症（21-hydroxylase deficiency，21-OHD）与 11β-OHD 的重要特征，高血压的严重程度与 DOC 水平并不相关，大多在儿童或者青春期时被发现[6]。长期的高血压可能导致左心室肥厚、视网膜病变、高血压肾病、脑血管意外等并发症[6]。但是早期诊断及治疗可以逆转由 11β-OHD 引起的高血压导致的心肌病和心力衰竭。由于 DOC 的累积，一般认为11β-OHD 不会产生失盐表现，但已有新生儿期失盐的报道，这是因为婴儿期肾脏对 DOC 不敏感[7]。但与 21-OHD 不同的是，11β-OHD 肾

素活性是降低的。部分患者会出现低血钾，这与盐皮质激素前体物质累积相关。已有病例中合并低钾性周期性麻痹的报道[8]。

非经典型患者由于酶部分缺乏，存在一定的酶活性（常高于 10%），通常出生时外生殖器正常，在青春期或成人时可表现出雄激素过多的症状，如轻度男性化、多毛症、痤疮、月经不规则等，类似非典型 21-OHD 表现，且血压通常正常或为正常高值[9]。

【实验室检查】

实验室检查可出现低血钾、血清皮质醇低下、醛固酮低下，血 17α- 羟孕酮（17-OHP）、雄烯二酮及脱氢表雄酮（DHEA）升高。血浆肾素活性下降。可用于 21- 羟化酶缺乏症鉴别的指标是血、尿 11- 脱氧皮质醇及脱氧皮质酮的升高。对于临床诊断疑似的患儿，建议行基因检测进一步明确。

【诊断和鉴别诊断】

1. 诊断　依据临床表现，对于染色体核型 46,XX 出生时女性男性化、无失盐表现，且合并高血压者需高度警惕该病。男孩性早熟伴高血压也需考虑该病。实验室可见低血钾，血钠正常或升高。血清皮质醇低下、醛固酮低下，

血 17-OHP 和雄激素增高，ACTH 升高、血肾素活性低下。血和尿 11- 脱氧皮质醇和脱氧皮质酮升高。两者的 4- 氢化代谢产物，如四氢 -11- 脱氧皮质醇（THS）、四氢 - 脱氧皮质酮明显升高，可用于诊断 11β-OHD。

    2. 鉴别诊断　该病有男性化及高雄激素表现，需注意与 21-OHD 鉴别。11β-OHD 有低血钾性高血压和血浆肾素低下，而 21-OHD 表现为高血钾、低钠及血浆肾素升高。可完善基因检测以进一步明确，对于不典型者应注意随访激素改变。该病合并低血钾、高血压，还应与醛固酮增多症进行鉴别。用 LC-MS/MS 测量 ACTH 刺激的肾上腺类固醇将有助于避免将 11β-OHD 误诊为 21-OHD，并有可能区分经典和型非经典型的 11β-OHD[10]。

【治疗】

    治疗的目标是替代皮质醇分泌不足，从而降低过量雄激素和盐皮质激素前体的水平，同时防止男性化、改善血压控制、优化生长和保持潜在的生育能力。糖皮质激素是治疗该病的主要药物，儿童推荐氢化可的松。可抑制下丘脑和垂体分泌过量的 ACTH 释放激素及 ACTH，抑制肾上腺产生过量的性激素。氢化可的松剂量同 21-OHD，纠正高血压及高雄激素血症是本症处理的重要目标。治疗效果通过定期临床评估来监测，并记录男性化程度、骨龄、生长速度和高血压控制情况。用血浆 11- 脱氧皮质醇、DOC 和血浆肾素活性进行生化监测是有帮助的。如果治疗不理想，DOC 水平会升高，肾素会受到抑制。一旦开始充分的糖皮质激素治疗，DOC 和肾素应该达到正常水平[11]。对于血压控制不理想的患儿，可考虑加用降压药物，螺内酯或阿米洛利可用作单一药物或与钙通道阻滞剂联合使用[12]。使用生长激素可以改善包括 11β-OHD 在内的 CAH 患者的身高[13]。这类患者还应定期复查睾丸超声，警惕睾丸残余瘤的发生。

【遗传咨询】

    对于 11β-OHD 患儿的家庭，建议行基因检测，明确突变性质。再有生育计划时，建议羊水穿刺行产前诊断，避免再生育此类患儿。

【预防】

    新生儿筛查：对于 17- 羟孕酮升高患儿，应结合其他临床表现评估是否为 11β-OHD。

（楚闪闪　顾　威）

【参考文献】

[1] Bulsari K, Falhammar H. Clinical perspectives in congenital adrenal hyperplasia due to 11β- hydroxylase deficiency. Endocrine, 2017, 55(1):19-36.

[2] Khattab A, Haider S, Kumar A, et al. Clinical, genetic, and structural basis of congenital adrenal hyperplasia due to 11β-hydroxylase deficiency . Proc Natl Acad Sci U.S.A, 2017, 114(10):E1933-E1940.

[3] MacConnachie AA, Kelly KF, McNamara A, et al. Rapiddiagnosisand identification of cross-over sites in patients with glucocorticoid remediable aldosteronism. J Clin Endocrinol Metab, 1998, 83 (12):4328-4331.

[4] Portrat S, Mulatero P, Curnow KM, et al. Deletion hybrid genes, due to unequal crossing over between CYP11B1 (11beta-hydroxylase) and CYP11B2(aldosterone synthase) cause steroid 11beta-hydroxylase deficiency and congenital adrenal hyperplasia. Clin Endocrinol Metab, 2001, 86(7):3197-3201.

[5] Rösler A, LeibermanE, CohenT. High frequency of congenital adrenal hyperplasia (classic 11 beta-hydroxylase deficiency) among Jews from Morocco .Am J Med Genet, 1992, 42(6):827-834.

[6] Melcescu E, Phillips , Moll G, et al. 11Beta-hydroxylase deficiency and other syndromes of mineralocorticoid excess as a rare cause of endocrine hypertension. Horm Metab Res, 2012, 44(12):867-878.

[7] Zadik Z, Kahana L, Kaufman H, et al. Salt-loss in hypertensive form of congenital adrenal hyperplasia 11-b-hydroxylase deficiency. Clin Endocrinol Metab, 1984, 58 (2):384-387

[8] John M, Menon SK, Shah NS, et al. Congenital adrenal hyperplasia 11beta-hydroxylase deficiency:

two cases managed with bilateral adrenalectomy. Singapore Med J, 2009, 50(2):e68-e70.

[9] Parajes S, Loidi L, Reisch N, et al. Functional consequences of seven novel mutations in the CYP11B1 gene: four mutations associated with nonclassic and three mutations causing classic 11{beta}-hydroxylase deficiency. J Clin Endocrinol Metab, 2010, 95(2): 779-788.

[10] Karlekar MP, SarathiV, LilaA, et al. Expanding genetic spectrum and discriminatory role of steroid profiling by LC-MS/MS in 11β-hydroxylase deficiency. Clin Endocrinol (Oxf), 2020, 94(4):533-543.

[11] Bulsari K, Falhammar H. Clinical perspectives in congenital adrenal hyperplasia due to 11β-hydroxylase deficiency. Endocrine, 2017, 55 (1):19-36.

[12] Witchel SF. Congenital adrenal hyperplasia. J Pediatr Adolesc Gynecol, 2017, 30(5):520-534.

[13] Chabre O, Portrat-Doyen S, Chaffanjon P, et al. Bilateral laparoscopic adrenalectomy for congenital adrenal hyperplasia with severe hypertension, resulting from two novel mutations in splice donor sites of CYP11B1. J Clin Endocrinol Metab, 2000, 85(11):4060-4068.

第二节　17α- 羟化酶缺乏症

【概述】

先天性肾上腺皮质增生症（CAH）是一组先天性常染色体隐性遗传病，是由类固醇激素合成过程中某种酶的缺陷造成的激素生成障碍，导致皮质醇合成的完全或部分缺乏，其中以 21- 羟化酶缺乏症（21-OHD）最为常见，占 90%～95%[1]，其次为 11β- 羟化酶缺乏症（11β-OHD），占 3%～8%。此外，尚包括 3β- 羟类固醇脱氢酶缺乏症、17α- 羟化酶缺乏症（17-OHD）及先天性类脂质性肾上腺皮质增生症（CLAH）等罕见类型的 CAH。17-OHD 是一种罕见的 CAH 类型，约占 CAH 的 1%[2]。

【发病机制】

17α- 羟化酶同时具有 17α- 羟化酶活性及 17,20- 裂解酶活性，前者催化孕烯醇酮和孕酮转变为 17α- 羟孕烯醇酮和 17-OHP，进而合成脱氧皮质酮（DOC）等盐皮质激素和皮质醇，后者催化 17α- 羟孕烯醇酮和 17-OHP 17,20 位碳链裂解，形成雌激素和肾上腺雄激素的前体 DHEA 和雄烯二酮。根据 *CYP17* 基因突变对酶活性的影响，17-OHD 可分为完全型、不完全型（17α- 羟化酶和 17,20- 裂解酶部分性联合缺乏）、单一型（单一的 17α- 羟化酶或 17,20- 裂解酶缺乏）3 类，具体的区分需进行 *CYP17* 基因分析和酶功能测定。完全型 17-OHD 皮质醇及性激素合成障碍，ACTH 过度分泌可使双侧肾上腺增生，而 DOC 及皮质酮分泌增多，皮质酮具有少量 GC（糖皮质激素）活性，因而一般患儿不会出现肾上腺危象。但皮质酮的过度分泌可导致钠潴留、高血压及低血钾，低血钾可抑制肾素 - 血管紧张素 - 醛固酮系统，引起低醛固酮和低肾素性高血压，进一步加重高血钠和低血钾。此外，DHEA 和雄烯二酮的生成发生障碍，故雌激素和睾酮（T）等性腺激素产生障碍，男性患儿表现为外生殖器女性化，女性患儿则表现为外生殖器呈幼稚型，在青春期发育时缺乏第二性征，可伴原发性闭经。

【临床表现】

在表型为女性（46,XX 或 46,XY 核型）的患者中，重度 17-OHD 的典型表现包括高血压、原发性闭经、第二性征缺失、体毛稀少，高血压可能会较其他型提前出现[3]；在部分型 17-OHD 中，46,XY 患者通常在婴儿期由于外生殖器性别不清而被发现，具体表现为睾丸位于腹腔内或腹股沟内，以及存在阴道盲端，类似于雄激素不敏感综合征。基因型为女性的患者有较小的子宫和卵巢，在青春期卵巢可能因为高水平的促性腺激素和孕酮而出现大的囊肿。因为雌激素来源于雄激素，所以雌激素合成继发性受损，但因雌二醇是极强效的乳房发育诱导剂（特别是当雄激素水平较低时），所以患者可能有一定程度的乳房发育。可能观察到不完全型 17-OHD 的生化证据而没有高血压和低钾血症的临床表现。

79

【诊断】

对于临床上存在高血压、低血钾，且伴有性发育异常的患儿，应考虑 17-OHD 的可能。17-OHD 的实验室检查可表现为性激素雌二醇（E2）、睾酮水平降低，反馈性腺垂体分泌促黄体生成素（LH）、卵泡刺激素（FSH）水平明显升高，17-OHP、DHEA 水平降低；血浆皮质醇、24 小时尿游离皮质醇水平降低，血 ACTH 水平升高，血及尿液 17- 羟类固醇水平明显降低，DOC 水平升高；低血钾，24 小时尿钾排泄增加。对于性别不明者，需进行染色体核型分析。此外，基因检测证实 *CYP17* 基因突变即可确诊。

【鉴别诊断】

11-OHD 与 17-OHD 的鉴别要点在于前者雄激素水平高，后者雄激素水平低。男性患者男性化不足的鉴别诊断是儿科内分泌学最困难的问题之一，需要与雄激素不敏感综合征、5α- 还原酶缺乏症、*NR5A1* 基因突变所致 46,XY 性发育障碍（disorder of sex development，DSD）患儿相鉴别，基因检测是唯一可以确诊的手段。

【治疗】

经典型 17-OHD 的治疗目标是减轻盐皮质激素过度分泌的影响、预防糖皮质激素缺乏，以及恢复期望的第二性征并获得相应的益处，如改善骨密度（bone mineral density，BMD）。以上目标是通过阻断盐皮质激素，以及补充生理剂量的皮质醇和性类固醇来实现的，而不是通过抑制性的超生理剂量的糖皮质激素。

对于按女性抚养的患者，螺内酯是阻断盐皮质激素受体的首选药物。根据血压、DOC 和电解质的监测结果，逐渐调整药物剂量；即使予以充分治疗，部分病例的肾素抑制仍可持续数年。

在阴毛初现的预期时间采用小剂量雌激素诱导青春期的出现。只有子宫完整的 46,XX 女性才会有周期性撤退性出血。尚未评估过雄激素替代疗法用于该病的效果。

对于部分型 17-OHD 致 DSD 的 46,XY 患者，治疗要复杂得多，需考虑生殖器外科手术治疗尿道下裂；或者对于按女性抚养的患者，需考虑阴蒂缩小手术。可能会在儿童期采用睾酮替代治疗来刺激阴茎生长，然后在青春期和成年期再次使用 [4-7]。

（宋艳宁　巩纯秀）

【参考文献】

[1] Dumic K, Yuen T, Grubic Z, et al.Two novel CYP-11B1 gene mutations in patients from two croatian families with 11 beta-hydroxylase deficiency. Int J Endocrinol, 2014, 2014:185974.

[2] Thilén A, Larsson A. Congenital adrenal hyperplasia in Sweden 1969-1986.Prevalence, symptoms and age at diagnosis. Acta Paediatr Scand, 1990, 79(2):168-175.

[3] Bois E，Mornet E, Chompret A, et al.Congenital adrenal hyperplasia (21-OH) in France.Population genetics. Arch Fr Pediatr, 1985, 42(3):175-179.

[4] Lachance Y, Luu-The V, Verreault H, et al.Structure of the human type Ⅱ 3 beta-hydroxysteroid dehydrogenase/delta 5-delta 4 isomerase (3 beta-HSD) gene:adrenal and gonadal specificity. DNA Cell Biol, 1991, 10(10)：701-711.

[5] Lachance Y, Luu-The V, Labrie C, et al. Characterization of human 3 beta-hydroxysteroid dehydrogenase/delta 5-delta 4-isomerase gene and its expression in mammalian cells. J Biol Chem, 1990, 265(33):20469-20475.

[6] Lorence MC, Corbin CJ, Kamimura N, et al. Structural analysis of the gene encoding human 3 β-hydroxysteroid dehydrogenase/$\delta^{5\to4}$-isomerase. Mol Endocrinol, 1990, 4(12):1850-1855.

[7] Rhéaume E, Lachance Y, Zhao HF, et al.Structure and expression of a new complementary DNA encoding the almost exclusive 3 beta-hydroxysteroid dehydrogenase/delta 5-delta 4-isomerase in human adrenals and gonads. Mol Endocrinol, 1991, 5(8):1147-1157.

第三节　CAH-21- 羟化酶缺乏症

【概述】

21- 羟化酶缺乏症（21-OHD）是先天性肾

上腺皮质增生症（CAH）中最常见的类型[1]，是由编码 21- 羟化酶的 *CYP21A2* 基因缺陷导致肾上腺皮质类固醇激素合成障碍的一种先天性疾病，为常染色体隐性遗传病。CAH 根据缺陷酶的种类可分为多种类型。21-OHD 是最常见的类型，占 90% ～ 95%。国内外的多数研究提示新生儿筛查发病率为 1/20 000 ～ 1/10 000[2, 3]。

【病因及发病机制】

21-OHD 由位于染色体 6p21.3 区域内的 *CYP21A2* 基因突变引起[4]。其编码的蛋白为 21- 羟化酶（P450c21）。该酶催化 17- 羟孕酮（17-OHP）转化为 11- 脱氧皮质醇，同时催化孕酮转化为 11- 脱氧皮质酮，两者分别为皮质醇和醛固酮的前体。21- 羟化酶活性降低致皮质醇和醛固酮合成受损。皮质醇水平合成减少，通过负反馈使垂体 ACTH 分泌增加，刺激肾上腺皮质细胞增生；而醛固酮分泌不足可激活上游肾素和血管紧张素 II 的分泌，同时由于中间产物的堆积，为性激素（在肾上腺皮质主要为雄激素）合成提供了异常增多的底物，使雄激素明显升高。雄激素升高显著程度依次为雄烯二酮、睾酮和脱氢表雄酮（DHEA）。*CYP21A2* 基因的突变类型有百余种，80% 存在基因型和表型的相关性。当突变导致 21- 羟化酶活性＜1% 时，表现为严重失盐，呈现低钠血症和高钾血症，新生儿肾上腺危象。当酶活性残留为 1% ～ 2% 时，醛固酮还可维持在正常范围，失盐倾向低（但应激时仍可发生）。酶活性保留有 20% ～ 50% 时，皮质醇合成几乎不受损。按基因型临床表型的关系、醛固酮和皮质醇缺乏的程度、高雄激素的严重程度，21-OHD 可分为两大类型：①经典型 21-OHD，按醛固酮缺乏程度又分为失盐型和单纯男性化型；②非经典型 21-OHD（NCCAH）。

【临床表现】

21-OHD 临床表现包括不同程度的失盐和高雄激素血症两大类。新生儿起病的患儿表现为不同程度的肾上腺皮质功能不足，如软弱无力、恶心、呕吐、喂养困难、腹泻、慢性脱水、皮肤色素沉着和生长迟缓等。肾上腺危象常是 21-OHD 在新生儿期的首发表现，表现为严重低血钠、高血钾、低血容量性休克，可伴有低血糖，由应激诱发。严重的低钠血症可导致抽搐等中枢神经系统表现，严重的高钾血症则可引起致命的心律失常。高雄激素血症在不同年龄的表现不一。经典型 21-OHD 的女性患儿出生时外生殖器有不同程度的男性化[5]，轻者表现为孤立性阴蒂肥大，重者外生殖器可接近男性，大阴唇呈阴囊样，阴蒂呈尿道下裂型阴茎样，并具共通的尿道阴道口。但大阴唇内不能触及性腺，有完全正常的女性内生殖器结构（卵巢和子宫）。男性新生儿期和婴儿期时可能无阴茎增大等外生殖器异常，是延误诊断的常见原因。幼儿期，两性均会呈现外周性性早熟。男性患儿呈现阴茎增大，伴或不伴阴毛早现；女性患儿呈现异性性早熟。长期高水平性激素刺激下丘脑促性腺激素释放激素（GnRH）神经元，发展为中枢性性早熟。女性还可有第二性征发育不良和原发性闭经或月经稀发。非经典型 21-OHD 在青春期或成年后被拟诊为多囊卵巢综合征时才被确诊为 21-OHD。两性均在幼年期开始发生线性生长伴骨龄增长加速，使终身高受损。其他表现包括皮肤和黏膜色素增深，以乳晕和外阴较为明显，部分患儿可无此改变。NCCAH 儿童期和青春期甚至成年期临床呈不同程度的高雄激素血症表现，也有的患者仅表现为生长加速和骨龄快速进展[6]。

【实验室检查】

1. 血清 17-OHP　17-OHP 升高是 21-OHD 的特异性诊断指标和主要治疗监测指标。一般而言，17-OHP 升高幅度越高，酶缺陷程度越重。

2. 基础血清皮质醇和 ACTH　经典型 21-OHD 患者血清皮质醇降低伴 ACTH 升高。也有 21-OHD 患者的皮质醇在正常范围，若 ACTH 升高，需结合其他指标综合判断。非经典型 21-OHD 患者的两种激素基本在正常范围。

3. 雄激素　需按照性别、年龄和青春发育期建立的正常参照值判断各雄激素测定值。

4. 染色体 染色体检测主要用于除外染色体核型为 46,XY 的性发育异常疾病。

5. 影像学 肾上腺的 B 超和 CT 等影像学检查有助于肾上腺肿瘤或其他肾上腺（发育不良）病变的鉴别。女性应完善子宫、双附件 B 超，从 2 岁开始需检查骨龄。

6. 基因诊断 21-OHD 的基因诊断对生化诊断明确或者不明确的鉴别诊断都十分重要，并且能诊断杂合子携带者，这对遗传咨询也非常重要。

【诊断和鉴别诊断】

1. 诊断 21-OHD 诊断需综合临床表现，包括 17-OHP 在内的各相关激素浓度来加以判断，基因检测可进一步明确诊断[7]。目前国内较多地区已开展 21-OHD 的新生儿筛查，对于足跟血筛查 17-OHP 阳性者，需按照筛查共识操作。NCCAH 患者血清皮质醇水平正常或在正常下限。ACTH 水平正常或为临界高值。用 17-OHP 基础值诊断具有不确定性，基因检测极其重要。

2. 鉴别诊断

（1）11β- 羟化酶缺陷（*CYP11B1* 基因突变）：也有高雄激素血症，极少有出生时失盐的表现，常见盐皮质激素过多症状（如水钠潴留、低血钾和高血压等），肾素 - 血管紧张素水平低，孕酮与 17-OHP 升高。但部分患者血压可正常，必要时需行基因检测以与 21-OHD 鉴别。

（2）17α- 羟化酶缺乏症（*CYP17A1* 基因突变）：此酶同时还具有 17,20- 裂链酶的活性，临床表现为盐皮质激素增多的症状（如低血钾、高血压），以及性激素不足的表现（如女性青春发育缺失、男性女性化）。孕酮升高，17-OHP 降低或正常。

（3）先天性遗传性肾上腺发育不良：是由 *NR0B1* 基因或 *SF1* 基因突变导致的先天性肾上腺皮质功能减退，可合并性腺功能低下，其影像学多表现为肾上腺发育不良。

（4）肾上腺皮质肿瘤：肾上腺皮质肿瘤（尤其是儿童）常以高雄激素血症的临床表现起病，

伴或不伴皮质醇增多症，甚至有 17-OHP 显著升高，但 ACTH 明显低下是鉴别要点。影像学证实占位病变。

（5）多囊卵巢综合征：对于青春期或成年期因月经失调或高雄激素血症就诊的女性患者，NCCAH 的表现可与多囊卵巢综合征有一定重叠，且多囊卵巢综合征亦可出现 DHEA 的升高，可通过中剂量地塞米松抑制试验鉴别，必要时行 *CYP21A2* 基因检测以明确诊断。

【治疗】

1. 治疗目标 按照 21- OHD 的类型制订治疗目标。治疗目标包括替代生理需要量的糖皮质激素，同时合理抑制高雄激素血症，尽可能恢复正常生长发育的轨迹，达到理想的终身高，改善远期生殖健康[8]。

2. 治疗方法

（1）糖皮质激素治疗：氢化可的松是基础用药，需要终身的替代治疗。建议分别按照患者尚在生长中和已达到成年身高的不同情况制订方案[9-11]。未停止生长者，建议用氢化可的松替代。达到成年身高后，可给予半衰期相对长的制剂，如泼尼松或地塞米松。氢化可的松替代治疗方案需在参照药物代谢动力学的原则下建立个体化方案。根据年龄设定剂量，分次给药，根据监测进行剂量调节。替代治疗剂量和方案应结合年龄和发育期个体化制订，并尽可能控制在最低有效剂量，避免剂量过量对生长的抑制和发生医源性库欣综合征。在应激状态和疾病时，需对糖皮质激素的剂量进行调整。一般氢化可的松的儿童用量为 10 ～ 15mg/m^2，3 次 / 日，口服；成人用量为 15 ～ 25mg/d，2 ～ 3 次 / 日，口服。

（2）盐皮质激素治疗：需要在防止失盐危象的同时关注盐激素敏感性的年龄变化规律，及时调整剂量，避免发生医源性高血压[12]。对于 21-OHD 失盐型患者，在糖皮质激素基础上联用盐皮质激素可以减少糖皮质激素的总量及长期不良反应。氟氢可的松是目前治疗此病的唯一的盐皮质激素制剂，可按 1～2 次 / 日服用，按对盐皮质激素敏感性的年龄改变规律设置剂量，根据监测结果调节剂量。由于至今尚未有判断疗效的单一激素及固定切点的金标准，建议需结合激素和临床指标综合判断，实现个体化治疗的最理想目标。氟氢可的松的儿童用量一般为 0.05～0.2mg/d，1～2 次 / 日，口服。

生长激素和促性腺激素释放激素类似物：对于性早熟严重、骨龄超前明显、预测成年身高损失较多者，可考虑使用生长激素治疗。对于已经发生中枢性性早熟的患者，可联合使用促性腺激素释放激素类似物。但此类药物对于终身高的改善与患者原发病的控制、对药物的治疗反应、对骨龄超前的程度及父母的遗传身高等多方面因素有关，因此治疗效果个体差异较大。

（宋艳宁　巩纯秀）

【参考文献】

［1］Merke DP, Auchus RJ. Congenital Adrenal Hyperplasia Due to 21-Hydroxylase Deficiency. N Engl J Med, 2020, 383(13):1248-1261.

［2］Speiser PW, Arlt W, Auchus RJ, et al. Congenital adrenal hyperplasia due to steroid 21-Hydroxylase deficiency:an endocrine society clinical practice guideline. J Clin Endocrinol Metab, 2018, 103 (11): 4043-4088.

［3］Pang S, Clark A. Congenital adrenal hyperplasia due to 21-hydroxylase deficiency:Newborn screening and its relationship to the diagnosis and treatment of the disorder. Screening, 1993, 2(2-3): 105-139.

［4］Therrell BL. Newborn screening for congenital adrenal hyperplasia. Endocrinol Metab Clin North Am, 2009, 30(1):15-30 .

［5］Lee HH, Kuo JM, Chao HT, et al. Carrier analysis and prenatal diagnosis of congenital adrenal hyperplasia caused by 21-hydroxylase deficiency in Chinese. J Clin Endocrinol Metab, 2000, 85(2): 597-600.

［6］New MI, White PC. Genetic disorders of steroid hormone synthesis and metabolism. Baillieres Clin Endocrinol Metab, 1995, 9(3):525-554.

［7］Cutfield WS, Webster D. Newborn screening for congenital adrenal hyperplasia in New Zealand. J Pediatr, 1995, 126(1):118-121.

［8］Pang S, Murphey W, Levine LS, et al. A pilot newborn screening for congenital adrenal hyperplasia in Alaska. J Clin Endocrinol Metab, 1982, 55(3):413-420.

［9］Therrell BL Jr, Berenbaum SA, Manter-Kapanke V, et al. Results of screening 1.9 million Texas newborns for 21-hydroxylase-deficient congenital adrenal hyperplasia. Pediatrics, 1998, 101(4 Pt 1): 583-590.

［10］Hannah-Shmouni F, Morissette R, Sinaii N, et al. Revisiting the prevalence of nonclassic congenital adrenal hyperplasia in US Ashkenazi Jews and Caucasians. Genet Med, 2017, 19(11):1276-1279.

［11］Merke DP, Bornstein SR. Congenital adrenal hyperplasia. Lancet, 2005, 30(5):520-534.

［12］Pignatelli D, Carvalho BL, Palmeiro A, et al. The Complexities in Genotyping of Congenital Adrenal Hyperplasia: 21-Hydroxylase Deficiency. Front Endocrinol (Lausanne), 2019, 10:432.

第四节　雄激素不敏感综合征

【概述】

雄激素不敏感综合征（androgen insensitivity syndrome，AIS，OMIM # 300068）是由雄激素受体（androgen receptor，AR）基因突变引起的罕见的 X 连锁隐性遗传病，AIS 最初是由 Morris 在 1953 年发现的[1]，患者染色体核型为 46,XY，主要表现为女性外观，腹股沟或大阴唇肿物，或有原发性闭经，阴道呈盲端，青春期后出现男性第二性征，或表现为男性外生殖器，无胡须和喉结，腋毛稀少，多数有乳房发育。根据临床表现可分为完全性雄激素不敏感综合征（CAIS）、不完全性（或部分性）雄激素不敏感综合征（PAIS）和轻微型雄激素不敏感综合征（MAS）[2]。

83

【流行病学】

AIS 是一种罕见性疾病，据统计其在人群中的发病率为 1/99 100 ～ 1/20 400[3]，而 CAIS 在男婴中的发病率为 1/64 000 ～ 1/20 000，PAIS 和 MAIS 发病率尚难统计[4]。超过 50% 的 CAIS 患者其亲属可能患同种疾病。

【遗传学】

AR 基因定位于 Xq11-12，8 个外显子对应 AR 蛋白的不同功能区被划分为 3 个特征性的功能域：位于第 1 外显子的转录激活域（N-terminal transactivation domain，NTD）、位于第 2 和第 3 外显子的 DNA 结合域（DNA binding domain，DBD）、位于第 4 ～ 8 外显子的配体结合域（ligand binding domain，LBD）。在性别决定期及其之后的各发育期，雄激素通过激活 AR 参与调节两性发育潜能组织的分化和发育，包括中肾管的分化，外生殖器及前列腺的发育[5]。在剑桥 AIS 数据库中，95% 的 CAIS 患者携带突变基因，另外 5% 没有检测出 AR 基因突变。对于 PAIS 患者，在数据库中仅 28% 的 PAIS 携带 AR 突变基因，85% ～ 90% 的散发病例没有检测到突变基因，10% ～ 15% 的家系未检测出突变基因[6]。据人类基因突变数据库（The Human Gene Mutation Database，HGMD®）数据显示，至 2019 年 1 月，引起 AR 基因突变的类型达 616 种，其中点突变占 50% 以上。AR 基因上同一个突变位点可以引起不同的表型，所以对 AIS 患者进行 AR 基因突变检测十分必要。明确基因的突变位点可以为家系成员再生育提供遗传咨询和产前诊断依据。

【发病机制】

正常男性胎儿于第 9 周由 Leydig 细胞（睾丸间质细胞）分泌睾酮并刺激 Wolffian 管的 AR 受体应答，发育成附睾、输精管及储精囊。而 AIS 是 AR 基因发生异常导致雄激素受体功能缺陷对雄激素不应答，Wolffian 管发育不良及外生殖器程度不同的男性化不全。另外，睾丸支持细胞分泌的抗米勒管激素（AMH）可以促使米勒管退化，米勒管可以分化为子宫、输卵管、阴道上 1/3，见图 4-2。因此，AIS 患者可有不同程度的男性化，而无输卵管、子宫等附件，有的可表现为阴道盲端。

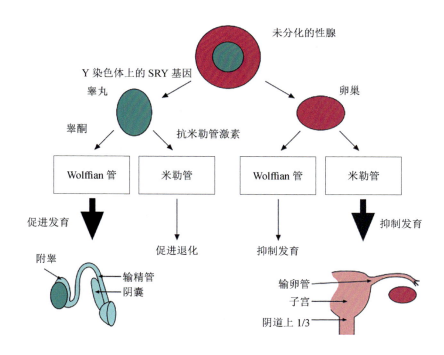

图 4-2 胚胎期性腺的正常分化

【临床表现】

（1）CAIS 表现为外生殖器正常女性表型。青春期后患者睾丸分泌雄激素增多，促黄体生成素升高或正常，外周雄激素抵抗，雄激素转化为雌激素的能力增强，促使乳房发育及毛发发育，多表现为乳房很大，乳头苍白不成熟，但阴毛及腋毛稀少或缺如，无月经，不具有生育能力[7]，有阴道口，但阴道短且呈盲端，未见子宫、宫颈及卵巢。

（2）PAIS 患者多因发现外生殖器畸形就诊，临床表现由外生殖器对雄激素的反应性决定，PAIS 临床表型差异较大。外生殖器可表现为完全女性表型、大阴唇融合、间性外生殖器、尿道下裂和小阴茎等一系列异常表象[8]。睾丸可出现于下降路线上的任意位置。青春期后外生殖器出现不同程度的男性化，而乳房发育程度与受体不敏感程度呈正相关。PAIS 患者青春期时血清促黄体生成素、睾酮、性激素结合蛋白及雌二醇均显著增高，而促卵泡激素升高不显著，可在正常范围内。

（3）MAIS 很少见，患者多表现为正常男性表型，目前认为不伴有外生殖器的异常，幼年期多不影响生活，青春期后可表现为男子女性型乳房，不育或少精症或阴毛稀疏等。

【实验室检查】

1. 盆腔和腹部 B 超　患者子宫卵巢缺如，有的可见阴道盲端，CAIS 患者睾丸位置较高，PAIS 患者睾丸位置可位于腹腔、腹股沟、阴囊等部位。

2. 肾上腺和性腺激素水平测定　一般情况下肾上腺激素正常，而血清睾酮和黄体生成素升高。

3. 染色体检查　患者染色体核型为46,XY。

4. 确诊　基因检测，基因部分缺失或完全缺失可能导致 CAIS，而基因点突变导致 AR 活性下降可能是 PAIS 的最常见病因。

5. HCG 激发试验　若 HCG 激发试验后，睾酮上升明显，则说明睾丸间质细胞功能尚可。

【诊断和鉴别诊断】

建议诊断标准：①染色体核型为 46,XY，SRY 基因诊断阳性，性腺为睾丸，无子宫、卵巢；②临床表现为程度不等的男性化不全；③睾酮和（或）双氢睾酮处于正常水平或高于正常水平；④影像学检查或性腺组织活检未发现输精管等米勒管结构；⑤青春期后毛发生长稀疏并伴程度不同的女性型乳房；⑥排除其他可引起男性假两性畸形的疾病。满足以上雄激素不敏感的临床特点后，结合 AR 基因检测阳性即可诊断。

【治疗】

1. 性别选择　目前尚无关于决定 AIS 性别的指南或共识。AIS 性别的选择应根据患者心理性别、社会性别、家属意愿、外生殖器的畸形程度及手术难度、手术后激素替代方案等进行综合考虑确定，其中心理性别是最重要的因素。

CAIS 的患儿通常按女性抚养，患者睾丸位于腹腔内，易发生睾丸生殖细胞瘤，据估计，癌变风险为 0.8% ～ 22%[9]。因此需要切除位置较高的睾丸，但切除的时机仍存在争议[10]，因为青春期后由于睾丸分泌雄激素增多，增多的雄激素通过体内芳香化作用转化为雌激素，作用于雌激素受体，使患者具有一定的女性第二性征，这对维持 CAIS 患儿女性第二性征至关重要，且在雄激素作用下 CAIS 患儿身高较正常同龄女性高，较正常同龄男性低。青春期前睾丸癌变可能性很小，在青春期后 8% 的患者睾丸可能发生癌变，同时癌变率随年龄增长逐年增加，因此建议性腺切除手术在青春期后进行，Papadimitriou 等建议 20 岁后再进行性腺切除术[10]。关于何时补充雌激素，其时机及剂量仍存在争议。一般情况下，AIS 患者因子宫缺如不需要同时补充孕激素。雌激素有促进骨骺愈合的作用，补充应从小剂量开始，逐渐加量，以免骨骺过早闭合而导致终身高偏矮。建议同时补充钙剂和维生素 D。

应根据外生殖器男性化不全程度及心理性别认定来制订 PAIS 患者的治疗方案。PAIS 患者会有不同程度的男性化倾向。随着分子生物学技术的进展，建议根据患儿雄激素水平确定患儿术后的性别。也可根据患儿对雄激素的反应决定患儿性别，当 PAIS 患者对常规剂量的雄激素反应不敏感时，建议选择女性身份；相反，当 PAIS 患者对不同雄激素治疗有反应时，如超生理剂量或改变雄激素类型，雄激素效应可达到正常男性水平，男性生殖器正常发育，建议选择男性身份[11, 12]，青春期给予雄激素替代治疗。

MAIS 的患儿可按男性抚养，其心理同正常男孩。

2. 心理治疗 心理辅导应贯穿整个治疗过程，为患者及其家属提供专业的心理支持和咨询，建立与家长的合作，帮助患者对性别进行识别，帮助家庭成员及患者充分认识疾病，同时帮助家庭成员认可患儿性别，从而使患者更好地接受并配合综合治疗，同时帮助患儿及家庭成员快速适应患儿的术后社会角色。

【遗传咨询】

该病的遗传方式为 X 染色体隐性遗传，患儿母亲为携带者时所生男孩的患病概率为50%，因此若生育过该病患儿，建议再次生育时进行产前诊断。

【预防】

该病目前尚无有效的预防措施，参见遗传咨询。

（宋艳宁　巩纯秀）

【参考文献】

[1] Morris JM. The syndrome of testicular feminization in male pseudohermaphrodites. Am J Obstet Gynecol, 1953, 65(6):1192-1211.

[2] Batista RL, Costa EMF, Rodrigues AS, et al. Androgen insensitivity syndrome: a review. Arch Endocrinol Metab, 2018, 62(2):227-235 .

[3] Jääskeläinen J. Molecular biology of androgen insensitivity. Mol Cell Endocrinol, 2012, 352(1-2):4-12.

[4] Stouffs K, Tournaye H, Liebaers I, et al. Male infertility and the involvement of the X chromosome. Hum Reprod Update, 2009, 15(6): 623-637.

[5] Hughes IA. Minireview:sex differentiation. Endocrinology, 2001, 142(8):3281-3287.

[6] Gottlieb B, Beitel LK, Nadarajah A, et al. The androgen receptor gene mutations database:2012 update. Hum Mutat, 2012, 33(5):887-894.

[7] 巩纯秀, 王稀欧. 雄激素不敏感综合征的诊断现状和治疗. 中国循证儿科杂志, 2015, 10(5):376-380.

[8] Brüggenwirth HT, Boehmer AL, Verleun-Mooijman MC, et al. Molecularbasisofandrogeninsensitivity. Steroids, 1996, 58(5-6):569-575.

[9] Döhnert U, Wünsch L, Hiort O. Gonadectomy in complete androgen insensitivity syndrome: Why and when? Sexual development:genetics, molecular biology, evolution, endocrinology, embryology, and pathology of sex determination and differentiation, 2017, 11(4):171-174.

[10] Papadimitriou DT, Linglart A, Morel Y, et al. Pubertyinsubjectswith completeandrogeninsensitivitysyndrome. HormRes, 2006, 65(3):126-131.

[11] Hughes IA.Earlymanagementandgenderassignmentindisorders ofsexualdifferentiation. Endocr Dev, 2007, 11:47-57.

[12] 赵明, 巩纯秀, 梁爱民, 等. 46,XY 性发育异常患儿 85 例性别选择及术后随访分析. 中华儿科杂志, 2019, 57(6):434-439.

第五节　5α- 还原酶 2 缺乏症

【概述】

5α- 还原酶 2 缺乏症（5α-reductase type 2 deficiency，5α-RD2，OMIM#264600）为常染色体隐性遗传的单基因遗传病，是 46,XY 性发育障碍疾病（46，XY disorders of sex development，46，XY DSD）的常见类型之一。该病由 Imperato-McGinley 等[1] 于 1974 年在会阴型尿道下裂、小阴茎、隐睾的患者中首次描述。*SRD5A2* 基因突变引起 5α- 还原酶 2 缺乏或丧失，导致睾酮（testosterone，T）向双氢睾酮（dihydrotestosterone，DHT）的转化障碍，进而影响男性性发育。

【发病机制】

人体内 5α- 还原酶分为 1 型（5α-R1）、2型（5α-R2）和 3 型（5α-R3），分别由 *SRD5A1*、*SRD5A2*、*SRD5A3* 基因编码。*SRD5A1* 和 *SRD5A2* 基因结构相似，均由 5 个外显子和 4 个内含子组成。正常生理情况下，5α-R1 和 5α-R2 能利用辅酶 NADPH 提供的氢原子，将底物 T 转化为 DHT，5α-R3 则参与 N- 连接蛋白糖基化，几乎没有将 T 转化为 DHT 的功能。5α-R2 对类固醇底物（尤其是 T）比 5α-R1 有更高的亲和力，对外生殖器分化起主要作用。*SRD5A2* 基因异常突变导致 5α-R2 结构改变，使酶与 NADPH、T 的亲和力下降或影响酶的最适 pH，使得酶活性降低或缺乏，从而导致 T 转化为活性更高的 DHT 的功能受损。T 及 DHT 在男性性发育过程中均起关键作用。胎儿期，T 促进男性内生殖器发育，刺激 Wolffian 管分化成附睾、输精管和精囊[2]。DHT 将未分化的尿生殖窦生殖结节、尿生殖沟、生殖褶衍化为阴茎、阴茎尿道、阴囊，并刺激前列腺的分化。因此，5α-RD2 患者通常表现为外生殖器男性化不足，而 Wolffian 管（附睾、输精管、精囊、射精管）分化正常。5α- 还原酶 2 缺乏症的遗传学基础是 5α- 还原酶 2 型基因（*SRD5A2*）缺陷。*SRD5A2* 基因定位于 2p23，编码 254 个氨基酸[3]，胎儿期即在生殖器组织表达，出生前或出生时在肝脏表达。成人主要在前列腺、精囊、附睾、外生殖器皮肤、肝脏中表达。在头部和躯体皮肤的表达只有一个波峰，即在出生前后开始，持续时间短暂，2 ～ 3 岁结束。*SRD5A2* 基因突变类型众多，主要包括点突变、插入突变、缺失突变等。文献报道中的基因突变类型可能存在南北方差异。突变位点分布广泛，遍及整个基因的 5 个外显子，当 *SRD5A2* 突变时，酶活性部分或完全缺失，会导致 T 向 DHT 的转化出现障碍，最终导致 5α- 还原酶 2 缺乏症。

【临床表现】

1. 外生殖器表型 5α- 还原酶 2 缺乏症的表型谱较为广泛，患者外生殖器外观可完全女性化，也可表现为不同程度的男性化不全。严重者出生时外生殖器呈女性表型，表现为带假阴道的会阴型尿道下裂，假阴道为一阴道凹陷，可与异常尿道共同开口。患者前列腺通常发育不良，伴有隐睾者睾丸通常位于腹股沟区。一项研究纳入 256 例 5α- 还原酶 2 缺乏症患者，主要表型如下：66.02%（169/256）的患者有阴蒂肥大或小阴茎畸形，39.84%（102/256）的患者出现不同程度的尿道下裂，其次为单侧和双侧隐睾 19.92%（51/256）。完全男性或女性外生殖器表型少见，分别为 7.03%（18/256）和 3.91%（10/256）。但我国一项纳入 86 例 5α- 还原酶 2 缺乏症患者的研究显示，不同程度尿道下裂伴或不伴小阴茎是其主要临床表型[4]。

2. 精子形成与青少年期性功能障碍 在青春期之前，生育力评估是无法进行的。但是，在年长儿，可能存在精子形成与性功能障碍。*SRD5A2* 基因纯合突变的男性患者很难有生育力。虽然这类患者具有正常的睾丸分化，但一方面由于睾丸沿腹股沟管的迁移经常受阻，而腹股沟的温度会对精子的形成造成不利影响，另一方面 5α- 还原酶 2 活性的缺乏也可能造成少精。5α- 还原酶 2 缺乏症男性的生精障碍是基因突变的直接结果还是睾丸下降不全的继发性结果尚不得而知。尽管目前还没有专门的研究来测定 5α- 还原酶 2 纯合突变的男性睾丸内睾酮和 DHT 水平，但已有学者对双侧睾丸已下降的患者进行精液分析表明，DHT 似乎在调节精液量和黏度方面更为重要，而不是在精子形成中发挥主要作用。

3. 生长发育 研究者观察到 5α- 还原酶 2 缺乏症患者和他们未受累的兄弟身高相近，且患者腰椎和股骨颈的骨密度值并未见降低，表明患者身高多未见严重受累。但目前尚无关于 5α- 还原酶 2 缺乏症患者身高的队列研究。

4. 其他临床表现 5α- 还原酶 2 缺乏症患者中男性乳房发育少见。该病患者胡须及阴毛、腋毛和体毛稀少，且脱发较少见。青春期时，因睾酮分泌增多而出现男性青春期发育特征，但前列腺通常发育不良。出生时生殖器模糊及性别不明的患儿需引起注意。特征包括：①明显的生殖器模糊；②明显的女性外生殖器，但阴蒂肥大、阴唇融合，或腹股沟/阴唇包块；③明显的男性外生殖器伴双侧隐睾，小阴茎，单纯性会阴型尿道下裂，或轻度尿道下裂伴隐睾；④家族史阳性；⑤生殖器表型与染色体核型不一致。

【实验室检查】

1. 染色体核型检查　46,XY 核型。

2. 激素水平测定　血清睾酮水平正常或升高、DHT 水平降低，T/DHT 比值增高[5]。

3. HCG 激发试验　青春期前患儿疑有 5α- 还原酶缺乏症时，应用 HCG 激发试验，HCG 1500U，每日肌内注射 1 次，连续 4 次，T/DHT 比值明显升高。既往研究表明 HCG 激发试验后 T/DHT 比值大于 35 有助于诊断，但 Maimoun 等研究发现超过 72% 的患者 HCG 激发试验后该比值高于 10，因此 HCG 激发试验后 T/DHT 比值大于 10 有助于诊断[6]。理论上讲，由于 T 转换为 DHT 的障碍，HCG 激发试验后 T 上升的程度要高于 DHT。然而，在年龄、酶活性缺陷程度不同时，该比值变动很大。已有报道称，在 5α- 还原酶 2 部分缺乏的青春期前患者和 5α- 还原酶 1 活性正常的成年患者中，血清 T/DHT 比值可能正常。因此并不能单纯依靠 T/DHT 比值来确诊 5α- 还原酶 2 缺陷症。

4. SRD5A2 基因分析　该检查可证明存在酶基因突变具有病征性或诊断性意义。

【鉴别诊断】

1. 17β- 类固醇脱氢酶 3 型缺陷症　17β- 类固醇脱氢酶 3 型缺陷使雄烯二酮不能转化为睾酮，患者多表现为完全的女性表型。由于该酶表现为多种同工酶的表达，青春期睾酮可正常或在正常低值，少数患者可出现男性化表现，伴或不伴乳腺发育。HCG 激发试验后睾酮升高不明显。

2. 雄激素不敏感综合征　由于睾酮作用缺陷，体内促黄体生成素及睾酮高于正常，但缺乏相应的男性化临床表现。5α- 还原酶 2 缺陷症患儿促性腺激素水平多在正常范围，且多无男性乳腺发育，可以与完全性雄激素抵抗区分，但不易与部分雄激素抵抗相鉴别，故常需要进一步进行基因检测。

【治疗】

治疗方案主要取决于患者的表型和获得诊断时的性别认定。

1. 初始性别认定　这种疾病的新生儿性别认定是个复杂问题，因为在过去，初始性别认定为女性的患者有超过 50% 在以后的生活中经历了社会性别（性别角色行为）的转变。如果表型以男性为主导，显然应按男性抚养。一些专家推荐，所有确诊 5α- 还原酶 2 缺乏症的婴儿均按男性抚养，因为患者将来会出现不同程度的男性化。鉴于新生儿性别认定的复杂性，我们建议患者到具备性发育异常多学科专业技术的中心治疗。

一个按女性抚养的人，后来在童年期确诊为 5α- 还原酶 2 缺乏症，这种情况比较复杂。一方面，这些女孩可能会从童年早期就意识到她们之前的性别认定不恰当，打算改变社会性别。另一方面，一些女孩已经习惯做女性，不想改变社会性别。因此，如果是在后来的儿童期或青少年时期确诊了该病，则应对孩子进行仔细的心理评估，同时与其父母认真协商后，才可进行外科手术或内分泌干预。患者的年龄、目前的抚养性别认定、今后社会性别的选择都将影响后续的治疗管理。

2. 已按女性抚养并继续保持女性的性别角色　考虑到性别角色转变（女性转为男性）是常有的事，只有在经过全面的心理评估，确认患者对其女性性别身份的认同后，才能做出按女性抚养的决定。一旦决定保持女性的社会性别角色，可参照其他国家的处理办法。

（1）青春期前行性腺切除术以避免或尽量减轻男性化，同时预防腹股沟或阴唇内的睾丸发生肿瘤。阴蒂肥大可由有经验的外科医师做保留阴蒂头的外科矫形手术。如果阴道发育不全，可以在适当的年龄使用阴道扩张器来增加阴道深度，若不成功，则应通过外科手术建立人工阴道。这一做法仍有争议，任何干预措施都有赖于其所处社会环境及医疗标准，这些因国家而不同。一旦有了更明确的实践指南，治疗措施也可能发生变化。

（2）适用于诱导和维持女性化的雌激素治疗应该开始于通常的青春成熟期，或在成年期接受性腺切除术后立即开始，这与女性原发或继发性性腺功能减退症的治疗类似。雌激素治疗对促进乳房发育和预防骨质疏松非常重要。尚缺乏专门针对激素治疗的研究。

3. 按男性抚养或改变性别角色为男性　将患者按男性抚养，就需要综合考虑手术和激素治疗的时机与方式。应由对尿道下裂和隐睾症（如果存在）有丰富经验的外科医师实施矫正手术，时机取决于尿道下裂的程度和阴茎的大小。

（1）补充睾酮：因为患者男性化程度常不尽如人意，所以即使在性成熟之后患者的阴茎有了一些增长，有时还是会尝试补充雄激素。在成人，尽管药理剂量的睾酮酯可以将血清双氢睾酮的浓度提升到正常范围，并引起痤疮及面部和躯体毛发增多，但阴茎的增长却极少，而且这种治疗的远期安全性并不确定。青春期前的患者治疗结果有所不同。例如，在一篇报道中，肌内注射睾酮，每剂 125mg，间隔 3 周给药 1 次，会使阴茎增大 1 倍以上[6]。另一种方法是直接给予双氢睾酮，或以透皮乳膏的方式，或以可注射酯类的方式。两种方式均能提高血清的双氢睾酮浓度，但是目前这两种制剂均无市售，也还未确立最理想的方案或者循证指南。

（2）生育：大多数做过精子生成量测定的 5α- 还原酶 2 缺乏症患者的精子计数都很低。在 9 例接受检测的患者中，只有 1 例来自多米尼加共和国的患者的精子计数达到正常低值。该患者能通过宫腔内人工授精的方法实现生育。另外，有报道称单纯小阴茎的 5α- 还原酶缺乏症男性患者也实现了生育。然而，大多数可测到精子数量非常少的男性患者需要通过宫腔内人工授精或体外卵细胞胞质内单精子注射受精来实现生育。

（宋艳宁　巩纯秀）

【参考文献】

［1］Imperato-McGinley J, Guerrero L, Gautier T, et al. Steroid 5 alpha. reductase deficiency in man: an inherited form of male pseudohennaphroditism. Science, 1974, 186(4170):1213-1215.

［2］王德芬. 性别决定及性分化异常. 中国实用内科杂志, 2007, 27(23):1824-1826.

［3］Labrie F, Sugimoto Y, Luu-The V, et al. Structure of human type Ⅱ 5 alpha-reduetase gene. Endocrinology, 1992, 131(3):1571-1573.

［4］宋艳宁, 范丽君, 赵岫, 等. 5α- 还原酶缺乏症 86 例 SRD5A2 基因检测结果与临床表型分析. 中华儿科杂志, 2019, 57(2):131-135.

［5］李瑞珍, 李爽, 吴静, 等. 5α- 还原酶 2 型缺乏症 1 例临床及基因分析. 临床儿科杂志, 2017, 35(4):296-299.

［6］陈佳佳, 巩纯秀, 曹冰燕, 等. 短期口服小剂量十一酸睾酮治疗青春期前 46,XY 男童阴茎短小自身前后对照研究. 中国循证儿科杂志, 2012, 7(3):167-171.

第六节　NR5A1 变异所致性发育异常

【概述】

性发育障碍（disorder of sex development, DSD）是指表型性别和（或）性腺性别与染色体性别不一致的一类疾病[1]。DSD 遗传背景复杂，*NR5A1* 基因突变是其重要原因之一。*NR5A1* 基因突变是一种常染色体显性遗传。随着基因研究的深入，*NR5A1* 基因越来越被人们熟知，该基因位于 9q33 上，编码 461 个氨基酸。研究表明 *NR5A1* 突变在 46,XY DSD 的发生率为 10%～ 15%。

【发病机制】

NR5A1 编码类固醇生成因子 1（SF1），

在 1992 年被发现。*NR5A1* 主要在肾上腺、性腺及下丘脑腹内侧核中表达。在胚胎发育的过程中，*NR5A1* 基因主要在泌尿生殖嵴表达，是肾上腺和性腺开始分化的标志，贯穿肾上腺和性腺发展的整个过程。在肾上腺中，*NR5A1* 在肾上腺皮质中表达，而在性腺中，*NR5A1* 在 Leydig 细胞、Sertoli 细胞、颗粒细胞及卵泡膜细胞中均有表达。*NR5A1* 对性腺发育中的某些基因起调控作用，如 LHCGR 及类固醇生成酶相关基因 *STAR*、*CYP11A1*、*CYP17A1* 等，在睾丸 Leydig 细胞中对睾酮的生物合成起重要作用。*NR5A1* 基因同时也会增加胰岛素样肽 3（INSL3）的表达，后者主要使睾丸下降。在 Sertoli 细胞中，*NR5A1* 调节 AMH 及其受体基因 *AMHR2*，促使 Sertoli 细胞分泌 AMH，使米勒管结构退化并调节 *SRY* 和 *SOX9* 基因的表达。而在 46,XX 的个体中，*NR5A1* 主要促进卵泡的发育和成熟。

【临床表现】

1. 肾上腺功能发育不全　虽然 *NR5A1* 基因编码 SF-1，与肾上腺的发育有关，但到目前为止，共报道了 4 种杂合突变可引起肾上腺功能不全合并性腺功能障碍。研究表明，由于编码 SF-1 中第一个锌指蛋白的羧基端的保守序列在 DNA 位点起重要作用，故位于 35 位的 Gly 对肾上腺的发育至关重要，雌激素受体的 3 个氨基酸对识别雌激素和糖皮质激素的反应元件异常重要，故该位点突变往往会导致肾上腺功能不全[2]。

2. 性腺发育不良　*NR5A1* 基因突变最常见的类型为 46,XY 性腺发育不良，可表现为部分性和完全性。患者临床表现多样，可从完全女性外观到不同程度的男性化功能不全[3, 4]。就诊时多数患儿以女性抚养，主要表现为阴唇肿块、阴蒂肥大等，此时易误诊为雄激素不敏感综合征。而青春前期或青春期就诊的患儿则以男性化为主要临床表现，出现男性第二性征，声音嘶哑，阴蒂肥大似阴茎，与 5α- 还原酶缺乏症鉴别困难。部分以男性抚养的患儿表现为

不同程度的尿道下裂，而单纯小阴茎的较少见。成年男性多表现为不育，精子活动率检查表现为精子活动度弱或死精。而对于 46,XX 的女性而言，往往由于临床症状不典型而漏诊，主要为卵巢早衰，表现为月经周期不规律、早绝经等。

3. 46,XX 性反转　近年来越来越多的研究证明，*NR5A1* 基因突变可导致卵睾型 DSD 及睾丸型 DSD。最常见的导致性反转的位点为 p.R92W。到目前为止，*NR5A1* 导致的 46,XX 性反转还没有明确的机制，该位点突变可以抑制女性性发育过程中的关键调节分子的功能，从而引起 46,XX DSD[5]。

4. 性早熟　动物实验证明，*NR5A1* 敲除的雌鼠中，卵泡数量减少，但是会形成卵巢囊肿，干扰雌激素的形成，可引起外周性性早熟。

5. 生长发育　随着对 DSD 研究的深入，越来越多的研究关注 DSD 患者的生长发育。生长研究表明，非高睾酮的先天性肾上腺皮质功能增生症的 46,XY DSD 患儿身高较正常同龄人矮。笔者前期对 30 例 46,XY *NR5A1* 突变患儿的研究发现，患儿的平均身高为 −0.6SDS，即使青春期身高增长明显，但仍落后于正常儿童，表明睾酮在男性生长发育中起关键作用[6, 7]。

【实验室检查】

促性腺激素：因 *NR5A1* 基因突变可导致性腺发育不良，故激素检测显示促性腺激素增高，尤其是卵泡刺激素（FSH）升高明显。但缺乏大数据研究。

【鉴别诊断】

1. 17β- 类固醇脱氢酶 3 型缺陷症　17β- 类固醇脱氢酶 3 型缺陷使雄烯二酮不能转化为睾酮，患者多表现为完全的女性表型。由于该酶表现为多种同工酶的表达，青春期睾酮可正常或在正常低值，少数患者可出现男性化表现，伴或不伴乳腺发育。HCG 激发试验后睾酮升高不明显。

2. 雄激素不敏感综合征　由于睾酮作用缺陷，体内促黄体生成素及睾酮高于正常，但缺乏相应的男性化临床表现。青春期前 *NR5A1*

突变所致疾病与 AIS 临床表型相似，故常需要进一步进行基因检测。

3. 5α- 还原酶缺乏症　*NR5A1* 突变患者青春期会有男性化不全表现，需要与 5α- 还原酶缺乏症相鉴别，进一步完善 T/DHT 比值检查有助于鉴别。

【治疗】

1. 肾上腺功能不全　对于有肾上腺功能不全的患者，可使用氢化可的松 5mg/（m²·d）和氟氢可的松 0.1mg/（m²·d）的起始剂量治疗，以维持电解质的稳定。

2. 性别指定与性腺发育不全的治疗　对于性别的选择，临床医师需与患者及其家属进行充分的沟通，必要时对患者进行心理测试评估，在尊重患者及其家属意愿的前提下做出选择。大多数被当作女性抚养的 *NR5A1* 突变患者，如果性腺未被摘除，会出现进行性的男性化。由于患儿会有自发的青春期，自身体内睾酮的分泌就可以维持青春期发育，且已有文献报道 *NR5A1* 突变的 46,XY 患者可以保留生育功能，因此对于这类患者来说，按男性抚养有其优势。对于有些坚持按女性抚养的家长来说，早期性腺切除将会造成不可挽回的改变，故建议用 GnRHa 保护性腺功能，同时又可以抑制男性化进程。

3. 抑制性腺发育　*NR5A1* 突变会导致性腺功能早衰，Sertoli 细胞的功能随着年龄的增长逐渐减退。因此，可在青春前期使用 GnRHa 抑制性腺发育，以保护其功能。但是 *NR5A1* 突变使用 GnRHa 的治疗效果需要进一步探讨。对于这类患儿，应该定期监测其性腺功能。

（宋艳宁　巩纯秀）

【参考文献】

[1] Hughes IA, Houk C, Ahmed SF, et al. Consensus statement on man agement ofintersex disorders. Arch Dis Child, 2006, 91(7):554-563.

[2] Köhler B, Lin L, Ferraz-de-Souza B, et al. Five novel mutations in steroidogenic factor l(SFl, NR5A1)in 46, XY patients with severe underan-drogenization but without adrenal insufficiencyf. Hum Mutat, 2008, 29(1):59-64.

[3] Shinoda K, Lei H, Yoshii H, et al. Developmental defects of the ven tromedial hypothalamic nucleus and pituitary gonadotroph in the Ftz F1 dismpted mice. Dev Dyn, 1995, 204(1):22-29.

[4] Jeyasuria P, Ikeda Y, Jamin SP, et al. Cell-specific knockout of steroi dogenic factor 1 reveals its essential roles in gonadal function. Mol Endocrinol, 2004, 18(7):1610-1619.

[5] Schimmer BP, Wbite PC. Minireview:steroidogenic factor 1:its roles in differentiation, development, and disease. Mol Endocrinol, 2010, 24(7):1322-1337.

[6] Domenice S, Machado AZ, Ferreira FM, et al. Wide spectrum of NR5A1-related phenotypes in 46, XY and 46, XX individuals. Birth Defects Res C Embryo Today, 2016, 108(4):309-320.

[7] Song Y, Fan L, Gong C. Phenotype and molecular characterizations of 30 children from China with NR5A1 mutations. Front Pharmacol, 2018, 9:1224.

第5章 遗传代谢性综合征

第一节 原发性肉碱缺乏症

【概述】

原发性肉碱缺乏症（primary carnitine deficiency，PCD，OMIM # 212140） 是 由 *SLC22A5* 基因突变引起高亲和力钠依赖性肉碱转运体，即肉碱转运体2（organic cation transporter protein 2，OCTN2）蛋白功能缺陷，使尿中肉碱排出增加，血液、组织、细胞内肉碱缺乏，从而引起脂肪酸β氧化缺陷的疾病。该病在1975年由加拿大儿科医师首次报道[1]。临床特征性表现包括低酮低血糖、高氨血症、肝功能障碍、心肌病和骨骼肌张力减退。

【流行病学】

PCD的患病率具有明显的种族差异。据报道，美国的PCD患病率为1/70 000～1/20 000[2]、日本为1/40 000[3]、澳大利亚为1/120 000[4]，该病在法罗群岛患病率最高，为1/300[5]，中国报道的新生儿筛查PCD患病率为1/45 000～1/20 000[6, 7]。

【遗传学】

PCD为常染色体隐性遗传病，是由 *SLC22A5* 基因的致病性变异引起的。该基因位于5q31.1，由10个外显子组成，长约3.2kb，编码在心肌中表达的高亲和力钠依赖性肉碱转运体OCTN2。OCTN2是一种跨膜蛋白，由557个氨基酸组成，包含12个跨膜区，跨膜区在肉碱的识别及转运中起关键作用。目前已报道的致病性突变超过180种，突变位点涉及外显子1～9及内含子3、7、8。其中，致病性突变约50%为错义突变，其余为无义突变、剪

接突变、小片段插入或缺失，HGMD数据库（www.hgmd.cf.ac.uk）还收录了6种大片段缺失。我国常见突变为c.760C ＞ T（p.R254X），约占25.6%[8]。

【发病机制】

肉碱是一种类氨基酸物质，分为左旋肉碱及右旋肉碱，左旋肉碱具有生理活性。人体内的肉碱约75%来源于食物（主要是瘦肉食品），约25%由肝脏及肾脏合成。在细胞膜上的高亲和力转运体OCTN2的作用下，左旋肉碱可进入细胞内，在心肌和骨骼肌细胞中含量最高。肉碱是将长链脂肪酸从细胞质转运至线粒体内进行脂肪酸β氧化的必需载体；长链脂肪酸不能直接进入线粒体，需在酰基CoA合成酶作用下活化为长链酰基CoA，并在线粒体外膜的肉碱棕榈酰转移酶Ⅰ的催化下与肉碱结合生成酰基肉碱，后者在线粒体内膜的肉碱 - 酰基肉碱移位酶的作用下进入线粒体基质，随后在线粒体内膜内侧的肉碱棕榈酰转移酶Ⅱ的作用下分解为长链酰基CoA及游离肉碱，长链酰基CoA进一步参与β氧化，释放出的肉碱则在肉碱 - 酰基肉碱移位酶的作用下被转运出，循环再利用。另外，肉碱可降低酰基CoA/CoA比例，提高丙酮酸脱氢酶复合体的活性，促进葡萄糖的氧化利用；还可提高线粒体呼吸链酶复合体的活性，加速ATP的产生。此外，肉碱具有调节免疫应答、抗氧化、抑制细胞凋亡、维持线粒体超微结构及膜稳定等多种生理作用[9]。

SLC22A5 基因突变将导致OCTN2转运肉碱功能的缺陷，使肉碱不能进入细胞内。肠道细胞OCTN2功能缺陷导致从肠道吸收入血的

肉碱减少，肾脏 OCTN2 功能缺陷可使肾小管肉碱重吸收障碍，尿液肉碱排泄增加，这两种因素均可导致血浆肉碱水平降低，加剧细胞内肉碱缺乏，导致长链脂肪酸不能进入线粒体进行 β 氧化。脂肪酸 β 氧化是为肝脏、心肌、骨骼肌提供能量的主要形式，该通路受阻可造成低血糖及酮体减少（特别是应激状态下），组织细胞内供能不足导致细胞损伤、肝酶及肌酸激酶增高。另外，脂肪利用减少则造成脂质在肝脏、骨骼肌、心肌细胞内大量蓄积，导致肝细胞脂肪变性和肌病。

【临床表现】

PCD 患者临床表现多样，主要表现为肌肉、肝、心肌损害。起病年龄、受累脏器及严重程度有明显的异质性。婴幼儿期以急性代谢紊乱、肌病常见。

1. 发作性急性代谢紊乱　多见于 3 个月至 2 岁的患儿，常由应激事件诱发，表现为喂养困难、呕吐、意识障碍、肝大、低酮症性低血糖、肝酶增高、高氨血症等。若急性发作期未予葡萄糖及左卡尼汀静脉注射，患儿可出现昏迷，甚至死亡，易被误诊为瑞氏综合征或线粒体病。

2. 心肌病表现　包括扩张型心肌病和肥厚型心肌病，以扩张型心肌病为主。多发生在儿童期，平均发病年龄 2 ～ 4 岁，常有不明原因的猝死及心肌病家族史。婴幼儿期常无异常，之后逐步出现心肌病和心功能障碍，表现为呼吸困难、水肿、心悸等，正性肌力药和利尿剂疗效欠佳，在明确诊断前可发生心力衰竭、死亡。少数患儿以心律失常为主要表现，包括心室颤动、心房颤动、心动过缓、长 QT 间期综合征、短 QT 间期综合征等[10]。

3. 肌无力或肌张力减弱　可发生在任何年龄，多在青少年时期起病，表现为运动不耐受、易疲劳、近端肌无力、肌痛、学习困难等，可伴随其他症状尤其是心脏症状，肌肉活检可见脂质沉积。

4. 肝脏表现　多见于婴幼儿及儿童期，表现为肝大、脂肪肝、肝功能异常等，一些肝功能损害患儿急性起病，表现为抽搐、进行性意识障碍等，常被误诊为瑞氏综合征。

5. 其他表现　不典型临床表现包括反复恶心、腹痛、贫血、发育迟缓、呼吸窘迫、精神行为异常、免疫力低下等。

【实验室检查】

1. 新生儿筛查　PCD 在我国患病率相对高，早期经左卡尼汀治疗效果显著，故我国专家共识建议新生儿进行 PCD 筛查[10]，目前主要用串联质谱对血液中游离肉碱（free carnitine）及不同种类酰基肉碱进行检测。

2. 常规实验室检查　患儿可出现低酮性低血糖、肌酸激酶增高、高血氨、代谢性酸中毒、肝脏氨基转移酶升高、游离脂肪酸升高等。尿有机酸分析有助于鉴别有机酸代谢障碍或其他疾病所导致的继发性游离肉碱缺乏。

3. 心电图及相关影像学检查　心电图可有左心室高电压、心律失常和 QT 间期延长、T 波增高等；心脏彩超可有心腔扩张、心室肥厚、射血分数降低、心肌收缩力减弱、继发性二尖瓣关闭不全等表现。肝肾 B 超可示肝大、肾脏病变。当患儿伴有智力障碍时可行头颅磁共振，可有大脑发育不良或脑白质变性。

4. 基因检测　包括单基因检测及高通量测序法，有助于临床诊断及产前诊断。

5. 肌肉及皮肤活检　肌肉活检可见肌细胞内脂肪沉积，肉碱含量极低，脂肪沉积以 I 型肌纤维为主，II 型可出现萎缩。皮肤成纤维细胞培养可示肉碱转运功能明显减低。

【诊断和鉴别诊断】

1. 诊断[11]

（1）新生儿筛查患者的诊断标准

1）新生儿筛查召回检测血游离肉碱低于 10μmol/L（或低于实验室自定低限），同时排除母源性肉碱缺乏。

2）SLC22A5 基因检测到 2 个致病性较高的突变位点且构成复合杂合即可明确诊断；若只检测到一个突变或未检测到突变，则需要在喂足奶的情况下再次检测游离肉碱，若游离肉碱连续 3 次检测＜ 10μmol/L，排除继发性肉碱缺乏，可诊断为 PCD。

3）推荐 PCD 患者的同胞检测血浆肉碱浓度。如果肉碱水平低于正常者，建议进一步做基因检测或酶活性检测[12]。

（2）临床疑似患者的诊断标准

1）临床出现下列情况需鉴别 PCD，进一步应用串联质谱检测血肉碱水平：①婴儿发作性低酮症性低血糖，伴或不伴肝大、氨基转移酶增高、高氨血症；②儿童智力运动落后、无力、肌病，伴或不伴肌酸激酶增高；③儿童心肌病、脂肪肝；④成人不明原因的易疲劳、肌痛、耐力下降；⑤其他原因不明的发育落后、反复腹痛、肝大、肾脏疾病等。

2）血游离肉碱低于 10μmol/L（或低于实验室自定低限）或游离肉碱在 10 ～ 15μmol/L，但伴有多种酰基肉碱降低。

3）SLC22A5 基因检测到 2 个突变；若只检测到一个突变或未检测到突变，则需要排除继发性肉碱缺乏，可诊断为 PCD。

2. 鉴别诊断

（1）母源性肉碱缺乏症：各种因素导致母亲肉碱缺乏，从而引发母亲经脐带血供应给胎儿的肉碱不足，或出生后为母乳喂养，母乳中肉碱水平低，导致婴儿血游离肉碱水平降低。可通过检测母亲血肉碱水平来鉴别。

（2）遗传性有机酸血症或其他脂肪酸代谢异常：如丙酸血症、甲基丙二酸血症、戊二酸血症Ⅰ型、肉碱 - 酰基肉碱移位酶缺乏症、肉碱棕榈酰基转移酶Ⅱ缺乏症、极长链酰基辅酶 A 脱氢酶缺乏症、中链酰基辅酶 A 脱氢酶缺乏症、短链酰基辅酶 A 脱氢酶缺乏症等（表 5-1）。这些疾病消耗肉碱，导致血游离肉碱降低，若其他酰基肉碱增高，容易鉴别，但需要注意这些疾病的部分患者，对应的相关酰基肉碱可能正常，需要分析酰基肉碱之间的比值或通过基因检测进行鉴别[13]。

（3）某些药物应用者：如红霉素、丙戊酸钠、环孢素、匹氨西林等药物可消耗肉碱，导致游离肉碱降低，需要询问用药史，可通过停药后检测游离肉碱水平或基因检测鉴别。

（4）其他营养性疾病：对于营养性肉碱缺乏、素食者或消化道畸形、胃肠炎等疾病患者，进食困难又未及时补充左旋肉碱者可导致游离肉碱降低，治疗原发病后血游离肉碱恢复正常或基因检测可鉴别。

（5）血液透析和肾小管功能障碍患者：如范科尼综合征等，可导致肉碱丢失增加，通过病史或基因检测可鉴别。

（6）早产儿：早产儿由于胎盘肉碱转运减少及肾小管功能不成熟，易合并肉碱轻度降低游离肉碱[14]，需要随访并反复检测血，必要时行基因检测鉴别。

【治疗】

1. 一般治疗　PCD 多由饥饿、禁食、长时间剧烈运动、感染及手术等应激状态诱发，故需避免饥饿及长时间高强度运动，积极控制感染，避免意外事件。喂养方面，鼓励多进食红肉类食物，积极补充维生素、铁剂，保证自身肉碱合成；建议低脂饮食，尤其应限制长链脂肪酸摄入，有助于改善心肌肥厚；新生儿期建议喂养间隔时间不超过 2 ～ 3 小时；婴儿不超过 4 ～ 6 小时；儿童不超过 8 小时。

2. 急症处理　发生低血糖等急性代谢紊乱时，立即静脉输注足量葡萄糖以维持血糖水平＞ 5mmol/L，通常用 10% 葡萄糖以 10 mg/（kg·min）的速度起始，30 分钟后监测血糖，根据血糖浓度调节补糖速度；同时调整左卡尼汀剂量为每天 100 ～ 400mg/kg，静脉或口服给药。当出现急性心力衰竭时，静脉输注左卡尼汀，同时联合洋地黄、利尿剂等药物对症治疗，并限制钠盐摄入；对有心律失常者，同时给予抗心律失常药物治疗。

3. 长期治疗　临床上根据随访患者血浆游离肉碱和酰基肉碱水平、结合具体病情变化，进行个体化左卡尼汀治疗，通常剂量至少为 100 ～ 200mg/（kg·d），分 3 ～ 4 次口服，需终身补充。左卡尼汀副作用较少，大剂量可能

表 5-1 PCD 与遗传性有机酸血症或其他脂肪酸代谢异常的鉴别诊断

	遗传类型	致病基因	重叠于 PCD 的表型	区别于 PCD 的表型
丙酸血症	常染色体隐性遗传	*PCCB* *PCCA*	出生后喂养困难 呕吐 肌张力低下 扩张型心肌病 高氨血症	代谢性酸中毒 高酮症性低血糖
甲基丙二酸血症	常染色体隐性遗传	*MMADHC* *MMACHC* *PRDX1* *MUT* *LMBRD1* *MMAA*	同上	同上
肉碱-酰基肉碱移位酶缺乏症	常染色体隐性遗传	*SLC25A20*	与 PCD 表型基本一致 需依靠酶学分析和基因检测进行鉴别	-
肉碱棕榈酰基转移酶 II 缺乏症	常染色体隐性遗传	*CPT2*	与 PCD 表型基本一致 需依靠酶学分析和基因检测进行鉴别	-
极长链、中链、短链酰基辅酶 A 脱氢酶缺乏症	常染色体隐性遗传	依次为 *ACADVL*、*ACADM*、*ACADS*	与 PCD 表型基本一致 需依靠酶学分析和基因检测进行鉴别	-

引起腹泻、恶心等胃肠道不适,可减少左卡尼汀单次剂量或增加服药次数(分 4 次服用),也可加用甲硝唑片 10mg/(kg·d),连续口服 1 周。对左卡尼汀 400 mg/(kg·d)补充 1 个月后血液游离肉碱仍不能恢复正常或不能耐受大剂量左卡尼汀者,若伴有乙酰肉碱降低,可同时补充乙酰肉碱治疗,剂量为 50 ~ 100mg/(kg·d)。

4. 监测与评估 PCD 患儿需定期检测血游离肉碱及酰基肉碱水平,根据血游离肉碱及酰基肉碱水平变化调整左卡尼汀剂量。另外,为评估患儿病情变化,还需定期监测肌酸激酶、电解质、肝肾功能、肝脾肾 B 超、心脏彩超等,急性期者还需监测血糖、CK 及肝酶浓度。

【遗传咨询】

PCD 的遗传方式为常染色体隐性遗传,当 2 处致病性较高的突变构成复合杂合或纯合时方可满足致病条件。因此当夫妻双方为杂合子时,每次生育的后代均有 25% 的概率为 PCD 患者;50% 的概率为无症状携带者;25% 的概率为正常。建议 PCD 患者的同胞常规检测血液肉碱谱,若同胞确诊为 PCD 患者,也需治疗和随访。由于 PCD 药物疗效确切,建议 PCD 患儿父母再生育时进行产前诊断。

【预防】

PCD 患儿的父母及同胞应进行 *SLC22A5* 基因分析、遗传咨询。对新生儿建议进行 PCD 筛查,通过足跟血氨基酸及酰基肉碱谱分析,在无症状时期或疾病早期发现 PCD 患儿并及时干预。

(董梓妍 甄 珍 袁 越)

【参考文献】

[1] Karpati G, Carpenter S, Engel AG, et al. The

syndrome of systemic carnitine deficiency: clinical, morphologic, biochemical, and pathophysiologic features. Neurology, 1975, 25 (1): 16-24.

［2］Magoulas PL, El-Hattab AW. Systemic primary carnitine deficiency: an overview of clinical manifestations, diagnosis, and management. Orphanet J Rare Dis, 2012, 7:68.

［3］Koizumi A, Nozaki J, Ohura T, et al. Genetic epidemiology of the carnitine transporter OCTN2 gene in a Japanese population and phenotypic characterization in Japanese pedigrees with primary systemic carnitine deficiency. Hum Mol Genet, 1999, 8 (12):2247-2254.

［4］Wilcken B, Wiley V, Hammond J,et al. Screening newborns for inborn errors of metabolism by tandem mass spectrometry. N Engl J Med, 2003, 348(23):2304-2312.

［5］Rasmussen J, Nielsen OW, Janzen N, et al. Carnitine levels in 26, 462 individuals from the nationwide screening program for primary carnitine deficiency in the Faroe Islands. J Inherit Metab Dis, 2014, 37(2): 215-222.

［6］马平悦. 50 例新生儿原发性肉碱缺乏症的基因谱及临床特征分析. 杭州：浙江大学, 2015.

［7］韩连书, 叶军, 邱文娟, 等. 原发性肉碱缺乏17 例诊治与随访. 中华儿科杂志, 2012, 50(6): 405-409.

［8］Han L, Wang F, Wang Y, et al. Analysis of genetic mutations in Chinese patients with systemic primary carnitine deficiency. Eur J Med Genet, 2014, 57(10): 571-575.

［9］黄倬, 韩连书. 原发性肉碱缺乏症发病机制及基因突变研究进展. 中国实用儿科杂志, 2012, 27(5):393-396.

［10］Roussel J, Labarthe F, Thireau J, et al. Carnitine deficiency inducesashort QT syndrome. Heart Rhythm, 2016, 13(1): 165-174.

［11］中华预防医学会出生缺陷预防与控制专业委员会新生儿遗传代谢病筛查学组, 中华医学会儿科分会出生缺陷预防与控制专业委员会, 中国医师协会医学遗传医师分会临床生化遗传专业委员会, 等. 原发性肉碱缺乏症筛查与诊治共识. 中华医学杂志, 2019, 99(2): 88-92.

［12］El-Hattab AW, Li FY, Shen J, et al. Maternal systemic primary carnitine deficiency uncovered by newborn screening: clinical, biochemical, and molecular aspects. Genet Med, 2010, 12(1): 19-24.

［13］Gallant NM, Leydike K, Wilnai Y, et al. Biochemical characteristics of newborns with carnitine transporter defect identified by newborn screening in California. Mol Genet Metab, 2017, 122(3):76-84.

［14］Clark RH, Kelleher AS, Chace DH, et al. Gestational age and age at sampling influence metabolic profiles in premature infants. Pediatrics, 2014, 134(1):e37-e46.

第二节　黏多糖贮积症 II 型

【概述】

黏多糖贮积症 II 型（mucopolysaccharidosis type II，MPS II）又称 Hunter 综合征，是一种罕见的 X 连锁隐性遗传性黏多糖贮积症，由编码溶酶体酶艾杜糖醛酸 -2- 硫酸酯酶（IDS）的基因突变引起。患儿多为男性，女性少见（通常为携带者，即使发病，症状也较轻）。国内发病率为 1∶132 000（男性），为我国黏多糖贮积症中发病率最高的亚型。

【发病机制】

由于 IDS 基因发生了突变，导致艾杜糖醛酸 -2- 硫酸酯酶缺乏或酶活性降低，使硫酸皮肤素（DS）和硫酸乙酰肝素（HS）的水解不能正常进行，并在体内大量沉积，最终引起多脏器和组织病变，从而出现相应的 MPS II 临床症状和体征[1]。

【临床表现】

由于 IDS 是一种管家基因，MPS II 患者在不同器官系统中可能受到不同程度的影响，疾病表现存在很大的异质性。患者初生时多为正常，约从 2 岁开始出现发育迟缓的现象，骨骼及面容呈现 Hurler 综合征（mucopolysaccharidosis type IH，MPS IH）表现[1-2]。其共同的临床体征和症状包括粗糙的面部特征

（图 5-1A，如头大、前额突、眉毛浓、低鼻梁、鼻翼肥大、唇厚），骨骼畸形和关节僵硬、生长迟缓并伴有身材矮小，呼吸系统和心脏损害（如弥漫性瓣膜病），腹股沟疝和脐疝，脏器肿大（主要是肝大和脾大），至少 2/3 的患儿存在神经系统受累。患者还可有耳、鼻和喉受累的表现（听力丧失、耳鸣、眩晕、中耳炎、张口受限、声音粗糙、腺样体肥大、频繁的耳和上呼吸道感染）、睡眠障碍和阻塞性呼吸暂停，以及视网膜病变恶化，包括从幼儿期开始即有色素性视网膜炎和视神经盘水肿，但与 MPS IH 不同的是，MPS Ⅱ 患儿通常无角膜混浊。在主要的临床表现中，心脏呼吸衰竭通常是死亡的主要原因，分型为严重表型者可在成年前即发生，出生时常有背部、臀部大片"蒙古斑"（图 5-1B），随年龄增长，"蒙古斑"颜色逐渐变淡；颜面皮肤明显偏硬、偏厚，部分患儿皮肤可呈现结节状或者鹅卵石样改变（图 5-1C）。

　　由于临床表现差异，MPS Ⅱ 早就被传统地分为两种主要的形式：轻型和重型，两者之间可能会存在连续 [3, 4]。患者通常在出生时都表现正常，在 2 ～ 4 岁开始出现临床表现，重型表现出现较早，轻型可能表现为症状和体征缓慢进展，通常不伴有认知问题或有轻微的认知问题，没有行为困难。这两种形式的主要区别与神经系统受累有关，重型存在认知障碍和严重的行为问题，但有一些出现轻度认知问题的患者无明显的进展，或疾病晚期才出现中枢神经系统受累的患者，最初也可能被归类为"轻度"。认知及行为异常和一般的神经问题之间是有显著区别的，因为一般神经系统问题，如脊髓压迫，在大多数患者中都可能存在，但并不会影响认知能力，患儿智力一般不受影响。大多数 MPS Ⅱ 女性携带者是无症状的，一些研究表明，与非携带者相比，血浆和白细胞 IDS 活性略低，但其值往往与正常携带者存在重叠。在对一小组携带者进行的一项研究中，有 3 名妇女被证明存在一些轻度典型的 MPS Ⅱ 的临床表现是由这几名患者 X 染色体失活的中等偏倚引起的。

　　MPS Ⅱ 重型患者智力不全较重，发育迟缓及临床表现呈进行性，多在 15 岁前因呼吸及心力衰竭而死亡。MPS Ⅱ 轻型患者病情进展缓慢，大多都可存活到 40 岁以上 [2]。

【影像学及实验室检查】

1. 影像学检查　X 线片上可有"多发性骨发育不良"表现，主要表现为大部分长骨，尤其是肋骨在胸骨端的广泛增宽，脊柱端相对偏

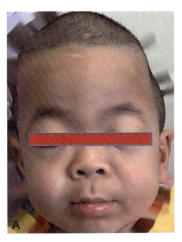 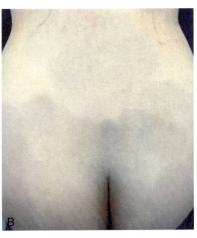 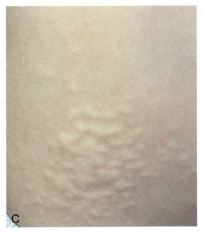

图 5-1　黏多糖贮积症 Ⅱ 型患者临床表现

A. 特殊面容（前额突、眉毛浓、低鼻梁、鼻翼肥大、唇厚）；B. 臀部大片"蒙古斑"；C. 皮肤呈现鹅卵石样改变

细，形如"飘带"状。掌指骨短粗，远端宽，近端尖，呈三角形，远节指骨呈爪形。楔形蝶鞍、颅骨呈舟状。许多区域的骨骺骨化中心不规则。椎体可见切迹。髋关节发育不良，可发展为早发性关节炎导致严重的残疾。

2. 尿糖胺聚糖（GAG）测定　所有疑诊 MPS 的患者均应测定尿液 GAG 浓度。不仅要进行总 GAG 定量检测，还要采用分离方法（如电泳法或色谱法）来鉴别不同类型的 GAG。

3. 酶学分析　除了成熟的红细胞外，IDS 蛋白存在于所有细胞中，可以在不同的细胞或体液中评价活性，如培养的皮肤成纤维细胞、白细胞、血浆和血清。一个或多个硫酸酯酶的活性需与 IDS 活性一起检测，以排除多种硫酸酯酶缺乏症（OMIM # 272200）。大多数 MPS Ⅱ 患者没有残留的 IDS 活性，而一些轻型患者相对于健康人有 0.2%～2.4% 的酶活性。

4. 基因检测　基因检测可显示特异性致病变异。了解基因型还可能有助于评估患者是否严重受累。可以通过一代测序方法直接检测 IDS 基因变异。IDS 基因存在假基因，因此在检测时需要鉴别假基因干扰。必要时阵列 CGH（比较基因组杂交）分析可以检测 IDS 基因的大缺失和（或）重复。也可用二代测序方法检测，尤其是不具有典型临床特征的患儿。

【诊断和鉴别诊断】

如果儿童有粗陋面容、肝脾大和骨病，伴或不伴 CNS 异常，应疑诊 MPS Ⅱ。对于在病程早期就诊的患者，可能需要进行全面的生化评估。测定尿液 GAG 浓度、用电泳法或色谱法分离 GAG，以及分析寡糖可以确定 MPS 类型，还能发现鉴别诊断中的寡糖贮积病和其他贮积病。确诊需要测酶活性，通常取外周血白细胞测定。

【治疗】

1. 对症治疗　MPS Ⅱ 的大多数治疗方法都是针对并发症治疗。可改善患者生存质量，但无法防止不可避免的功能衰退。

2. 酶替代疗法（ERT）　用重组人艾杜糖醛酸硫酸酯酶（idursulfase）治疗 MPS Ⅱ 在全世界许多国家已获准批准 [3, 4]。idursulfase 的给药方案为 0.5mg/kg，每周静脉输注 1 次。但由于 ERT 的药物不能穿过血脑屏障，因此不能改善神经系统进展，因此建议尽早使用。目前改善的鞘内注射方法及改良的可穿透血脑屏障的替代酶已进入临床试验。

3. 造血干细胞移植（HSCT）　HSCT 可以挽救 MPS Ⅱ 患者的生命，提高其生活质量，尤其对于神经系统未受累的患者。因此，2017 年，中华医学会儿科学分会血液学组发表了 HSCT 治疗 MPS 的专家共识，并提出该治疗方案目前仍是我国提供给患者的一种治疗方式。但进一步改善移植方案，降低其发病率 / 死亡率的风险，仍是目前需要解决的问题 [4]。

4. 其他治疗　包括基因治疗、底物还原治疗及分子伴侣治疗目前都在研究及临床试验中。

（李晓侨　巩纯秀）

【参考文献】

[1] Mmichaud M, Belmatoug N, Catros F, et al. Mucopolysaccharidosis: A review. Rev Med Interne, 2020, 41(3):180-188 .

[2] Khan SA, Tomatsu SC. Mucolipidoses overview: past, present, and future. Int J Mol Sci, 2020, 21(18):6812.

[3] 中华医学会儿科学分会内分泌遗传代谢学组 . 黏多糖贮积症 Ⅱ 型临床诊断与治疗专家共识 . 中华儿科杂志 , 2021, 59(6):446-451.

[4] 巩纯秀 , 李晓侨 . 黏多糖贮积症 Ⅱ 型的诊断及治疗进展 . 医学研究杂志 , 2021, 50(6):1-5.

第三节　Danon 病

【概述】

Danon 病（OMIM#300257）是一种 X 染色体连锁显性遗传病，在 1981 年被首次报道 [1]。Nishino 等 [2] 发现 Danon 病源于编码 Ⅱ 型溶酶体相关膜蛋白（lysosome-associated membrane protein-2，LAMP2）基因的突变。临床特征性

表现主要包括重度心肌病、心电传导异常、轻度骨骼肌病、眼部异常（视网膜色素改变、晶体改变、近视）、不同程度的智力障碍和精神症状。

【流行病学】

Danon 病是一种罕见的遗传病，自 1981 年至今仅报道 500 余例[3]。随着基因检测技术的广泛提高，Danon 病的检出率有所提高，截至目前我国对该病的相关报道较少。据统计，男性的发病年龄介于数月龄至 45 岁，多见于 15 岁，部分患者可快速发展成严重的心力衰竭，常导致心搏骤停；女性的平均发病年龄比男性早 10 年左右，而且临床表现相对较轻[4]。根据 LAMP2 基因遗传特点，女性患者发病率应高于男性患者，但由于女性患者发病年龄较晚，病情进展不及男性患者迅速，故女性患者诊断率不高。有研究总结了 83 篇关于 Danon 病的文献，共包含 146 例患者，其中男性 90 例，女性 56 例，男性发病率高于女性[5]。不同性别和不同种族人群中该病的发病率可能存在差异，但暂无相关数据的具体统计。

【遗传学】

Danon 病是一种 X 连锁显性遗传的疾病，由位于 Xq24 的 LAMP2 基因发生致病突变所致。LAMP2 基因位于 X 染色体长臂 2 区 4 带（Xq24），基因组坐标为（GRCh38）：X:120428484-120469169，基因全长 40 686bp，包含 9 个外显子，编码 411 个氨基酸。在人类 LAMP2 基因经过不同的剪切最终生成 3 种亚型，即 LAMP2A、LAMP2B 和 LAMP2C，其中 LAMP2B 主要在心肌和骨骼肌等组织细胞的溶酶体膜上高表达。LAMP2 蛋白是一种高度糖基化的溶酶体膜内蛋白，其具体功能尚不明确，但目前发现致病的 LAMP2 基因有 110 多种不同的突变[3]，且此糖蛋白参与溶酶体酶的定位、自噬和溶酶体生物合成，同时作为一种转运受体协助蛋白质进入溶酶体（如参与溶酶体胆固醇和甘油三酯的代谢）[6]。

【发病机制】

编码 LAMP2 的基因突变导致 Danon 病的

主要发病机制包括三部分[7]：自噬小体的自体吞噬功能缺失、溶酶体与靶细胞器融合过程障碍和细胞器运动力丧失。编码 LAMP2 的基因突变后，自噬小体的降解速率下降。溶酶体膜蛋白主要包括 LAMP1 和 LAMP2 两种组成成分，LAMPs 的缺失，尤其是 LAMP2 表达的缺失选择性地阻断了非氧依赖的、以溶酶体为中心的杀菌途径。LAMP2 还可以通过使溶酶体和自噬小体的运动力减低，导致自噬小体的成熟障碍。以上机制造成自噬小体和糖原在心脏和骨骼肌等多种组织内发生沉积，从而致病。

【临床表现】

Danon 病的临床表型异质性高，患者可终身无任何临床症状，也可突发心源性猝死，症状为全身多系统损害，其中以肥厚型心肌病、骨骼肌疾病和智力障碍三联征为主要临床表现，还可出现视网膜病变[8]、肝脾大、呼吸道疾病、肾功能异常、高足弓畸形、视力减退及自闭症等。男性症状通常比女性严重。

1. 心肌　Danon 病在心脏方面的临床表现各不相同，肥厚型心肌病是此类疾病最常见的心肌病类型（尤其是男性），同时也可以是此类疾病的唯一表现。84%～96% 的男性患者患有肥厚型心肌病，4%～12% 表现为扩张型心肌病，而在女性患者中出现肥厚型心肌病与扩张型心肌病并无差异[5]。男性患者以肥厚型心肌病为主要表现时常提示预后欠佳。

2. 骨骼肌　骨骼肌病变常出现在颈肌和肩胛带肌群，远端肌肉也可出现，表现为肌肉无力、运动不耐受，严重者可表现为肌肉萎缩和运动能力丧失。

3. 中枢系统　Danon 病相关的智力障碍可表现为感知速度减慢、注意力分散、言语能力差、情绪不稳定、自控力差等[9]。一部分患者可出现轴索损害，重者表现为腓骨肌肉萎缩样的多发性周围神经病。

4. 视网膜　60%～70% 的 Danon 患者有黄斑病变、毛细血管萎缩和严重的色觉障碍等视网膜病变[4]。男性患者周围视网膜色素基本丧失，中心视敏度可有中等程度的下降，而女性周围视网膜色素有斑点状阴影，中心视敏度基本正常。

5. 心律失常　心律失常在 Danon 患者中也很常见，常表现为预激综合征。疾病后期还常合并室性心律失常，此外还有心房颤动、心房扑动、房室传导阻滞、异常 Q 波等[4]。恶性心律失常为 Danon 患者死亡的主要原因之一。Boucek 等[10]在一项纳入 145 例 Danon 病患者的研究中总结如下，预激综合征在男性 Danon 患者中达 68%，在女性患者中达 27%。1 例被诊断为 Danon 病的男性患者，在 8 岁时被诊断为预激综合征，但逐步发展为心房颤动，在 14 岁时发生心源性猝死[11]。

【实验室检查】

1. 常规实验室检查　肌酸激酶（creatine kinase，CK）常呈数倍或数十倍升高。此外，谷草转氨酶［GOT，又称天冬氨酸转氨酶（aspartate aminotransferase，AST）］、谷丙转氨酶［GDT，又称丙胺酸转氨酶（alanine aminotrans ferase，ALT）］、乳酸脱氢酶（lactate dehydrogenase，LDH）均可升高。

2. 心电图及相关影像学检查　心电图早期可能正常，随病情进展最常见的表现为预激综合征，伴有肥厚型心肌病时可有巨大 T 波倒置或双向、左心室高电压。此外，还可有三度房室传导阻滞、心房颤动、异常 Q 波等表现。心脏超声可见左心室室壁及室间隔对称性增厚，室壁运动幅度减低。

3. 活检　心内膜心肌活检时光镜下可见心肌细胞空泡变性，心肌细胞异常肥大，伴有显著的间质纤维化，电镜超微结构观察空泡内容物，为线粒体、内质网、脂褐素颗粒或是糖原颗粒，有助于明确诊断。肌电图提示肌病改变，肌肉活检显示骨骼肌细胞胞质内有过碘酸雪夫染色（pexiodic acid-schiff，PAS）及酸性磷酸酶阳性囊泡（年幼患儿中可能不存在此类囊泡[12]），电镜超微结构显示溶酶体内有较多糖原颗粒。

4. 基因检测　发现 *LAMP2* 基因致病性突变。

【诊断和鉴别诊断】

1. 诊断　Danon 病没有标准的诊断指南，*LAMP2* 基因检测是诊断和排除此病的金标准[7]。由于 Danon 病的骨骼肌及智力障碍等其他表现多不典型，患者可能仅表现为单纯心肌肥厚，故建议无论有无家族史，肥厚型心肌病患者均应进行血清 CK、AST、ALT、LDH 检测，以及心电图、肌电图、神经系统等方面的检查，以避免 Danon 病的漏诊。

2. 鉴别诊断

（1）特发性肥厚型心肌病（hypertrophic cardiomyopathy，HCM）：为常染色体显性遗传病，是由编码心肌肌小节收缩体系相关蛋白的基因突变所致，病理表现为心肌细胞肥大、细胞排列紊乱和心肌纤维化，其病理改变以非对称性室间隔肥厚为主要特点，但无骨骼肌和神经系统病变等多系统改变，且无 *LAMP2* 基因突变。Danon 心肌病与特发性 HCM 的临床表现相似，但两者的遗传方式、疾病进展及预后完全不同。

（2）PRKAG2 综合征：是常染色体显性遗传病，由编码腺苷一磷酸活化蛋白激酶（AMP-activated protein kinase，PRKAG2）的基因 *PRKAG2* 突变导致。影响糖的摄取、储存和利用，导致糖原贮积在心肌。表现为进行性心脏传导功能障碍、心室预激、心肌肥厚及心肌细胞糖原过量沉积[13-15]，大部分患者没有心脏外表现。

（3）Pompe 病：常染色体隐性遗传病，由于 α-葡萄糖苷酶（α-GAA）活性的降低或缺乏，导致溶酶体内糖原异常贮积于多个组织器官，以心、肝、骨骼肌损害为主。婴儿型发病早，以心肌肥厚和肌无力为主要表现，疾病进展迅速，死亡率高。晚发型多在 1 岁后出现症状，表现为进行性近端肌无力和逐渐出现的呼吸肌受累，较少累及心脏。该病病理改变与 Danon 病类似，可通过检测 GAA 活性及基因测序来鉴别诊断。

（4）Fabry 病：X 染色体隐性遗传病，男性多见，由 α- 半乳糖苷酶 A（GLA）基因突变引起。典型临床表现为发作性的肢体疼痛、皮肤血管角质瘤、眼部症状，青年时期就出现肾功能不全，伴有心脏、胃肠道等多系统损害。光镜下可见心肌细胞肥大和空泡化，甲苯胺蓝染色显示心肌细胞胞质中易染物质堆积。电镜下可见空泡是髓鞘样体的堆积[16]。可通过 GLA 活性检测、病理检查和基因检测进行鉴别诊断。

（5）过度自噬 X 连锁肌病（x-linked myopathy with excessive autophagy，XMEA）：致病基因定位于 Xq24，是由 VMA21 基因突变导致膜攻击复合物 c5b-9 大量沉积于肌纤维表面引起的遗传性肌病，其肌肉病理改变也与 Danon 病类似，但 XMEA 无心脏和智力损害表现。

（6）线粒体肌病：线粒体功能异常肌病均为多系统受累，心脏受累以肥厚型心肌病和传导系统障碍常见。常伴血乳酸水平异常升高，光镜可见空泡变性。电镜超微结构可见线粒体数量、形态异常，线粒体体积增大、变形，嵴排列异常、脱落或溶解。

（7）淀粉样变性心肌病：纤维淀粉样前体蛋白沉积于心肌间质而致心肌肥厚，且合并多系统异常。心电图的特点是心肌厚度与心电图高电压程度不符，病理特点是心肌细胞不肥大，甚至出现萎缩，心脏延迟增强 MRI 检查可表现为心肌弥漫性或心内膜下环形延迟强化并向邻近的心肌扩展。

【治疗】

由于 Danon 病的罕见性及临床异质性，相关的研究有限。目前并没有特效的治疗药物，通常是基于临床症状的对症治疗。对于出现心力衰竭等严重症状的患者，心脏移植能够提高其生存率[17]。其中一项研究纳入不同医院的 38 例心脏移植患者（男性 19 例，女性 19 例），移植中位年龄为 20 岁，5 年生存率约为 87%[18]。对于伴有恶性心律失常的患者，可采用埋藏式心律转复除颤器（ICD）治疗，但其应用的有效性及安全性尚未得到广泛认可。基因治疗与干细胞移植治疗有望成为 Danon 病的有效治疗方法。

Danon 病的预后主要取决于心脏损伤的严重程度，与典型的特发性肥厚型心肌病不同，该病引起的心肌病预后极差。

【遗传咨询】

该病的遗传方式为 X 连锁显性遗传，男性和女性均可发病。对高危家庭进行遗传咨询及产前筛查有助于该病的预防。成年女性患者（或无症状的致病基因携带者）子代患病风险为 50%。男性患者通常起病较早，病情较重，其子代女孩患病风险为 100%，男孩正常。

【预防】

该病目前尚无有效的预防措施，生育过该病患儿的家长，建议再次生育时进行产前诊断。

（田芝瑜　甄　珍　袁　越）

【参考文献】

［1］Danon MJ, Oh SJ, Di Mauro S, et al. Lysosomal glycogen storage disease with normal acid maltase. Neurology, 1981, 31(1):51-57.

［2］Nishino I, Fu J, Tanji K, et al. Primary LAMP-2 deficiency causes X-linked vacuolar cardiomyopathy and myopathy (Danon disease). Nature, 2000, 406(6798):906-910.

［3］Cenacchi G, Papa V, Pegoraro V, et al. Review: Danon disease: Review of natural history and recent advances. Neuropathol Appl Neurobiol, 2020, 46(4):303-322.

［4］López-Sainz Á, Salazar-Mendiguchía J, García-Álvarez A, et al. Clinical findings and prognosis of Danon disease. An analysis of the Spanish multicenter Danon registry. Rev Esp Cardiol (Engl Ed), 2019, 72(6): 479-486.

［5］Brambatti M, Caspi O, Maolo A, et al. Danon disease: gender differences in presentation and outcome.Int J Cardiol, 2019, 286:92-98.

［6］ Gu J, Geng M, Qi M, et al. The role of lysosomal membrane proteins in glucose and lipid metabolism. FASEB J, 2021, 35:e21848.

［7］ 蔡迟，樊朝美 . Danon 病临床研究进展 . 心血管病学进展 , 2012, 33 (1):39-42.

［8］ Meinert M, Englund E, Hedberg-Oldfors C, et al. Danon disease presenting with early onset of hypertrophic cardiomyopathy and peripheral pigmentary retinal dystrophy in a female with a de novo novel mosaic mutation in the LAMP2 gene. Ophthalmic Genet, 2019, 40 (3):227-236.

［9］ Yardeni M, Weisman O, Mandel H, et al. Psychiatric and cognitive characteristics of individuals with Danon disease (LAMP2 gene mutation). Am J Med Genet A, 2017, 173 (9): 2461-2466.

［10］ Boucek D, Jirikowic J, Taylor M. Natural history of Danon disease. Genet Med, 2011, 13 (6):563-568.

［11］ D'souza RS, Mestroni L, Taylor MRG. Danon disease for the cardiologist:case report and review of the literature. J Community Hosp Intern Med Perspect, 2017, 7 (2):107-114.

［12］ Taylor MRG, Ku L, Slavov D, et al. Danon disease presenting with dilated cardiomyopathy and a complex phenotype. J Hum Genet, 2007, 52(10):830-835.

［13］ Marston S, Copeland O, Jacques A, et al. Evidence from human myectomy samples that MYBPC3 mutations cause hypertrophic cardiomyopathy through haploinsufficiency. Circ Res, 2009, 105(3):219-222.

［14］ Finsterer J. An update on diagnosis and therapy of metabolic myopathies. Expert Rev Neurothe, 2018, 18(12): 933-943.

［15］ Niyazov D，Lara DA. Improvement in cardiac function with enzyme replacement therapy in a patient with infantile-onset pompe disease. Ochsner J, 2018, 18(4):413-416.

［16］ Takemura G, Kanamori H, Okada H, et al. Ultrastructural aspects of vacuolar degeneration of cardiomyocytes in human endomyocardial biopsies. Cardiovasc Pathol, 2017, 30:64-71.

［17］ Oren D, Chau P, Manning M, et al. Heart transplantation in two adolescents with Danon disease. Pediatr Transplant, 2019, 23 (2):e13335.

［18］ Hong KN, Battikha C, John S, et al. Cardiac transplantation in Danon disease. J Card Fail, 2022, 28:664.

第四节　　Barth 综合征

【概述】

Barth 综合征（Barth syndrome，BTHS，OMIM＃302060）是一种罕见的 X 连锁隐性遗传的线粒体肌病，1983 年由 Barth 首先发现并报道。该病由位于 X 染色体上的 $tafazzin$（TAZ）基因突变引起，最常见的临床表现为心肌和骨骼肌病变、中性粒细胞减少及生长发育迟缓，多在婴儿期发病，但临床表现的变异性较大。

【流行病学】

BTHS 是一种罕见的 X 连锁隐性遗传病，发病率尚不清楚，目前全球已知的病例只有 230 ～ 250 例，流行率约为每百万新生儿中有 1 例，主要发生于男性[1]。在 Rigaud 等的一项研究中，发病率约为 1.5/1 000 000[2]，目前我国尚未统计该病的发病率、生存率及累计死亡率。

【遗传学】

BTHS 由位于 X 染色体长臂 2 区 8 带（Xq28）的 TAZ 基因突变所引起，TAZ 在心肌和骨骼肌中高度表达。根据生物信息学预测，TAZ 属于一个由参与磷脂生物合成和（或）重塑的酰基转移酶组成的超家族。TAZ 基因组序列中约 45% 由穿插重复序列（LINES、SINES）表示，其中 75% 为 Alu 序列[3]。该基因产生 4 种主要的 mRNA 剪接变体[4]。点突变（替换、截断）、缺失和重复已被确定为致病因素。在 90% 以上的病例中，点突变与疾病有关。BTHS 极少可能是由 X 染色体微缺失所致[5]。作为选择性剪接的结果，产生了各种不同的 mRNA（例如，典型参考序列，外显子 5 或 7 的缺失，或两者均缺失）[6]。TAZ 变异体导致 TAZ 蛋白功能丧失。几乎只有半合子男性受到影响。受影响的男性表现出完全外显，但表现力不同。没有种族或种族偏好，在世界各地都有发生。由于 *TAZ* 位于 X 染色体上，该病的传播遵循 X 连锁遗传特征。

【发病机制】

BTHS 的致病机制是 *TAZ* 基因突变导致 *TAZ* 蛋白缺失、心磷脂（cardiolipin，CL）重构障碍及中间型的单体可溶心磷脂（monolyso-cardiolipin，MLCL）累积，影响线粒体的结构及线粒体电子传递链的稳定性，导致呼吸链功能障碍、广泛的线粒体畸变和超微结构肌肉损伤[7]，从而产生一系列临床表现。其中，心肌和骨骼肌等组织耗氧明显，而肝脏和肾脏等组织受累较少[8]。但 BTHS 中由 *TAZ* 基因突变引起中性粒细胞减少的具体病理机制仍不明确[9]。

【临床表现】

BTHS 临床表现多样，缺乏特异性，最常见的临床表现为心肌和骨骼肌病变、中性粒细胞减少、生长发育迟缓及 3- 甲基戊二酸（3-MGCA）尿排泄增加，多在婴儿期发病，但临床表现的变异性较大。具体表现如下。

1. 心肌病　是 BTHS 最常见的临床表现，多在婴儿期发病，尤其以 6 月龄前起病多见。可以有不同的病理表型，其中以扩张型心肌病、心内膜弹力纤维增生症和左室心肌致密化不全（left ventricular noncompaction，LVNC）多见[10]，少部分可表现为肥厚型心肌病，心力衰竭常为此类患儿死亡的常见原因。因此对于男性心肌病患儿，尤其是发病年龄较小且合并左心室心肌致密化不全时，应重视 BTHS 的筛查。BTHS 综合征还可合并心律失常和心源性猝死。

2. 骨骼肌病　主要表现为近端肌无力和运动发育迟缓。BTHS 的肌病在儿童期通常是非进展性的，或仅有轻微进展[8]。肌肉无力可能与运动里程碑延迟有关，表现为坐起延迟（66%）或走路学习延迟（72%）[11]。BTHS 的运动不耐受不仅可归因于肌病，还可归因于心脏受累或肌肉耗氧量受损[11]。

3. 中性粒细胞减少症　在 BTHS 患者中较为常见，机制暂不明确，患儿中性粒细胞通常呈持续性或间歇性减少，也可完全正常。临床上必须高度警惕，可能是继发细菌感染和继发性脓毒症的病因。

4. 3- 甲基戊二酸（3-MGCA）尿　BTHS 患儿多有 3-MGCA 蓄积，常有游离肉碱的消耗、降低。

5. 生长迟缓　BTHS 患儿多伴有生长发育迟缓，部分患儿甚至有宫内发育迟缓。生长迟缓的部分原因可能是喂食问题，50% ～ 70% 的患者会出现喂食问题[12]。BTHS 患者在青春期前通常有生长发育落后，但在青春期后有一个追赶生长的过程，尤其是在身高方面。

6. 认知障碍　BTHS 患者的智力通常轻度下降。视觉和阅读技能与年龄相符，但数学和选择性视觉空间技能的表现低于平均水平。

7. 畸形[13]　其特征性的面部外观为额头高而宽、脸圆、面颊丰满、下颌突出、耳朵大或眼睛深陷。这种现象在整个儿童期持续存在，并在青春期退化。部分患者可能出现马蹄内翻足，提示产前肌病发作。

【实验室检查】

1. 超声心动图/心脏磁共振成像（MRI）　超声心动图或心脏 MRI 形式进行的常规无创成像应作为常规管理的一部分，以评估心肌功能、心室大小和壁厚，以帮助确定适当的治疗方法。可有左心室（left ventricular，LV）收缩功能降低，LV 质量增加，LV 舒张末期内径增加等扩张型心肌病表现或 LVNC。特征是左心室小梁形成并伴有相关的室壁运动异常。

2. 心电图、动态心电图　心电图上可表现为室性或房性心律失常、复极化异常及 QT 间期延长。

3. 常规实验室检查　尿中 3- 甲基戊烯二尿酸较正常水平升高 5 ～ 20 倍提示 BTHS 可能，但是该指标的特异性较低，在其他先天性代谢性疾病患者中也可升高，并且有些患儿尿中 3-MGCA 也可处于正常水平或仅轻微升高。血液氨基酸及酯酰肉碱谱分析、线粒体功能检查、基因检测可出现相应上述表型异常。

【诊断和鉴别诊断】

1. 诊断　BTHS 的诊断主要基于临床表现、有机酸分析和基因检测。采用高效液相色谱 - 质谱法测量皮肤成纤维细胞、肌肉组织或外周血中 MLCL 与四亚油酰心磷脂（tetralinoleoyl cardiolipin, TLCL）比值是诊断 BTHS 综合征的有效方法之一 [14]。

2. 鉴别诊断

（1）DCM 伴共济失调（dilated cardiomyopathy with ataxia，DCMA）综合征：是一种常染色体隐性 BTHS 样疾病，由 *DNAJC19* 基因的纯合突变引起。男性和女性均受影响，高发病率的类型为早发性 DCM 合并 QTc 间隔延长的非压实性心肌病、骨骼肌病、微细胞性贫血、非进展性小脑性共济失调、睾丸发育不良、生长衰竭和 3-MGCA 尿。中性粒细胞减少症尚未报道。

（2）MEGDEL 综合征：是一种常染色体隐性遗传病，由丝氨酸活性位点含蛋白 1（*SERAC1*）基因突变所致。临床表现为 3-MGCA 尿症、精神运动迟缓、肌肉张力减退、感音神经性耳聋和脑磁共振成像中的 Leigh 样病变。

（3）Costeff 综合征：是一种常染色体隐性遗传（*OPA3* 变异体）疾病，在儿童时期表现为视神经萎缩、共济失调、舞蹈症和痉挛性瘫痪。

（4）其他：遗传性心肌病（包括常染色体显性型、常染色体隐性型、X 连锁型和线粒体型），内分泌或代谢性扩张型心肌病，营养性心肌病（包括维生素 B_1、硒、肉碱和维生素 D 缺乏症），特发性线粒体疾病，周期性或特发性中性粒细胞减少症。

【治疗】

目前没有彻底治愈 BTHS 的方法，主要是根据临床表现对症治疗。

1. BTHS 合并心力衰竭　采用常规的抗心力衰竭药物治疗可以使部分患者的心功能得到改善，但对于严重或难治性心力衰竭仍需要心脏移植。建议对所有患者进行心律失常的长期监测。如果发现室性心律失常或晕厥等症状，应进行额外检查并考虑放置 ICD。心脏移植的主要风险包括由心室内形成血栓而引起的脑卒中和中性粒细胞减少症加重的感染。

2. 有症状性中性粒细胞减少症　通常用皮下粒细胞集落刺激因子（G-CSF）和预防性抗生素联合治疗。G-CSF 的开始剂量通常为 $2 \sim 3\mu g/kg$，之后可根据患者中性粒细胞减少、相关感染和药物反应的严重程度调整剂量。其目的是提高中性粒细胞计数的平均值，而不是永久地使其正常化——因为试图达到后者可能导致严重的中性粒细胞增多。预防性抗生素经常用于降低严重感染的风险，特别是间歇中性粒细胞减少但不接受 G-CSF 的男孩。

【遗传咨询】

受影响的成年人、成年女性携带者和有可能成为携带者的群体可进行遗传咨询。在携带 *TAZ* 基因突变风险的孕妇中，产前诊断很有必要。患者可在体外受精过程中，也可在胚胎植入前诊断该病。该病为 X 连锁隐性遗传疾病，因此携带 *TAZ* 基因突变的女性生育男性患儿的风险为 50%。携带 TAZ 基因突变的男性会受到影响，携带 *TAZ* 基因突变的女性是未受影响的携带者。同时，携带 TAZ 基因突变的男性会将突变遗传给他的所有女儿，但不会遗传给他的儿子。但极少数情况下，在家庭中存在不止一位男性患者，而在他们母亲的血液中却未检测到突变。此时，应考虑母亲存在生殖系嵌合体，进一步检测生殖细胞突变状态，以便评估其他后代的遗传风险 [2, 15, 16]。如果只有一个受影响的男性患者，其母亲可能携带 *TAZ* 基因突变，若母亲未携带 *TAZ* 基因，则可能为该患者的新生突变 [4]。此外，由于女性 X 染色体具有非偏倚性失活特点，女性携带者也可能会表现出轻微症状。因此，对于具有症状的女性携带者，可能需要进一步进行 X 染色体失活实验。

【预防】

该病目前尚无有效的预防措施。若家庭中有成员确诊该病，在女性妊娠之前，应尽早行胎盘绒毛或羊水分析，通过产前诊断阻断传播的遗传风险，降低该病发生率。

（许叶琼 甄 珍 袁 越）

【参考文献】

［1］ Miller PC, Ren M, Schlame M, et al. A Bayesian analysis to determine the prevalence of Barth syndrome in the pediatric population. J Pediatr, 2020, 217:139-144.

［2］ Rigaud C, Lebre AS, Touraine R, et al. Natural history of Barth syndrome: a national cohort study of 22 patients. Orphanet J Rare Dis, 2013, 8:70.

［3］ Ferri L, Donati MA, Funghini S, et al. New clinical and molecular insights on Barth syndrome. Orphanet J Rare Dis, 2013, 8:27.

［4］ Kirwin SM, Manolakos A, Barnett SS, et al. Tafazzin splice variants and mutations in Barth syndrome. Mol Genet Metab, 2014, 111(1):26-32.

［5］ Singh HR, Yang Z, Siddiqui S, et al. A novel Alu-mediated Xq28 microdeletion ablates TAZ and partially deletes DNL1L in a patient with Barth syndrome. Am J Med Genet A, 2009, 149A(5): 1082-1085.

［6］ Vaz FM, Houtkooper RH, Valianpour F, et al. Only one splice variant of the human TAZ gene encodes a functional protein with a role in cardiolipin metabolism. J Biol Chem, 2003, 278(44): 43089-43094.

［7］ Borna NN, Kishita Y, Ishikawa K, et al. A novel mutation in TAZ causes mitochondrial respiratory chain disorder without cardiomyopathy. J Hum Genet, 2017, 62(5): 539-547.

［8］ Clarke SL, Bowron A, Gonzalez IL, et al. Barth syndrome. Orphanet J Rare Dis, 2013, 8: 23.

［9］ Aprikyan AA, Khuchua Z. Advances in the understanding of Barth syndrome. Br J Haematol, 2013, 161(3):330-338.

［10］ Ikon N, Ryan RO. Barth syndrome: connecting cardiolipin to cardiomyopathy. Lipids, 2017, 52 (2): 99-108.

［11］ Spencer CT, Byrne BJ, Bryant RM, et al. Impaired cardiac reserve and severely diminished skeletal muscle O_2 utilization mediate exercise intolerance in Barth syndrome. Am J Physiol Heart Circ Physiol, 2011, 301(5):H2122-H2129.

［12］ Reynolds S, Kreider CM, Meeley LE, et al. Taste perception and sensory sensitivity: Relationship to feeding problems in boys with Barth Syndrome. J Rare Disord, 2015, 3(1): 1-9.

［13］ Hastings R, Steward C, Tsai-Goodman B, et al. Dysmorphology of Barth syndrome. Clin Dysmorphol, 2009, 18(4): 185-187.

［14］ Houtkooper RH, Rodenburg RJ, Thiels C, et al. Cardiolipin and monolysocardiolipin analysis in fibroblasts, lymphocytes, and tissues using high-performance liquid chromatography-mass spectrometry as a diagnostic test for Barth syndrome. Anal Biochem, 2009, 387(2): 230-237.

［15］ Chang B, Momoi N, Shan L, et al. Gonadal mosaicism of a TAZ (G4.5) mutation in a Japanese family with Barth syndrome and left ventricular noncompaction. Mol Genet Metab, 2010, 100(2): 198-203.

［16］ Momoi N, Chang B, Takeda I, et al. Differing clinical courses and outcomes in two siblings with Barth syndrome and left ventricular noncompaction. Eur J Pediatr, 2012, 171(3):515-520.

第五节　淀粉样变性心肌病

【概述】

淀粉样变性心肌病（cardiac amyloidosis, CA）是由错误折叠的纤维淀粉样前体蛋白沉积于心脏组织所致。其有两个常见亚型：免疫球蛋白轻链型 CA（AL-CA）和转甲状腺素蛋白型 CA（ATTR-CA）。ATTR-CA 可进一步根据有无基因突变分为遗传型 ATTR-CA（hATTR）和野生型 ATTR-CA（wtATTR）。CA 早期诊治至关重要，患儿常因延误诊治而使预后显著恶化[1]。

【流行病学】

CA 的实际发病率和患病率尚不明确。核素显像发现有约 13% 的射血分数保留型心力衰竭患儿、16% 的经导管主动脉瓣置换术治疗的严重主动脉瓣狭窄患儿，以及 5% 的肥厚型心肌病患儿最终被诊断为 ATTR-CA。心脏组织也能检测出其他淀粉样前体蛋白，但极为罕见和（或）缺乏临床表现。超过 50% 的 AL-CA 累及心脏，预后差。与 AL-CA 相比，ATTR-CA 临床症状通常较轻，左室射血分数（left ventricle ejection fraction，LVEF）较低[2]。

【遗传学】

AL-CA 患者最常见的细胞遗传机制是染色体畸变，涉及 14q32 染色体上 IgH 重链基因座的易位，其中发生频率最高的为 t（11，14）[3]。研究数据显示，60%～90% 的 AL-CA 患者至少存在一条染色体异常，其中 50%～70% 存在 14 号染色体上的 IgH 位点易位。40%～60% 的 AL-CA 患儿的遗传异常为 t（11，14）[4-7]。ATTR-CA 为常染色体显性遗传（目前发现 120 余个突变）。淀粉样蛋白主要聚集在周围神经和其他脏器。由于基因型和表型的不同，临床表现及预后也不相同[8]。

【发病机制】

近年来认为 CA 的机制是蛋白质结构紊乱，其主要原因是细胞外蛋白质的折叠错误，使其在心肌的 β 片层纤维蛋白中发生沉淀，这与免疫、遗传、炎症等因素，以及甲状腺素转运蛋白基因（TTR）的致病性突变有关。

1. AL-CA AL 蛋白源于浆细胞单克隆群体产生的免疫球蛋白轻链 Kap（κ）或 Lambda（λ）片段，或是 κ 或 λ 轻链经巨噬细胞裂解产生的碎片，这些轻链片段或碎片的自身聚合或与其他成分如氨基聚糖、淀粉样蛋白 P 相互作用，即生成多聚纤维丝样结构。淀粉样蛋白以原纤维的形式沉积在多个器官的细胞外基质中，并在其中形成有害的蛋白质聚集体，导致细胞死亡和器官功能障碍[9]。

2. ATTR-CA 甲状腺素视黄质运载蛋白（transthyretin，TTR）是一种由 127 个氨基酸组成，相对分子质量为 5.598×10^4 的蛋白质，主要在肝脏中合成并转运甲状腺素和视黄醇结合蛋白（维生素 A）复合物，编码 TTR 的基因中的端粒突变引起罕见的系统性疾病，即遗传性 ATTR。由于这些突变导致 TTR 蛋白的四聚体结构解体并错误组装成不溶性淀粉样沉积物，多器官系统中淀粉样沉积物的累积导致进行性外周多发性神经病、心肌病、肾病和胃肠道功能障碍。未经治疗且出现并发症的患儿预期寿命为 3～15 年[10]。ATTR 中最常见的两个基因突变是 Val30Met 和 Val122Ile，临床表现因突变的不同而异。Val30Met 在欧洲和日本最常见，主要是神经病变表型；而 Val122Ile 主要是心脏表型，几乎全部在非洲裔黑种人男性中发现。其他几种基因突变与混合（神经病变和心肌病）表型有关[11]。

【临床表现】

1. 心脏相关临床表现

（1）左心心力衰竭症状：主要表现为呼吸困难、端坐呼吸、阵发性夜间呼吸困难；右心心力衰竭症状：水肿和（或）腹水、肝大、运动不耐受、腹胀和早饱、严重疲劳或两者兼有。晕厥和直立性头晕常见[2]。

（2）高血压患儿无明显诱因出现血压减低。

（3）快速性心律失常：主要表现为心房颤动或心房扑动。也可出现室性心律失常[2]。

2. 心外表现

（1）自主神经异常：主要包括直立性低血压、胃肠道表现［如腹泻和（或）便秘］、出汗异常等。

（2）周围神经病变：为 hATTR 型的主要表现，典型表现是双侧感觉/运动多发性神经病，始于下肢并逐渐向上发展。腕管综合征非常常见，且多为双侧。ATTR 患儿腕管综合征可早于心脏表现出现。

（3）AL 型特征性心外表现：包括自发性出血或淤伤（通常在眼眶周围区域），软组织受累表现如巨舌症、肾功能不全和肾病综合征。

（4）肾脏受累：通常在 ATTR 中不具有典型意义，而慢性肾脏病变通常是心功能不全发展的结果[2]。

【实验室检查】

1. 心电图 QRS 低电压（尤其是肢体导

联低电压）和假性心肌梗死图形，敏感度较低，而临床更为常见的是心电图低电压和心脏影像学左心室室壁厚度增加的不匹配组合。心电图显示左心室肥厚并不能排除 CA。其他非特异性表现包括心房颤动、传导系统病变和室性期前收缩[12]。

2. 实验室检查　CA 患儿的血清心脏生物标志物如肌钙蛋白和 BNP/NT-proBNP 通常持续升高，且升高程度常与心力衰竭严重程度不成比例[12]。

3. 超声心动图　左心室腔正常或较小、左右心室室壁厚度和心脏瓣膜厚度增加、舒张功能障碍及少量心包积液。在排除其他病因的情况下，左心室室壁厚度 > 1.2cm 需进一步检查并排除浸润性疾病。该病患者左心室室壁增厚通常是对称的，但也有不对称的报道。LVEF通常正常，也可降低。舒张功能多为异常，而限制性异常多见于疾病晚期。超声斑点追踪显像检测如提示左心室整体纵向应变受损而心尖部正常，是比较特异性的表现，有助于鉴别CA 与其他导致左心室室壁增厚的疾病[13]。

4. 心脏磁共振（CMR）　该病的 CMR 典型表现为弥漫性透壁或心内膜下钆延迟强化显像（lategadolinium enhancement，LGE），平扫 T_1 时间增加，增强后 T_1 弛豫时间缩短且细胞外容积（extra cellular volume，ECV）增加。心内膜下 LGE 可能与 AL 型更相关，而透壁性 LGE 与 ATTR 型更相关[14]。相关指南建议对所有疑似 CA 的患儿进行超声心动图左心室纵向应变检查，或者 CMR 的 LGE 和 T_1 成像检查，以评估有无 CA 的特征，以及有无心力衰竭等其他病因[1]。

5. 血清 / 尿液蛋白电泳　包括免疫固定电泳和血清游离轻链（serum free light chain，sFLC）检查，以明确有无 AL-CA 或其他浆细胞异常病变。蛋白电泳阴性不能排除 AL-CA，因为可能不能检测到少量单克隆蛋白。如果检测到单克隆免疫球蛋白，特别是 sFLC 的 κ/λ 比值异常，则 AL-CA 的可能性增加。此外，

不存在浆细胞异常增殖疾病而存在慢性肾脏功能不全时，可能血中游离轻链均有升高，但 κ/λ 比值正常。意义不明的单克隆免疫球蛋白血症也常见于 wtATTR 患儿[2]。

6. 骨放射性示踪剂的核素显像术　阳性结果定义为心脏与骨摄取比较视觉评分 ≥ 2 级，或心脏与对侧肺摄取比值 ≥ 1.5，在无单克隆免疫球蛋白的情况下即可诊断 ATTR-CA，而无须进行组织活检。^{99m}Tc 标记的化合物，包括 3,3- 二膦基 -1,2- 丙二羧酸焦磷酸盐和羟基亚甲基二磷酸盐，即使是对早期疾病，诊断敏感度也非常高（图 5-2）。

7. 心内膜心肌活检　为 CA 诊断的金标准。在无创检查结果不明确或与临床表现不符时，需要进行心内膜心肌活检，并行质谱或免疫组织化学 / 免疫荧光法分析，以进行诊断和分型。心肌活检样本需行刚果红染色，偏振光显微镜观察淀粉样沉积物，若呈苹果绿双折射即可确诊。AL-CA 的诊断需要组织活检确认。筛查时若发现有单克隆免疫球蛋白的患儿，需行骨髓活检，以排除是否并发多发性骨髓瘤。如果心外部位（如腹壁脂肪、直肠、结肠或其他软组织）的活检结果为阳性并且伴有心脏受累的影像学证据，则不需要再行心内膜心肌活检即可诊断CA。临床受累器官直接活检敏感度最高[15]。

【诊断和鉴别诊断】

1. 诊断　超声心动图与心脏磁共振诊断CA 的标准见表 5-2。CA 诊断标准见表 5-3。

2. 鉴别诊断

（1）肥厚型心肌病：肥厚型心肌病患儿临床表现多变，可出现心电图异常，心脏超声可表现为左心室肥厚，严重的肥厚型心肌病也可导致心力衰竭相关症状，应注意鉴别。但肥厚型心肌病超声心动图无心尖纵向应变相对保留的特征表现，必要时完善心脏磁共振协助诊断。

（2）高血压相关左心室肥厚：长期高血压的患儿可出现代偿性左心室肥厚，应注意鉴别，但高血压患儿有明确高血压病史，同时患儿心脏磁共振的钆剂延迟增强情况与淀粉样变性心

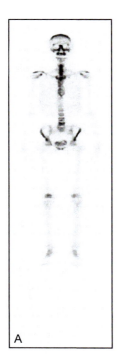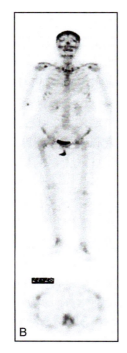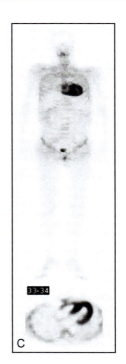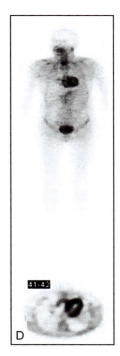

图 5-2　骨放射性示踪剂的核素显像术心脏摄取分级

0 级，心肌无示踪剂摄取，骨摄取正常；1 级，心肌摄取程度低于骨水平；2 级，心肌和骨摄取程度相似；3 级，心肌摄取程度大于骨摄取，骨摄取减少或消失

表 5-2　超声心动图与心脏磁共振诊断 CA 的标准[12]

超声心动图

无法解释的左心室厚度（≥ 12mm）+1 或 2

1. 特征性的超声心动图发现（a、b、c 中 2 项以上）

a. 2 级或更严重的舒张功能障碍

b. 组织多普勒 s'、e' 和 a' 波速度降低（< 5cm/s）

c. 全局性的左心室纵向应变减少（绝对值 < 15%）

2. 多参数超声心动图评分 ≥ 8 分，a ~ e 的总分

a. 相对左心室室壁厚（室间隔 + 后壁厚度）/ 左心室舒张末期直径 > 0.6　　　　3 分

b. 多普勒 E 波 /e' 波速 > 11　　　1 分

c. 三尖瓣环收缩期移位 ≤ 9mm　　　2 分

d. LV 整体纵向应变的绝对值 ≤ 13%　　　1 分

e. 收缩期纵向应变顶点与底点之比 > 2.9　　3 分

心脏磁共振

特征性的 CMR 发现（a 和 b 必须存在）

a. 弥漫性心内膜下或透壁性晚期钆增强

b. 钆的动力学异常

c. 细胞外容积 > 0.40%（强烈支持，但不是必要诊断）

表 5-3　CA 诊断标准[6]

侵入性检查	非侵入性检查（ATTR 型）
心肌活检淀粉样蛋白阳性或	心脏摄取骨放射性示踪剂的核素显像术 2 级或 3 级 且
心外活检呈淀粉样蛋白阳性 且	阴性血清游离轻链，阴性血清和尿液免疫固定 且
超声心动图 / 心脏磁共振标准 （参见表 5-2）	超声心动图 / 心脏磁共振标准（参见表 5-2）

肌病不同，完善心脏磁共振可以明确诊断。

（3）急性冠脉综合征：急性冠脉综合征患儿也可出现呼吸困难、休克、心力衰竭等表现，应考虑该病可能，但急性冠脉综合征患儿临床表现多为急性起病，且合并胸痛、惊恐、出汗等主要表现，可完善 CT 冠脉造影协助诊断。

（4）心内膜心肌纤维化：心内膜心肌纤维化患儿临床表现缺乏特异性，以心功能不全为主要表现，与淀粉样变性心肌病在胸闷、水肿、腹水等心功能不全等临床表现相似，应注意鉴别。但心内膜心肌纤维化患儿心肌活检表现为心肌肥大、心肌间纤维组织增生、Masson 三色染色阳性等，与淀粉样变性心肌病不同。

（5）法布里病：可出现胸痛、瓣膜功能障碍、左心室肥厚、心律失常、传导异常等临床表现，应注意鉴别，但法布里病为 X 连锁遗传溶酶体贮积症，可完善基因检测协助诊断。

【治疗】

CA 的治疗分为两大部分：①已受累靶器官的治疗，主要是心力衰竭和心律失常；②疾病缓解治疗，预防淀粉样蛋白进一步沉积。

1. 已受累器官的治疗

（1）心力衰竭和心律失常的治疗：CA 的病理生理最终进展为限制型心肌病，并伴有不同程度的自主神经功能障碍，导致 CA 患儿对常用心力衰竭治疗药物的耐受性差，如 β 受体阻滞剂、ACEI（血管紧张素转化酶抑制剂）和 ARB（血管紧张素 Ⅱ 受体阻滞剂），需谨慎

使用。地高辛和钙通道阻滞剂会增加局部毒性的风险，应避免使用。限钠和利尿仍是治疗心力衰竭的主要手段[13]。如果 CA 患儿的心力衰竭症状难以控制，对于因 CA 而致重度心力衰竭的患儿，如果没有明显的心外器官累及，并且预测疾病进展风险低和（或）疾病缓解治疗反应良好，可考虑进行心脏移植。肝移植可以阻止突变 ATTR 蛋白继续产生，是 hATTR 患儿的缓解疗法，已有联合或者先后进行心肝移植治疗 hATTR-CA 患儿的报道[16]。

（2）心律失常：在 CA 患儿中很普遍，且进展迅速，相当一部分患儿死于完全性房室传导阻滞，但尚不清楚起搏是否会改善生存率。如果 AL-CA 或 ATTR-CA 患儿发生心房颤动伴快速心室率，可小剂量使用 β 受体阻滞剂和谨慎使用地高辛控制心室率。不过这两者在淀粉样心肌病中的应用普遍存在风险。使用胺碘酮维持窦性心律的耐受性良好，无淀粉样变性相关的特殊副作用。导管消融治疗心脏淀粉样变患儿房性心律失常的经验有限[17]。目前证据尚不足以支持在不符合指南适应证的 CA 患儿中常规预防性置入起搏器。建议依据常规适应证置入 ICD 用于二级预防，用于一级预防时要个体化[2]。

2. 改善疾病进程及预防治疗

（1）氯苯唑酸：是一种口服 ATTR 稳定剂，可与 ATTR 四聚体结合并防止其解离为不稳定的致淀粉样物质单体。目前一般应用氯苯唑酸

治疗 NYHA Ⅰ～Ⅲ级的 ATTR-CA 患儿[18]。

（2）RNA 沉默剂：可防止肝脏产生 TTR 蛋白的 RNA 沉默剂包括伊诺特森（inotersen）和帕蒂西兰（patisiran）。其中 inotersen 是反义寡核苷酸，patisiran 是小干扰 RNA。目前一般应用 TTR RNA 沉默剂治疗 hATTR 伴多发性神经病患儿[2]。CA 的治疗暂无统一标准，仍需要多学科（特别是心脏和神经科）评估和个体化实施。目前其他有潜力的 CA 治疗药物包括二氟尼柳（diflunisal），多西环素与牛磺熊去氧胆酸（tauroursodeoxycholic acid，TUDCA）或熊去氧胆酸联用，表没食子儿茶素 3- 没食子酸酯（epigallocatechin 3-gallate，EGCG）等正处于研究阶段，尚无临床应用[2]。

【遗传咨询】

最近一项针对 AL-CA 患者（48 例）基因突变情况的研究[19]显示，AL-CA 患者中位突变负荷为每百万碱基 1.2 个，从突变的角度来看，AL-CA 的遗传状况相对较稳定，这也是其早期并不需要进行临床干预的一个重要原因，但如何选择恰当的干预时机仍存在争议。

由于 ATTR-CA 为常染色体显性遗传方式，杂合携带致病性突变的受影响个体的后代遗传风险为 50%，因此建议对具有家族史的家庭进行遗传咨询时，均应对其个体及亲属进行基因检测。由于发病年龄、临床外显率和进展取决于突变的具体情况，通常建议先评估等位基因携带者的外显效率。患病家庭成员（或其他具有相同突变的个体）发病年龄前 10 年左右，或一旦出现与淀粉样变相似症状时，应及时进行基因检测[12]。

【预防】

CA 预后差异很大，取决于亚型和心脏及心脏外的累及程度。肌钙蛋白和 BNP 水平是 AL-CA 和 ATTR-CA 生存率的最强预测指标。梅奥诊所已开发了一套基于心脏生物标志物的 AL-CA 分级系统，之后修订时又纳入 sFLC 水平，该系统已得到验证且广泛应用于危险分层，并用于筛选适合 ASCT 治疗的患儿。ATTR-CA

尚缺乏公认的分期预测系统。

建议定期复查 BNP/NT-proBNP 水平、超声心动图和 CMR，以监测 CA 患儿的心脏病进展和（或）对治疗的反应。多建议每 6 ～ 48 个月和（或）临床恶化时复查超声心动图或 CMR[2]。

（褚馨远　田芝瑜　甄　珍　袁　越）

【参考文献】

［1］Fine NM, Davis MK, Anderson K, et al. Canadian Cardiovascular Society/Canadian Heart Failure Society Joint Position Statement on the evaluation and management of patients with cardiac amyloidosis. Can J Cardiol, 2020, 36(3):322-334.

［2］潘小宏，马群超，田庄.《2020 年加拿大心脏淀粉样变性患儿评估和治疗的联合立场声明》解读. 心电与循环，2020, 39(4):321-325.

［3］Bochtler T, Hegenbart U, Cremer FW, et al. Evaluation of the cytogenetic aberration pattern in amyloid light chain amyloidosis as compared with monoclonal gammopathy of undetermined significance reveals common pathways of karyotypic instability. Blood, 2008, 111(9):4700-4705.

［4］Warsame R, Kumar SK, Gertz MA, et al. Abnormal FISH in patients with immunoglobulin light chain amyloidosis is a risk factor for cardiac involvement and for death. Blood Cancer J, 2015, 5(5):e310.

［5］Hammons L, Brazauskas R, Pasquini M, et al. Presence of fluorescent in situ hybridization abnormalities is associated with plasma cell burden in light chain amyloidosis. Hematol Oncol Stem Cell Ther, 2018, 11 (2):105-111.

［6］Ozga M, Zhao Q, Benson D Jr, et al. AL amyloidosis:the effect of fluorescent in situ hybridization abnormalities on organ involvement and survival. Cancer Med, 2021, 10(3):965-973.

［7］Muchtar E, Dispenzieri A, Kumar SK, et al. Interphase fluorescence in situ hybridization in untreated AL amyloidosis has an independent prognostic impact by abnormality type and treatment category. Leukemia, 2017, 31(7):1562-1569.

［8］何山，田庄，张抒扬. 转甲状腺素蛋白心脏淀粉

样变无创诊断的研究进展. 中华心血管病杂志, 2020, 48(4):276-279.

[9] Merlini G, Dispenzieri A, Sanchorawala V, et al. Systemic immunoglobulin light chain amyloidosis. Nat Rev Dis Primers, 2018, 4 (1):38.

[10] Gertz MA. Hereditary ATTR amyloidosis:burden of illness and diagnostic challenges. Am J Manag Care, 2017, 23(7Suppl):S107-S112.

[11] Hawkins PN, Ando Y, Dispenzeri A, et al. Evolving landscape in the management of transthyretin amyloidosis. Ann Med, 2015, 47(8): 625-638.

[12] Garcia-Pavia P, Rapezzi C, Adler Y, et al. Diagnosis and treatment of cardiac amyloidosis: a position statement of the ESC Working Group on Myocardial and Pericardial Diseases. Eur Heart J, 2021, 42 (16): 1554-1568.

[13] Maurer MS, Elliott P, Comenzo R, et al. Addressing Common Questions Encountered in the Diagnosis and Management of Cardiac Amyloidosis. Circulation, 2017, 135(14):1357-1377.

[14] Maceira AM, Joshi J, Prasad SK, et al. Cardiovascular magnetic resonance in cardiac amyloidosis. Circulation, 2005, 111 (2):186-193.

[15] Perugini E, Guidalotti PL, Salvi F, et al. Noninvasive etiologic diagnosis of cardiac amyloidosis using 99mTc-3,3-diphosphono-1,2-propanodicarboxylic acid scintigraphy. J Am Coll Cardiol, 2005, 46(6):1076-1084.

[16] Dubrey SW, Cha K, Anderson J,et al. The clinical features of immunoglobulin light-chain (AL) amyloidosis with heart involvement. QJM, 1998, 91(2):141-157.

[17] Tan NY, Mohsin Y, Hodge DO, et al. Catheter ablation for atrial arrhythmias in patients with cardiac amyloidosis. J Cardiovasc Electrophysiol, 2016, 27(10):1167-1173.

[18] Maurer MS, Schwartz JH, Gundapaneni B, et al. Tafamidis treatment for patients with transthyretin amyloid cardiomyopathy. N Engl J Med, 2018, 379(11):1007-1016.

[19] Huang XF, Jian S, Lu JL, et al. Genomic profiling in amyloid light-chain amyloidosis reveals mutation profiles associated with overall survival. Amyloid, 2020, 27(1):36-44.

第六节　蓬佩病

【概述】

蓬佩病（OMIM # 232300），又称为糖原贮积症Ⅱ型，是一种由缺乏酸性 α- 葡糖苷酶（acid alpha-glucosidase，GAA）所引起的罕见常染色体隐性遗传病，最早由荷兰病理学家 PJ Pompe 于 1932 年报道；根据发病年龄、临床表现可将其分为 2 类：婴儿型及晚发型，婴儿型以心肌病为主要表现，晚发型病变则主要累及骨骼肌。

【流行病学】

蓬佩病发病率与种族及地理分布有关，多项研究统计的发病率为 1∶300 000 ~ 1∶14 000；其中婴儿型在非裔美国人及中国人中发病率较高，而晚发型则多见于荷兰等地，推测总发病率约为 1∶40 000[1]。

【遗传学】

蓬佩病属于常染色体隐性遗传病，致病基因为编码酸性 α- 葡糖苷酶的 *GAA* 基因，包含 20 个外显子，其中 1 号外显子为非编码的，后 19 个外显子共同编码一个分子量为 105 kDa 的由 952 个氨基酸构成的蛋白质。目前该基因共报道约 558 种变异，其中 257 种具有致病性[2]。该基因突变的位点具有明显的种族和地域差异性：c.-32-13T > G 为高加索人种中的最常见突变，Arg854Term 突变常见于非裔美国人，而 Asp645Glu 突变则为中国台湾等地的最多见突变；此外，目前也已发现 Gly576Ser、Glu689Lys 等"假突变"，即此类突变仅降低 GAA 酶活性而不引起临床症状[1]。

【发病机制】

GAA 基因编码酸性 α- 葡糖苷酶，这一酶主要位于内质网膜上，参与细胞内糖原转化为葡萄糖的过程，*GAA* 基因突变可导致 GAA 酶活性减低或丧失，进而干扰糖原分解过程并使得糖原沉积于溶酶体内，导致溶酶体肿胀、细胞破坏等。由于各类肌细胞较其他细胞更依赖糖原供能，故骨骼肌、心肌及平滑肌细胞受累最为明显[2]。

【临床表现】

1. 婴儿型（infantile onset Pompe disease，IOPD） 此类型为蓬佩病的经典型，患儿出生后或数月大时即出现临床表现，以肥厚型心肌病为特征性表现，主要症状可包括心脏扩大、充血性心力衰竭、呼吸抑制、肌张力下降、喂养困难等，症状进展迅速，绝大多数患儿在1岁内因心肺功能衰竭死亡；另外，IOPD还存在一种不典型类型，此类型患儿同样在1岁内起病，但病变进展缓慢，心肌病表现不甚明显。

2. 晚发型（late onset Pompe disease，LOPD） 此类型的临床表现可见于任何年龄，通常无明显心肌受累表现，短期预后也较IOPD更好；主要表现为骨骼肌的进行性功能减退，近端下肢肌及椎旁肌肉最早出现受累表现，之后可逐渐累及膈肌及其他辅助呼吸肌。在某些病例中，膈肌受累可为最初的临床表现；随着病情逐渐进展，患者可出现运动能力下降、腰背部疼痛，当呼吸系统肌肉受累时，可有呼吸困难、睡眠时呼吸暂停、呼吸道感染、呼吸衰竭等症状；而消化系统肌肉受累较为罕见，如巨舌、肝大等；此外，部分LOPD患者也可有中枢神经系统受累表现，有研究发现，蓬佩病患者中血管病变及血管瘤的发病率均明显升高。这一类型患者最终多因呼吸衰竭而死亡，其预后取决于疾病进展速度、呼吸肌受累程度及有无其他合并症[3-5]。

【实验室检查】

1. 常规实验室检查 蓬佩病患者的血生化检查通常无特异性，部分患者可有肌酸激酶、丙氨酸氨基转移酶及天冬氨酸氨基转移酶的异常。

2. 心电图 蓬佩病作为一种继发性肥厚型心肌病，其心电图特点包括：①振幅高大的QRS波；②复极异常，在QRS波主波向上的导联，T波多数深而倒置，以下壁和左胸前导联为主；③短PR间期[6]。

3. 病理检查 蓬佩病肌肉免疫组化显示糖原弥漫性蓄积在溶酶体中，存在于体内各种组织中，尤其是心肌、骨骼肌和平滑肌。肌肉活检可在退化的肌细胞中见缩小的细胞核染色质，石蜡组织切片内可见HE染色肌纤维内空泡化。电镜下见糖原颗粒包裹于空泡内或散在肌质内，中枢神经系统细胞也有相似改变[3]。

4. 其他 此外，也有研究发现蓬佩病患者血涂片糖原（PAS染色）可见阳性，但这一结论仍需大数据支持[7]。

【诊断和鉴别诊断】

1. 诊断 蓬佩病的确诊主要依赖酶学检测及基因检查。对于怀疑蓬佩病的患者，组织细胞内GAA酶活性检测仍为目前的金标准之一，皮肤或肌肉活检均可作为组织细胞的来源，但各有利弊：前者创伤小，但用时长，可能延误诊断，后者虽检测速度快，但肌肉的选择及标本采集要求高，同时对于已出现严重心肺功能障碍的患者，还存在麻醉风险高等其他问题。近年来，干血片（DBS）法检测GAA酶活性的技术已逐渐成熟，其具有无创、快速等优势，不仅可作为新生儿常规筛查的手段，也可用于疑诊蓬佩病患者的初筛。

除酶学检测之外，基因检查在蓬佩病的诊断中也具有一定的重要性，尤其是对于患者家系内未知突变基因携带者的筛查。另外，对于LOPD患者，由于其残存GAA酶活性具有较高的异质性，有时也需依赖基因检查以明确诊断[1]。

2. 鉴别诊断 IOPD（表5-4）与LOPD（表5-5）因其临床表型不同，需与不同的疾病相鉴别[4,5,7]。

【治疗】

1. 酶替代治疗（enzymatic replacement therapy，ERT） 自2006年应用重组GAA酶治疗蓬佩病的ERT疗法问世，蓬佩病的预后得到了极大的改善，截至目前，唯一已投入临床应用的重组GAA酶为阿糖苷酶α[3,7-9]。对于IOPD患者，应用ERT疗法可减小心脏体积，维持心脏正常泵血功能，增强肌肉功能和力量，并减少糖原的蓄积，改善心功能及呼吸功能，延长预期寿命[3]。目前建议用法用量为静脉注射，每 2 周 20mg/kg。但部分患者在接受 ERT 期间，可产生针对重组 GAA 酶的自体中和免疫反应，影响治疗效果及预后，因此建议在接受 ERT 期间可同时应用免疫抑制剂；对于

LOPD 患者，目前仍不能明确 ERT 治疗能否缓解 LOPD 患者的骨骼肌症状，如疼痛等。此外，对于无临床表现的 LOPD 患者，建议可先观察。除阿糖苷酶 α 以外，目前也有数个甘露糖 -6-

表 5-4　婴儿型蓬佩病（IOPD）主要鉴别诊断

疾病名称	遗传类型	致病基因	重叠于 IOPD 的表型	区别于 IOPD 的表型
Werdnig-Hoffmann 综合征（婴儿型进行性脊髓性肌萎缩综合征 I 型）	常染色体隐性遗传	SMN1/SMN2	肌张力低下 进行性近端肌萎缩 肢体反射消失	通常不合并心肌病变，无明显心脏受累表现
心内膜弹力纤维增生症	病因不明确，可能与遗传、感染相关		呼吸困难 喂养困难 心脏扩大、心力衰竭	四肢肌力、肌张力正常 病变不累及骨骼肌、平滑肌等
糖原贮积症Ⅲa/Ⅳ型	常染色体隐性遗传	Ⅲa：AGL Ⅳ：GBE1	心脏扩大 肌肉受累 血肌酸激酶（CK）升高	肝硬化 高脂血症、高胆固醇血症 Ⅲa 型合并低血糖症 生长发育迟缓
Danon 病	X 连锁显性遗传	LAMP2	心脏扩大 心肌及骨骼肌病变 细胞内空泡状糖原沉积	常合并精神发育迟滞 视网膜色素缺失

表 5-5　晚发型蓬佩病（LOPD）主要鉴别诊断

疾病名称	遗传类型	致病基因	重叠于 IOPD 的表型	区别于 IOPD 的表型
肌营养不良	常染色体显性 / 常染色体隐性遗传	CAPN3、DYSF、FKRP 等	骨盆、腿部及肩部肌肉进行性萎缩	通常不累及呼吸肌、膈肌，多数无心脏受累
肢带肌型 Becker 型	X 连锁隐性遗传	DMD	近端肢体及躯干肌肉进行性萎缩 呼吸障碍 血肌酸激酶水平升高	一般不累及平滑肌，故无明显消化系统受累表现
糖原贮积症Ⅲa/Ⅳ/Ⅴ/Ⅶ型	常染色体隐性遗传	Ⅲa 型：AGL Ⅳ 型：GBE1 Ⅴ 型：PYGM Ⅶ 型：PFKM	肌张力减低 肝大 肌肉萎缩 血肌酸激酶水平升高	Ⅲa、Ⅳ 型同 IOPD； Ⅴ、Ⅶ 型可有典型运动后肌肉痉挛、肌红蛋白尿表现
Danon 病	X 连锁显性遗传	LAMP2	心脏扩大 心肌及骨骼肌病变 细胞内空泡状糖原沉积	常合并精神发育迟滞 视网膜色素缺失

磷酸类似物已进入临床试验阶段，有望获得更佳的治疗效果[7]。

2. 基因治疗 蓬佩病是由细胞内编码 GAA 酶基因发生突变所致，故通过基因治疗可从根本上治疗此病；目前可行性最高的治疗方法为应用腺相关病毒（adeno-associated virus，AAV）作为载体，经血流至目标组织，如骨骼肌、肝脏等部位。在临床试验中观察到明显的贮积糖原清除及肌肉、呼吸、心脏功能好转，但这一治疗方法导致自身抗 GAA 酶抗体生成的风险较高[9]；另一种基因治疗的方法为通过腺病毒（adenovirus，AV）作为载体进行肝脏靶向基因传递治疗，但其缺陷在于利用肝脏进行基因治疗无法终身维持，且进行免疫诱导治疗可能增加感染和癌症的概率。

【遗传咨询】

该病的遗传方式为常染色体隐性遗传，新生突变较罕见，多数患者为家族内致病基因携带者，因此建议对所有蓬佩病患者及蓬佩病患儿的父母进行基因检查。夫妻双方均携带 GAA 基因杂合致病性突变位点的已生育患儿的家庭，再生育患儿的风险为 25%[7]。

【预防】

蓬佩病的预防主要围绕产前筛查及新生儿期筛查两方面进行。产前酶活性检查主要检测未培养绒毛膜标本中的 GAA 酶活性。此外，羊水细胞也可作为检测标本，但检出假阳性的可能性较高。对于已存在家族内先证者或无法获取绒毛膜标本时，建议采用产前基因检测进行筛查。当出现模糊结果时，可应用多种方法进行联合筛查以提高准确性。新生儿期筛查则主要以酶活性检查为主，通常应用干血片法进行检测。目前中国台湾、美国等多地均已开始对新生儿进行常规筛查，但中国大陆目前尚未开展大规模新生儿的蓬佩病筛查[10]。此外，对于新生儿期筛查阳性的无症状或症状不典型的 LOPD 患者是否需进行干预仍存在争议[11]。

（李嘉易　甄　珍　袁　越）

【参考文献】

[1] Taverna S, Cammarata G, Colomba P, et al. Pompe disease: pathogenesis, molecular genetics and diagnosis. Aging (Albany NY), 2020, 12(15): 15856-15874.

[2] Meena NK, Raben N. Pompe Disease: new developments in an old lysosomal torage disorder. Biomolecules, 2020, 10 (9): 1339.

[3] 张昕彤. 庞贝病诊断与治疗的研究进展. 中国当代儿科杂志, 2018, 20(7):588-593.

[4] Bay LB, Denzler I, Durand C, et al. Infantile-onset Pompe disease: Diagnosis and management. Arch Argent Pediatr, 2019, 117(4):271-278.

[5] Toscano A, Rodolico C, Musumeci O. Multisystem late onset Pompe disease (LOPD):an update on clinical aspects. Ann Transl Med, 2019, 7(13):284.

[6] 彭军. 庞贝病的短 PR 间期. 临床心电学杂志, 2020, 29 (2):155.

[7] Kishnani PS, Steiner RD, Bali D, et al. Pompe disease diagnosis and management guideline. Genet Med, 2006, 8(5):267-288.

[8] Cupler EJ, Berger KI, Leshner RT,et al. Consensus treatment recommendations for late-onset Pompe disease. Muscle Nerve, 2012, 45(3):319-333.

[9] Byrne BJ, Falk DJ, Pacak CA, et al. Pompe disease gene therapy. Hum Mol Genet, 2011, 20(R1): R61-R68.

[10] 傅立军, 陈茜. 婴儿型庞贝病的诊治进展. 精准医学杂志, 2018, 33(4):283-285+291.

[11] Dasouki M, Jawdat O, Almadhoun O, et al. Pompe disease:literature review and case series. Neurol Clin, 2014, 32(3):751-776.

第七节　遗传性低镁血症

【概述】

遗传性低镁血症是一组表现为血镁降低，伴或不伴其他电解质代谢异常的罕见遗传病。可根据疾病病变部位、临床表现、电解质异常情况分为四大类，即高钙尿性低镁血症、Gitelman 样低镁血症、线粒体低镁血症和其他低镁血症。不同疾病类型的起病年龄、临床表现及预后各不相同[1]。

【流行病学】

遗传性低镁血症是一类罕见的遗传病，不同类型的遗传性低镁血症发病率各不相同。其中常见的类型是 Gitelman 综合征，患病率为 1/40 000 ～ 10/40 000，亚洲人群可能更高，男性和女性无明显差异[2]。其中，家族性低镁血症合并高钙尿和肾钙盐沉着症患病率＜ 1/1 000 000[3]。

【遗传学】

遗传性低镁血症是由基因缺陷导致的一类疾病，已发现十余种致病基因直接或间接参与镁离子运输。高钙尿性低镁血症的致病基因包括 CLDN16、CLDN19、CASR、CLCNKB；Gitelman 样低镁血症的致病基因包括 SLC12A3、BSND、KCNJ10、FYXD2、HNF1B、PCBD1；线粒体低镁血症的致病基因包括 SARS2、MT-TI 及线粒体基因组缺失；TRPM6、CNMM2、EGF、EGFR、KCNA1、FAM111A 基因变异可导致其他低镁血症。遗传性低镁血症的致病基因不同，遗传方式也不同，包括常染色体隐性遗传、常染色体显性遗传、线粒体遗传。例如，CLDN16、CLDN19、SLC12A3、SARS2、TRPM6 等基因变异为常染色体隐性遗传，FAM111A 变异为常染色体显性遗传[1]。

【发病机制】

遗传性低镁血症的病因是肾脏调控镁离子重吸收的基因发生致病变异，导致相应蛋白产物全部或部分丧失功能，从而产生镁离子缺乏及可能合并存在的低血钾、低血钙、高尿钙等相应疾病类型。生理情况下，镁离子通过细胞旁途径转运到肾脏髓袢（TAL）中，并通过跨细胞途径转运到肾脏远端回旋小管（DCT）[4]。遗传性低镁血症的基因变异导致的蛋白质表达异常发生在 TAL 及 DCT 中。目前，分子水平的确切机制仍有待进一步阐明[5]。

1. 高钙尿性低镁血症　该类低镁血症的相关基因变异后，导致 TAL 重吸收二价阳离子的能力受影响。正常情况下，Ca^{2+}、Mg^{2+} 重吸收通过 TAL 的细胞旁路产生，并依赖管腔正电

压。因此，当基因变异后，TAL 细胞旁路完整性和（或）管腔正电压破坏导致 Ca^{2+}、Mg^{2+} 重吸收障碍。例如，CLDN16（编码 claudin16）、CLDN19（编码 claudin17）变异导致的家族性低镁血症合并高钙尿和肾钙盐沉着症是高钙尿性低镁血症的最常见病因。这些 claudin 紧密连接蛋白缺陷破坏了阳离子选择性的细胞旁通道，影响了 Ca^{2+}、Mg^{2+} 的重吸收。因此，患者会出现低镁血症及其相关症状，儿童期肾钙质沉着症可能由高钙尿症引起，多尿、多饮由 Na^+ 和容量丢失引起[6]。CLDN19 也在视网膜和周围神经元中表达，故患者也会表现出眼部症状。该病肾脏预后差，具体病因尚不清楚，但肾钙质沉着症可能是一个促成因素[6]。

2. Gitelman 样低镁血症　该类疾病的致病基因导致 DCT 上噻嗪类利尿剂敏感的离子通道——钠 - 氯共同转运子（NCCT）功能异常[1]。NCCT 功能缺陷导致肾单位远曲小管重吸收 NaCl 障碍并可能激活 RAAS 系统，从而促进了钾离子和氢离子的分泌。低镁血症的发病机制尚未完全明确，可能与肾远曲小管的主要结构重塑及远曲小管顶端膜表达的瞬时受体电位 M6 通道（TRPM6）下调相关[7]。SLC12A3 变异导致 Gitelman 综合征，典型的患者表现为低钾代谢性碱中毒伴低镁血症和低尿钙，而 8% ～ 22% 的患者血镁正常，被认为是其中一种亚型[8]。

3. 线粒体低镁血症　与线粒体功能受损有关。线粒体损伤后能量产生减少，导致肾小管功能受损，继而发生低镁血症，但确切机制仍不清楚[9]。

4. 其他低镁血症　家族性低镁血症伴继发性低钙血症的致病基因为 TRPM6，其编码瞬时受体电位家族的阳离子通道成员，该基因变异引起肠道对镁的吸收减少、肾远端集合管对镁的排出增加，导致严重低镁血症及低钙血症[10]。

【临床表现】

不同类型遗传性低镁血症的起病年龄、临床表现及实验室特点各不相同。总体而言，主要表现为低血镁，以及可能伴发的低血钾、低

血钙、高尿钙等相关的临床表现。

1. 神经-肌肉系统 镁缺乏可引起神经系统的异常，如疲劳、头痛、惊厥、共济失调等；也可出现肌肉症状，包括腱反射亢进、震颤、手足搐搦、肌无力等。

2. 心血管系统 心电图可见 PR 及 QT 间期延长，QRS 波增宽，T 波增宽、低平或倒置等，严重者可引起室性心律失常。

3. 肾脏 家族性低镁血症合并高钙尿和肾钙盐沉着症患儿发病早期表现为反复泌尿系感染；尿钙排泄增加可引起肾结石、肾钙质沉着、肾功能不全；合并长期低血钾可引起低钾性肾病。

4. 骨关节系统 长期低血镁可引起软骨钙质沉着，低血钙可引起骨质疏松、骨软化。

5. 消化系统 镁缺乏时可引起动力性肠梗阻表现。

6. 内分泌 长期低血钾、低血镁的患者可见糖尿病或者糖耐量减低；Gitelman 综合征可伴身材矮小。

7. 眼部症状 部分患者如家族性低镁血症合并高钙尿和肾钙盐沉着症，可合并眼部病变，如严重近视、角膜钙化、眼球震颤、视野缺损、圆锥角膜、脉络膜视网膜炎等。

该组疾病通常为慢性病程，其中新生儿期、婴儿期起病的类型往往病情重、预后差。如家族性低镁血症伴继发性低钙血症患者，通常在新生儿期或婴儿早期即有临床表现，如果长期不能确诊及治疗，将导致患儿严重精神发育迟滞。家族性低镁血症合并高钙尿和肾钙盐沉着症的患者多数在青春期发展为慢性肾衰竭[11-13]。

【辅助检查】

对具有神经-肌肉症状、心律失常或是幼年即出现双肾钙化、结石等表现的患者，需进行血尿镁、钾、钙等生化指标，以及肾脏超声、氢氯噻嗪试验的筛查，明确是否存在低血镁、肾性失镁，并做初步临床分型。确诊则需要基因诊断，根据基因检测结果确定疾病分型。

【诊断和鉴别诊断】

血清 Mg^{2+} < 0.70mmol/L（< 1.72mg/dl）

为低镁血症[1]。遗传性低镁血症的临床诊断主要依靠家族史、临床表现和血尿生化检测，确诊需要基因检测。

遗传性低镁血症主要需与以下两类情况鉴别[1, 12]。

1. 非肾性失镁 摄入减少（厌食、静脉营养镁补充不足等），胃肠减压、呕吐、腹泻、短肠综合征和炎症性肠病等，均可出现低镁血症，但 24 小时尿镁不高有助于鉴别。

2. 继发性肾性失镁 长期使用袢利尿剂和噻嗪类利尿剂、酗酒、未控制的糖尿病、高钙血症等也可引起肾脏排镁增多。急慢性间质性肾炎、多种药物（如顺铂、两性霉素 B、环孢素等）、自身免疫病和单克隆免疫球蛋白病等可累及肾小管，也可导致获得性低镁血症。此外，镁丢失也见于急性肾小管坏死恢复期、肾移植后或肾后性梗阻解除后，以及肾小管功能未完全恢复时。通过仔细询问病史、血尿生化检验、相关疾病的特异性检查（如免疫指标、血尿免疫电泳）和肾脏活检病理检查，结合基因检测可进一步鉴别。

【治疗】

1. 替代治疗 对于轻症患者，首选口服镁制剂，如门冬氨酸钾镁、硫酸镁和氯化镁等药物。紧急或严重情况下则推荐静脉缓慢滴注硫酸镁，在此过程中监测血镁及膝腱反射，避免发生镁中毒。若合并其他电解质紊乱、血糖异常，也需要同时处理，如 Gitelman 综合征合并低钾血症，需要补充氯化钾治疗[14]。

2. 高钙尿治疗 噻嗪类利尿剂可以减少尿钙排泄，补充枸橼酸盐可增加尿中枸橼酸量，有助于减少草酸钙结石形成的风险。

3. 对症支持治疗 不同类型的遗传性低镁血症的并发症不同，需要对症处理。包括惊厥发作、泌尿系结石及其继发泌尿系感染的治疗，出现慢性肾功能不全时需要予以延缓肾脏病进展和并发症的治疗等[12]。

【遗传咨询】

该组疾病具有多种遗传方式，女性和男性

均可受累。临床医师应该关注低镁血症的罕见原因，并向患儿及其父母提供相应的遗传咨询。

【预防】

目前该组疾病尚无有效的预防措施，对于具有电解质紊乱家族史或生育过该组疾病患儿的家长，再次生育时应进行产前诊断、咨询。

（张素平　陈瑞敏）

【参考文献】

［1］Viering D, de Baaij JHF, Walsh SB,et al. Genetic causes of hypomagnesemia, a clinical overview. Pediatr Nephrol, 2017, 32(7):1123-1135.

［2］Blanchard A, Bockenhauer D, Bolignano D,et al. Gitelman syndrome:consensus and guidance from a kidney disease: improving global outcomes (KDIGO) Controversies conference. Kidney Int, 2017, 91(1):24-33.

［3］Vall-Palomar M, Madariaga L, Ariceta G. Familial hypomagnesemia with hypercalciuria and nephrocalcinosis. Pediatr Nephrol, 2021, 36(10): 3045-3055.

［4］Reyes JV, Medina PMB. Renal calcium and magnesium handling in Gitelman syndrome. Am J Transl Res, 2022, 14(1):1-19.

［5］Corre TAF, Hayward C, Youhanna S, et al. Genome-wide Meta-analysis unravels interactions between magnesium homeostasis and metabolic phenotypes. J Am Soc Nephrol, 2018, 29(1):335-348.

［6］Ravarotto V, Bertoldi G, Stefanelli LF, et al. Gitelman's and Bartter's syndromes:from genetics to the molecular basis of hypertension and more. Kidney Blood Press Res, 2022, 47(9):556-564.

［7］Fujimura J, Nozu K, Yamamura T, et al. Clinical and genetic characteristics in patients with Gitelman syndrome. Kidney Int Rep, 2018, 4(1): 119-125.

［8］彭晓艳, 蒋兰萍, 陈丽萌. 正常血镁 Gitelman 综合征的研究进展. 中华肾脏病杂志, 2016, 32(12):941-944.

［9］Belostotsky R, Ben-Shalom E, Rinat C, et al. Mutations in the mitochondrial seryl-tRNA synthetase cause hyperuricemia, pulmonary hypertension, renal failure in infancy and alkalosis, HUPRA syndrome. Am J Hum Genet, 2011, 88(2):193-200.

［10］Bayramoğlu E, Keskin M, Aycan Z, et al. Long-term clinical follow-up of patients with familial hypomagnesemia with secondary hypocalcemia. J Clin Res Pediatr Endocrinol, 2021, 13(3):300-307.

［11］Ahmed F, Mohammed A. Magnesium: the forgotten electrolyte-a review on hypomagnesemia. Med Sci (Basel), 2019, 7(4):56.

［12］中华人民共和国国家卫生健康委员会. 遗传性低镁血症诊疗指南 (2019). 中国实用乡村医生杂志, 2021, 28(3):1-2.

［13］Vall-Palomar M, Burballa C, Claverie-Martin F, et al. Heterogeneity is a common ground in familial hypomagnesemia with hypercalciuria and nephrocalcinosis caused by CLDN19 gene mutations. J Nephrol, 2021, 34(6):2053-2062.

［14］Tseng MH, Konrad M, Ding JJ, et al. Clinical and genetic approach to renal hypomagnesemia. Biomed J, 2022, 45(1):74-87.

第八节　半乳糖血症

【概述】

半乳糖血症（OMIM#200400）是由半乳糖代谢过程中的酶功能缺陷导致的一种常染色体隐性遗传代谢性疾病。1908 年由奥地利医师 von Ruess 首次描述。根据相应的酶缺陷分为 4 型，主要临床表现包括进食困难、腹泻、黄疸、肝脏、肾脏并发症、白内障和智力低下。

【流行病学】

半乳糖血症是一种罕见遗传病。据报道，欧洲该病发病率为 1/60 000 ～ 1/40 000，日本发病率约为 1/100 000，中国台湾 1999 年的筛查显示当地的半乳糖血症发病率约为 1/400 000。浙江省新生儿筛查数据显示，半乳糖血症总体患病率为 1/189 857，其中 1 型半乳糖血症的患病率为 1/759 428[1]。

【遗传学】

半乳糖血症属于常染色体隐性遗传病，根据相应的酶缺陷分为 4 型。

117

1. 1 型半乳糖血症 又称半乳糖 -1- 磷酸尿苷转移酶缺乏症（galactose-1-phosphate uridyltransferase deficiency，GALTD），是由 *GALT* 基因变异导致的。*GALT* 基因定位于 9p13，全长约 4.3kb，编码 379 个氨基酸的半乳糖 -1- 磷酸尿苷转移酶（galactose-1-phosphate uridylyltransferase，GALT）。目前已发现 377 个致病性变异〔人类基因组变异学会（Human Genome Variation Society），http://www.hgvs.org/〕，大部分为错义变异。Dobrowolski[2] 等筛查了 15 万余名美国新生儿，发现了 76 例 *GALT* 基因变异，并证实 p.Q188R 是最常见的变异，约占阳性病例的 77.6%，其余为 p.S135L（14.5%）、p.K285N（5.3%）和 p.L195P（2.6%）。在不同人种中 *GALT* 的突变热点不同。

2. 2 型半乳糖血症 又称半乳糖激酶缺乏症（galactokinase deficiency，GALKD），是由 *GALK1* 基因变异导致的。*GALK1* 基因定位于 17q24，编码 392 个氨基酸的半乳糖激酶 1（galactokinase1，GALK1）。1933 年由 Fanconi 首次描述了一个与饮用牛奶有关的白内障患者，直至 1965 年 Gitzelmann 发现该患者是 GALKD[3]。Timson[4] 等描述了 GALKD 的基因型和表型之间的相关性，将 GALKD 分为 3 个亚型（重度：新生儿即出现白内障；中度：儿童时期白内障；轻度：中年白内障风险增加）。导致严重表型的相关变异与 GALK1 蛋白的错误折叠而产生不溶性蛋白有关。目前共报道 48 种变异，吉卜赛人最常见 p.P28T 变异，日本和韩国人群以 p.A198V 变异为主。

3. 3 型半乳糖血症 又称尿苷二磷酸 - 半乳糖 -4- 表异构酶缺乏症（uridine disphosphate galactose-4-epimerase deficiency，GALED），是由 *GALE* 基因变异导致的。GALE 基因定位于 1p36-p35，编码 348 个氨基酸的尿苷二磷酸葡萄糖 4 表异构酶（UDP-galactose-4-epimerase，GALE）。依据残余酶活性水平，GALED 通常分为 3 种不同的形式：全身型、周围型、中间型。全身型类似于经典型半乳糖血症，是最严重的形式。周围型的 GALE 酶活性在红细胞和循环白细胞中存在缺陷，但在其他组织中处于正常或接近正常水平；中间型的 GALE 酶活性在红细胞和循环白细胞中缺乏，在其他组织中低于正常水平的 50%。非裔美国人周围型常见 p.K257R 和 p.G319E 变异，全身型常见 p.V94M 变异。

4. 4 型半乳糖血症 又称醛糖 -1- 差向异构酶缺乏症（galactose mutarotase deficiency，GALMD），2019 年日本的新生儿筛查发现并首次描述，由 *GALM* 基因变异导致[5, 6]。*GALM* 基因位于染色体 2p22.1，编码醛糖 -1- 差向异构酶（galactose mutarotase，GALM），已经发现了 37 种不同的变体。Havva Yazici 等研究指出，1 ～ 4 型半乳糖血症的病理生理学、临床表现和治疗方式尚不明确。即使携带相同的 *GALM* 基因变异，临床表现也存在高度异质性。因此，有必要进一步研究，以阐明 GALM 是否仅在半乳糖代谢途径（又称 Leloir 途径）中发挥作用，抑或是也参与其他单糖的代谢，从而可能解释在 GALMD 患者中观察到的表型异质性[7, 8]。

【发病机制】

人体内半乳糖主要通过 Leloir 途径进行代谢。半乳糖代谢途径的第一个关键酶是 GALM，其是一种醛糖异构酶，催化 β-D- 半乳糖和 α-D- 半乳糖之间的可逆转化。后者被 GALK 以 ATP 供能使底物磷酸化为 1- 磷酸半乳糖。1- 磷酸半乳糖与尿苷二磷酸葡萄糖在 GALT 的催化下生成 1- 磷酸葡萄糖及尿苷二磷酸半乳糖。GALE 是 Leloir 途径的第 4 种酶，以 NAD^+ 为辅因子催化尿苷二磷酸半乳糖可逆转化为尿苷二磷酸葡萄糖。GALE 还是合成不同糖蛋白 / 糖脂所必需的酶[9]。因此，GALM、GALK、GALT 和 GALE 是半乳糖代谢途径中的 4 个必需酶，任何一个酶缺乏均可引起半乳糖代谢障碍（图 5-3）。

当半乳糖代谢途径受损时，半乳糖在细胞中积累，半乳糖代谢的替代途径被激活。

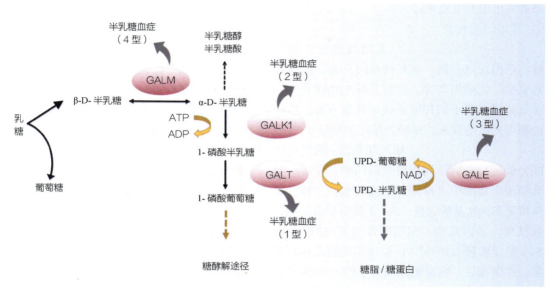

图 5-3　半乳糖代谢示意图

GALM，醛糖 -1- 差向异构酶；GALK1，半乳糖激酶；GALT1，半乳糖 -1- 磷酸尿苷转移酶；GALE，尿苷二磷酸 -
半乳糖 -4- 表异构酶；UPD，尿苷二磷酸

这些途径导致半乳糖醇和 D- 半乳糖酸等有毒代谢物的积累，使得代谢物在不同的组织中积累，引起组织损伤。半乳糖醇在细胞内异常堆积会引起细胞高渗透压、晶状体纤维渗透性病变、肿胀、溶解，最终导致白内障。目前认为 1- 磷酸半乳糖的堆积可能是引起长期并发症的原因。高 1- 磷酸半乳糖也可引起卵泡刺激素（FSH）及转铁蛋白异常。肝脏是该病的主要受累器官。主要表现为肝细胞受到脂肪小滴的影响，外周胆管增生，但是早期未见到纤维增生。未治疗的患者出现类似酒精性肝硬化的改变。中枢神经系统的病变也很明显，神经元突触减少，密度降低。肾脏可排出大量的半乳糖、半乳糖醇及半乳糖酸，并出现可逆性的氨基酸尿。

女性患者的 FSH 出现低糖基化的现象，这种低糖基化的 FSH 较正常 FSH 更易与受体结合却不能发挥功效。此外，大量半乳糖、1- 磷酸半乳糖及半乳糖醇与卵巢的毒性损伤有关，因此，女性患者中可出现条索状卵巢或者卵泡细胞减少。由于糖脂蛋白合成受限，患儿

的白细胞中缺乏与革兰氏阴性菌包膜上的糖脂高度亲和的蛋白，从而可能引起新生儿期的革兰氏阴性菌败血症。

【临床表现】

典型的半乳糖血症患儿常常在围生期即发病，在进食母乳或含乳糖配方奶粉数天内出现拒食、呕吐、腹泻、体重不增、嗜睡和肌张力减低等症状，随后出现黄疸及肝大。如未得到及时诊治，患儿可出现腹水、肝功能衰竭、出血、休克甚至死亡。患儿出生后数周就可出现较轻微的单侧白内障。此类患儿也常伴有大肠杆菌性败血症，未得到及时诊断及治疗的患儿多于新生儿期夭折。存活至婴儿期的患儿，如若继续摄取乳糖，可能出现严重的脑损伤。半乳糖血症的上述症状一般在限制半乳糖饮食后得到明显改善。但是，由于半乳糖代谢的中间产物 1- 磷酸半乳糖及半乳糖醇具有细胞毒性，在组织中沉积会引起长期后遗症，如智力落后、生长发育迟缓、共济失调、失明等。女性患者会出现卵巢功能障碍，表现为月经稀少，初潮后数年出现继发性闭经，表现为条索样卵巢的

患者则出现原发性闭经。

【辅助检查】

1. 一般实验室检查　常规检查缺乏特异性。可出现低血糖、氨基转移酶升高、高胆红素血症、乳酸增高等，可合并凝血功能异常，血气分析可见不同程度的代谢性酸中毒，尿液检测可见氨基酸尿、尿糖及尿还原糖增加。

2. 代谢产物检测　尿气相色谱 - 质谱有机酸分析可检测到不同程度升高的半乳糖醇、半乳糖酸，血液中可检测到半乳糖水平升高；血浆可见多种氨基酸含量升高，主要包括瓜氨酸、蛋氨酸、苯丙氨酸、酪氨酸及鸟氨酸等。1 型和 3 型半乳糖血症导致 1- 磷酸半乳糖在体内积累，产生毒性，应监测红细胞中的 1- 磷酸半乳糖浓度。

3. 内分泌激素检测　对于严重生长障碍的患儿，需要进行生长轴相关激素的检测。若女性患儿年满 12 岁，第二性征发育不明显，或 14 岁但无规律月经，应评估性腺相关激素水平。

4. 酶学检测　可采集患儿外周血红细胞、白细胞、皮肤成纤维细胞或肝活检组织等进行酶活性检测，患者的酶活性显著降低。

5. 超声检查　明确患者是否存在肝大，女性患者还应检查卵巢情况。

6. 磁共振　可见大脑、小脑萎缩或脑白质异常。

7. 眼科检查　用裂隙灯检查，发病早期即可发现晶体白内障形成。

8. 骨密度检查　双能 X 线骨密度仪检测骨矿物质含量与骨强度。

9. 新生儿筛查　通过荧光定量方法检测新生儿足跟血滤纸片的半乳糖含量。

10. 基因检测　可用于筛查阳性患者并确诊，或者用于高危人群的半乳糖血症诊断，以及半乳糖血症先证家庭的遗传咨询。

【诊断和鉴别诊断】

经典型半乳糖血症诊断主要依靠临床表现及辅助检查。基因检测发现致病变异或酶学检测发现酶活性显著下降可确诊。

该病需与引起肝脏异常的新生儿肝内胆内淤积症及其他代谢性疾病相鉴别。

1. 新生儿肝内胆汁淤积症　SLC25A13 基因变异引起柠檬素缺乏，导致婴儿肝内胆汁淤积，临床亦以黄疸、肝大、肝功能异常为主要表现，但一般伴有高氨血症、低血糖、低蛋白血症、甲胎蛋白升高，血浆氨基酸检测显示瓜氨酸、酪氨酸等增高，较少合并白内障，症状多为自限性，可通过基因检测鉴别。

2. 尼曼 - 皮克病 C 型　是 NPC1 和 NPC2 基因变异导致的胆固醇转运障碍，临床以肝脾大、神经系统受累为主要表现，发病年龄不一，少数可在新生儿期起病，表现为黄疸消退延迟、胆汁淤积等，骨髓检查发现特征性的泡沫细胞，血 7- 酮胆固醇增高及基因检测有助于鉴别。

3. 肝豆状核变性　典型表现为肝病、神经系统异常和角膜色素环（K-F 环）。此病多在学龄期后起病，多在体检时发现肝功能异常而就诊，血中铜蓝蛋白水平明显降低，尿铜排出增多，神经系统症状出现较晚，以锥体外系症状为主，给予低铜饮食及排铜治疗可改善症状及预后，ATP7B 基因检测可明确诊断。

【治疗】

1. 饮食治疗　是治疗 GALTD、GALKD 和全身型 GALED 的基石，旨在最大限度地减少半乳糖摄入量。新生儿及婴儿的饮食中含有大量奶制品，因此该病多于新生儿期或者婴儿期即发病，轻度酶缺陷的患者可能于成人后才出现临床表现，或者终身不出现症状。一旦怀疑该病，应立即停止母乳及普通配方奶粉的摄入，改用不含乳糖的奶粉，以减少体内半乳糖及其旁路代谢产物的积聚，不必等到确诊。虽然酪蛋白水解液配方奶含有微量乳糖，但也认为是安全的。由于非经典型半乳糖血症患儿没有临床症状，是否需要饮食治疗一直存在争议。

2. 对症治疗　低血糖者可予持续葡萄糖输注来维持血糖浓度。出现并发症的患者应予以积极对症处理。若出现继发性肝功能衰竭的出血倾向，可输注新鲜冰冻血浆。高胆红素血症的治疗则需要依靠光疗。由于饮食限制可能导致钙和维生素 D 缺乏，应及时补充。对于存在认知障碍或语言障碍者，应进行相应的康复训练。女性患儿从 12 岁起应该开始小剂量雌激素治疗，并诱导人工月经周期。有报道称接受重组 FSH 治疗的女性患者可有正常卵巢发育。对于存在运动、语言及认知缺陷的患儿，建议进行神经心理学评估。每年应进行眼科检查[9-11]。

【遗传咨询】

该病为常染色体隐性遗传病。先证者父母通常为无症状的致病变异携带者。先证者的同胞成为患者或成为正常个体的概率均为 25%，成为致病等位基因携带者的概率为 50%。当先证者基因诊断明确时，可以通过羊水细胞或绒毛膜细胞对胎儿进行产前诊断。对于未经产前检查出生的高危新生儿，应进行红细胞酶学检测和（或）基因检测，以便早期筛查、诊断和治疗。

【预防】

该病的 4 个类型均为常染色体隐性遗传病，因此预防半乳糖血症的源头是要避免近亲结婚，进行携带者筛查、遗传咨询及产前诊断，避免缺陷儿的出生。开展新生儿筛查，有利于早期发现患儿，及时治疗，降低伤残率。

（陈　虹　陈瑞敏）

【参考文献】

［1］杨茹莱，童凡，洪芳，等．新生儿半乳糖血症筛查及基因谱分析．中华儿科杂志，2017，55(2)：104-108.

［2］Dobrowolski SF, Banas RA, Suzow JG,et al. Analysis of common mutations in the galactose-1-phosphate uridyl transferase gene: new assays to increase the sensitivity and specificity of newborn screening for galactosemia. J Mol Diagn, 2003, 5(1):42-47.

［3］Rubio-Gozalbo ME, Derks B, Das AM, et al. Galactokinase deficiency: lessons from the GalNet registry. Genet Med, 2021, 23(1):202-210.

［4］Timson DJ, Reece RJ. Functional analysis of disease-causing mutations in human galactokinase. Eur J Biochem, 2003, 270(8):1767-1774.

［5］Kikuchi A, Wada Y, Ohura T, et al. The discovery of GALM deficiency (typeⅣ galactosemia) and newborn screening system for galactosemia in Japan. Int J Neonatal Screen, 2021, 7(4):68.

［6］Iwasawa S, Kikuchi A, Wada Y, et al. The preva-lence of GALM mutations that cause galactosemia:A database of functionally evaluated varia-nts. Mol Genet Metab, 2019, 126(4):362-367.

［7］Yazici H, Canda E, Altınok YA, et al. Two siblings with galactose mutarotase deficiency: Clinical differences. JIMD Rep, 2021, 63(1):25-28.

［8］Wada Y, Kikuchi A, Arai-Ichinoi N, et al. Biallelic GALM pathogenic variants cause a novel type of galactosemia. Genet Med, 2019, 21(6):1286-1294.

［9］Succoio M, Sacchettini R, Rossi A, et al. Galacto-semia:biochemistry, molecular genetics, newborn screening, and treatment. Biomolecules, 2022, 12 (7):968 .

［10］顾学范．临床遗传代谢病．北京：人民卫生出版社，2015.

［11］Welling L, Bernstein LE, Berry GT, et al. International clinical guideline for the manage-ment of classical galactosemia: diagnosis, treat-ment, and follow-up. J Inherit Metab Dis, 2017, 40(2):171-176.

第九节　戊二酸血症Ⅰ型

【概述】

戊二酸血症Ⅰ型（glutaric acidemia type Ⅰ，GA-1，OMIM # 231670）于 1975 年由 Good-man 首次报道，是一种常染色体隐性遗传病[1]。由细胞内戊二酰辅酶 A 脱氢酶（glutaryl-CoA dehydrogenase，GCDH）缺陷导致赖氨酸、羟赖氨酸及色氨酸代谢受阻，代谢产物戊二酰肉碱（glutaryl carnitine，C5DC）、戊二酸及 3- 羟基戊二酸等在体内异常堆积，从而引起代谢紊乱。临床主要表现为大头畸形、肌张力异常、运动障碍及发育落后等，婴儿期常由于感染、疫苗接种和手术等诱发急性感染。

【流行病学】

GA-1 是一种罕见的遗传病，该病的患病率具有种族和地区差异，加拿大部分地区高达 1/300，我国报道的患病率约为 1/60 000[2]。

【遗传学】

GA-1 是一种常染色体隐性疾病。*GCDH* 基因是 GA-1 的唯一致病基因，其编码产物是赖氨酸、羟赖氨酸和色氨酸降解通路中的关键酶[3]。*GCDH* 基因位于染色体 19p13.2，全长约 7kb，包含 12 个外显子，编码 438 个氨基酸。迄今共发现 *GCDH* 基因的 210 个致病性变异，包括 173 个错义变异、15 个剪切变异、18 个小片段缺失和 4 个片段插入等（人类基因组变异协会，http://varnomen.hgvs.org）。*GCDH* 基因变异具有遗传异质性，不同种族和地区常见的变异类型不同，高加索人群最常见的变异为 R402W，爱尔兰人群常见变异为 E365K，非洲血统人群常见变异为 M405V 和 V400M，中国人常见变异为 IVS10-2A ＞ C 及 W50R。GA1 的基因变异类型与生化表型之间存在一定的联系，W50R、E64D、S119L、R128Q、S139L 和 R402W 的变异与严重型有关。

【发病机制】

戊二酸是赖氨酸、羟赖氨酸及色氨酸代谢产物。GCDH 是赖氨酸、羟赖氨酸及色氨酸降解通路中的关键酶，参与赖氨酸、羟赖氨酸和色氨酸分解代谢中戊二酰辅酶 A 脱氢生成 3- 甲基巴豆酰辅酶 A[3]。*GCDH* 基因变异可致 GCDH 活性降低或丧失，赖氨酸、羟赖氨酸及色氨酸分解代谢受阻，戊二酸、3- 羟基戊二酸等代谢产物异常蓄积，并与肉碱结合形成二酰肉碱[4]。脑组织中过量的戊二酸及 3- 羟基戊二酸与兴奋性神经递质谷氨酸结构相似，通过神经递质介导谷氨酸受体过度激活，抑制 γ- 氨基丁酸合成，导致抑制性神经递质减少，同时可引起氧化应激反应，造成神经元脱髓鞘、神经元损伤及神经胶质增生[4]。另外，戊二酸及 3- 羟基戊二酸可抑制神经元 α- 酮戊二酸脱氢酶活性，导致能量障碍和神经元损伤[5]。

【临床表现】

GA-1 患儿常于婴幼儿期发病，临床表现多样，差异较大，以神经系统表现为主，可伴有其他系统异常。未治疗的患儿 80% ～ 90% 将出现神经系统受累表现，常由感染、发热、疫苗接种及手术等诱发急性脑病发作[6-11]。

1. 神经系统

（1）头围增大：约 75% 的患儿出生头围增大，出生即有，或者出生后增大。

（2）脑卒中样发作：常在出生后 3 ～ 36 个月发病，表现为肌张力减退、意识丧失和癫痫发作。恢复期出现进行性肌张力减退和发育倒退，包括运动、语言、吸吮咀嚼发育和吞咽反射。

（3）认知障碍：随着病情进展或急性脑病的复发，会出现认知障碍。

（4）基底节损伤：表现为全身肌张力障碍、痉挛性瘫痪、舞蹈症样手足徐动，伴发育落后，部分患儿智力正常。

（5）晚发型：少部分患儿隐匿起病，甚至成年发病。多表现为非特异性神经系统症状，如头痛、眩晕、共济失调或运动后晕厥、大小便失禁、注意力涣散和感觉异常等，脑白质营养不良多见。

2. 其他系统

（1）消化系统：喂养困难和呕吐等。

（2）慢性肾损伤：部分成年患者会出现。

（3）反复发生横纹肌溶解。

【辅助检查】

1. 常规实验室检测　包括血尿常规、肝肾功能、血气分析、血糖、血氨、血乳酸及肌酸激酶等检测[12]。

2. 血酰基肉碱检测　串联质谱技术可检测出血中 C5DC、C5DC/ 辛酰基肉碱（caprylolyl carnitine，C8）比值（C5DC/C8）和（或）C5DC/ 丙酰基肉碱（propionyl carnitine，C3）比值（C5DC/C3）升高，可伴游离肉碱水平降低[13, 14]。

3. 尿有机酸分析　利用气相色谱质谱技术可检测到该病患儿尿戊二酸、3- 羟基戊二酸的水平增高[15, 16]。

4. 基因检测　可通过 Sanger 测序法及二代测序基因检测技术检测 *GCDH* 基因。所有临床疑似患儿、质谱检测疑似或诊断的患儿及其父母均需要进行基因检测。

【诊断】

GA-1 的确诊依据如下所示。

（1）临床症状：智力、运动及语言发育落后，头围增大。新生儿筛查确诊的患儿可无临床表现。

（2）C5DC、C5DC/C8 和（或）C5DC/C3 增高。

（3）尿 GA 增高，伴或不伴尿 3- 羟基戊二酸增高。

（4）*GCDH* 基因检测到复合杂合或纯合致病变异。

具备（1）（2）（3）及（4），或（2）（3）及（4）即可确诊。具备（1）（2）及（3）或（2）及（3），可临床诊断，需完善 *GCDH* 基因检测明确诊断。

【鉴别诊断】

戊二酸血症 I 型与其他疾病的诊断鉴别见表 5-6[17-20]。

【治疗】

应早诊断和早治疗，新生儿筛查确诊的患儿即使无症状也应及时治疗，预防或减缓急性脑病危象和神经系统并发症，降低致残率和致死率。治疗的主要原则是减少赖氨酸氧化和增强戊二酰辅酶 A 的生理解毒。联合代谢疗法包括补充维生素 B 250 ～ 300mg/d；左卡尼汀：急性期 100 ～ 300mg/（kg·d），稳定期 50 ～ 200mg/（kg·d），限制普通蛋白质摄入，无或低色氨酸、赖氨酸饮食，避免可致急性发作的诱发因素 [21, 22]。

【遗传咨询】

GA-1 属于常染色体隐性遗传病，对家庭成员中有发育落后的患儿，需要做相关的检查。患儿父母若再生育，所生孩子患病的概率为 25%，50% 的概率为基因变异携带者，25% 的概率为正常人。

【预防】

质谱技术作为诊断先天性代谢性疾病的可靠方法，在疾病筛查中具有重要作用 [23]。如果

表 5-6　戊二酸血症 I 型与其他疾病的诊断鉴别

疾病名称	遗传类型	致病基因	相似的临床表现	差异性临床表现
戊二酸血症 II 型	常染色体隐性遗传	*ETFA* *ETFB* *ETFDH*	低血糖 尿戊二酸水平升高 血 C5DC 升高	肝脏、心脏及肌肉病变，很少引起大脑损伤 血多种酰基肉碱水平升高，长链酰基肉碱升高显著 高脂血症
戊二酸尿症 3 型	常染色体隐性遗传	*SUGCT*	发育落后 周期性呕吐 嗜睡 酮症酸中毒 尿戊二酸水平升高	头颅 MRI 显示脑白质变性及髓鞘化不全 血 C5DC 水平正常
Canavan 病	常染色体隐性遗传	*ASPA*	头围增大	MRI 提示广泛脑白质脱髓鞘改变 尿 N- 乙酰天冬氨酸升高
Leigh 病	母系遗传常染色体显性遗传	> 60 个（线粒体和核基因）	高乳酸血症和脑卒中样发作	脑脊液和血液乳酸升高 MRI 提示基底节和（或）脑干对称性长 T_1、长 T_2 病变

能在出现症状之前筛查出 GA-1 患儿，并及时治疗，可以减轻甚至避免神经系统损害，改善疾病预后。串联质谱分析血酰基肉碱水平是初筛的首选方法，但部分患儿 C5DC 值增高不明显，应结合 C5DC/C8 比值判断，必要时召回复查；对于筛查结果为阳性的患儿，应进一步进行尿有机酸测定及基因检测，以明确诊断。

（上官华坤　陈瑞敏）

【参考文献】

[1] Goodman SI, Kohlhoff JG. Glutaric aciduria: inherited deficiency of glutaryl-CoA dehydrogenase activity. Biochem Med, 1975, 13(2):138-140.

[2] Zhang YH, Li HX, Ma RY, et al. Clinical and molecular investigation in Chinese patients with glutaric aciduria type I. Clinica Chimica Acta, 2016, 453:75-79.

[3] Han LS, Han F, Ye J, et al. Spectrum analysis of common inherited metabolic diseases in Chinese patients screened and diagnosed by tandem mass spectrometry. J Clin Lab Anal, 2015, 29(2):162-168.

[4] Kolker S, Garbade SF, Greenberg CR, et al. Natural history,outcome,and treatment efficacy in children and adults with glutaryl-CoA dehydrogenase deficiency. Pediatr Res, 2006, 59(6):840-847.

[5] Olivera-Bravo S, Ribeiro CA, Isasi E, et al. Striatal neuronal death mediated by astrocytes from Gcdh-/- mouse model of glutaric acidemia type I. Hum Mol Genet, 2015, 24(16):4504-4515.

[6] PiersonTM, Mani N, Matthew A, et al. Adult-onset glutaric aciduria type I presenting with white matter abnormalities and subependymal nodules. Neurogenetics, 2015, 16(4):325-328.

[7] Lisyova J, Petrovic R, Jurickova K, et al. GAI - distinct genotype and phenotype characteristics in reported Slovak patients. Bratisl Lek Listy, 2016, 117(11):631-638.

[8] Johannes P, Stefan L, Georg FH, et al. Newborn screening by tandem mass spectrometry for glutaric aciduria type 1:a cost-effectiveness analysis. Orphanet J Rare Dis, 2013, 8:167.

[9] Baric I, Zschocke J, Christensen E, et al. Diagnosis and management of glutaric aciduria type I. J Inher Metab Dis, 1998, 21(4):326-340.

[10] Kölker S, Valayannopoulos V, Burlina AB, et al. The phenotypic spectrum of organicacidurias and urea cycle disorders.Part 2: the evolving clinical phenotype. J Inherit MetabDis, 2015, 38(6): 1059-1074.

[11] Qian GL, Fang H, Fan T, et al. Recurrent rhabdomyolysis and glutaric aciduria type I:a case report and literature review. World J Pediatr, 2016, 12(3):368-371.

[12] Babu RP, Bishnupriya G, Thushara PK, et al. Detection of glutaric acidemia type 1 in infants through tandem mass spectrometry. Mol Genet Metab Rep, 2015, 3:75-79.

[13] Kolker S, Christensen E, Leonard JV, et al. Diagnosis and management of glutaric aciduria type I--revised recommendations. J Inherit Metab Dis, 2011, 34(3):677-694.

[14] 韩连书, 高晓岚, 叶军, 等. 串联质谱技术在有机酸血症鉴别诊断中的应用. 临床儿科杂志, 2006, 24(12):970-974.

[15] Christensen E, Ribes A, Merinero B, et al. Correlation of genotype and phenotype in glutaryl-CoA dehydrogenase deficiency. J Inherit Metab Dis, 2004, 27: 861-868.

[16] 鄂慧姝, 韩连书, 叶军, 等. 戊二酸血症 I 型患儿 62 例临床表现及质谱检测结果分析. 中华内分泌代谢杂志, 2017, 33(9):730-734.

[17] Jasmi FA. Clinical, Biochemical, and Genetic Heterogeneity in Glutaric Aciduria Type II Patients. Genes, 2021, 12(9):1334.

[18] Waters PJ, Kitzler TM, Feigenbaum A, et al. Glutaric Aciduria Type 3:Three Unrelated Canadian Cases, with Different Routes of Ascertainment. Jimd Rep, 2018, 39:89-96.

[19] Bley A, Denecke J, A Kohlschütter, et al. The natural history of Canavan disease: 23 new cases and comparison with patients from literature. Orphanet Journal of Rare Diseases, 2021, 16(1): 227.

[20] Lou XT, Shi H, Wen SM, et al. A Novel NDUFS3 mutation in a Chinese patient with severe Leigh

syndrome.. Journal of Human Genetics, 2018, 63 (12):1269-1272.

[21] Kolker S, Christensen E, Leonard JV, et al. Guideline for the diagnosis and management of glutaryl-CoA dehydrogenase deficiency (glutaric aciduria type I). J Inherit Metab Dis, 2007, 30(1): 5-22.

[22] Nikolas B, Chris M, Esther M, et al. Proposed recommendations for diagnosing and managing individuals with glutaric aciduria type I:second revision. J Inherit Metab Dis, 2017, 40(1):75-101.

[23] 韩凤，韩连书，季文君，等 . 质谱技术联合基因分析进行戊二酸血症 I 型产前诊断研究 . 中华儿科杂志 , 2017, 55(7):539-543.

第十节　家族性高胆固醇血症

【概述】

家族性高胆固醇血症（familial hypercho-lesterolemia，FH）是一组具有共同表型的遗传病，1939 年由挪威医师 Carl Muller 首次报道。根据基因型，FH 分为杂合型（heterozygous familial hypercholesterolemia，HeFH）和纯合型（homozygous familial hypercholesterolemia，HoFH）。HoFH 是由低密度脂蛋白胆固醇（low density lipoprotein cholestero，LDL-C）分解代谢的关键基因发生纯合突变或者复合性杂合突变所致，主要临床表现如下：极高水平的 LDL-C、皮肤肌腱多部位黄色瘤、脂性角膜弓和早发性动脉粥样硬化性心血管疾病（atherosclerotic cardiovascular disease，ASCVD），如不及时诊断及治疗，青少年期即可发生心肌梗死，甚至猝死，属于严重的罕见病，2018 年被列入国家第一批罕见病目录。

【流行病学】

HoFH 极为少见，既往文献报道全球发病率约 1/1 000 000，但近期文献报道高达 1/300 000，女性略多于男性 [1]。2017 年 10 月中国进行的调查预估 HoFH 患病人数为 2205 ～ 4609，发病率为 1∶600 000 ～ 1∶300 000 [2]。

【遗传学】

FH 主要为常染色体显性遗传，部分为常染色体隐性遗传。显性遗传基因主要包括低密度脂蛋白受体（*LDLR*）基因、载脂蛋白 B（*ApoB*）基因及前蛋白转化酶枯草溶菌素 9（*PCSK9*）基因。其中 *LDLR* 突变最为常见，约占 90%。其中约 58.5% 为错义突变，21.7% 为小缺失或插入突变，10.4% 为无义突变，9.4% 为剪接突变 [3]。ApoB 为 LDLR 的主要配体，突变约占 9%。我国汉族 FH 患者 *ApoB* 基因发生率最高的位点为 10579C ＞ T [4]。*PCSK9* 突变约占 2%。亚洲人群中最常见的突变为 c.94G ＞ A，中国 FH 人群 c.287G ＞ T 及 c.313C ＞ T 突变最为常见 [5]。隐性遗传基因主要为 LDL 受体衔接蛋白 1（*LDLRAP1*）基因，突变小于 1%。其他导致 HoFH 表型异质性的可能原因如下：小部分效应基因的变异体，基因与基因和基因与环境的相互作用，以及非孟德尔式遗传和表观遗传的影响。

【发病机制】

血液中 70% 的胆固醇由低密度脂蛋白（LDL）和极低密度脂蛋白携带，其中 90% LDL 是通过 LDLR 途径清除的。正常情况下，细胞内 LDLR 运送到细胞膜，膜上的 LDLR 识别并结合 ApoB，形成复合物。在 LDLRAP1 和网格蛋白小窝共同参与下，受体复合物被内吞而进入细胞，此时受体复合物分离，ApoB 和脂类与溶酶体融合并降解，LDLR 通过再循环到达细胞膜。1973 年美国的 Coldstein 和 Brown 首次证实 FH 的分子病理基础是 *LDLR* 基因突变所致的受体功能缺陷 [6]。当编码 *LDLR* 基因出现功能缺失突变时，LDLR 不能合成并转运至细胞膜，或转运至细胞膜但功能发生改变。此外，*ApoB*、*PCSK9*、*LDLRAP1* 三种基因突变均可导致 HoFH 患者体内低密度脂蛋白代谢障碍，血浆总胆固醇和 LDL-C 水平升高。*ApoB* 基因发生突变将导致 LDLR 不能与血清中低密度脂蛋白正常结合。*PCSK9* 基因出现功能获得突变可导致 LDLR 的过度降解及肝细胞内胆固醇的加速合成。编码 *LDLRAP1* 基因失功能性突变会导致肝摄取及运载 LDL 发生障碍。过量的 LDL-C 沉积于吞噬细胞和其他细胞，形成黄色瘤和粥样斑块，最终导致心血管疾病。

【临床表现】

FH 患者发病一般呈家族集聚性，表现为血 LDL-C 的明显升高、早发的 ASCVD 及黄色瘤，在早期时可无明显症状[7, 8]。

1. 血清 LDL-C 水平升高　HoFH 患者出生后即发现 LDL-C 水平明显升高，高密度脂蛋白及甘油三酯大多在正常范围。

2. 早发的 ASCVD　HoFH 的特征是动脉粥样硬化加速化。升高的胆固醇通常沉积在冠状动脉、主动脉根部、颈动脉、肾动脉及瓣膜处。患者最初可能无症状，仅出现皮肤和肌腱黄色瘤，主动脉瓣区可能闻及心脏杂音，几岁或十几岁时可合并主动脉瓣上狭窄。由于血流动力学的刺激及受累区域进行性纤维化，即使胆固醇降低，主动脉瓣和瓣上病变也可能进展迅速。呼吸困难、舒张性和收缩性左室心力衰竭及心源性猝死也常见。心绞痛可发生于任何年龄，取决于病变进展的速度和表型的严重性。

3. 黄色瘤与角膜弓　30%～50% 的 FH 患者可出现黄色瘤，是 FH 临床诊断的重要标志之一。黄色瘤表现为与肌腱相关的结节或肿块，常见位置多出现在踝关节、肘关节、膝关节伸侧或臀部及手部等部位，其中以腱黄色瘤对其诊断价值最大。其颜色可为黄色、橘黄色或棕红色，多呈结节、斑块或丘疹形状，可限制受影响关节的活动范围（图 5-4）。在未经治疗的患者中，黄色瘤可能会随着年龄的增长而加重。在接受降脂治疗的患者中，黄色瘤可以变小。此外，LDL-C 也可聚集在单侧或双侧角膜周边部基质内，从而形成脂性角膜弓。角膜弓与视力损害无关。

【实验室检查】

1. 实验室检查　总胆固醇 LDL-C 明显升高；怀疑发生急性心肌梗死时，应检测血清肌酸激酶同工酶和肌钙蛋白 T。

2. 超声　主要用于评估外周动脉的动脉粥样硬化程度。

3. CT 冠状动脉成像　用来评估冠状动脉疾病。

4. 心肌负荷显像　评价是否存在冠状动脉狭窄导致的心肌缺血。

5. 冠状动脉造影　是诊断冠状动脉受累的金标准。

6. 基因检测　基因检测有助于明确诊断，但检测阴性仍不能除外 HoFH。

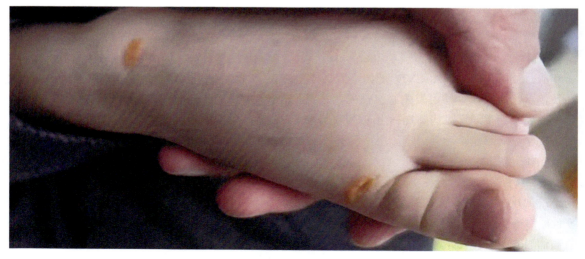

图 5-4　基因确诊 HoFH 患儿皮肤黄色瘤

【筛查与诊断】

1. 筛查内容　早期筛查和诊断是降低 FH 患者 ASCVD 发病风险、改善临床预后的重要举措。2018 年发布的《家族性高胆固醇血症筛查与诊治中国专家共识》建议符合下列任意一项者要尽早开展 FH 的筛查：①早发 ASCVD（男性＜ 55 岁或女性＜ 65 岁即发生 ASCVD）；②成人血 LDL-C ≥ 3.8mmol/L（146.7mg/dl），儿童血清 LDL-C ≥ 2.9 mmol/L（112.7mg/dl），且能除外继发性高脂血症者；③皮肤 / 腱黄色瘤或脂性角膜弓（＜ 45 岁）；④一级亲属中有上述 3 种情况 [9]。

2. 诊断　目前，国际上存在多种 HoFH 诊断标准，见表 5-7，不同诊断标准针对不同人群的检出率亦有所不同，我国尚无统一的 HoFH 诊断标准。

【鉴别诊断】

在确诊 HoFH 前，首先需排除引起低密度脂蛋白升高的其他继发性高脂血症，如肥胖、糖尿病、阻塞性肝病、甲状腺功能低下、肾病综合征等。其次，有些遗传病临床表型与 HoFH 相似，但致病基因突变类型及发病机制不同，需鉴别，具体如表 5-8 所示 [13]。

【治疗】

高 LDL-C 水平是动脉粥样硬化的独立危险因素，因此，降脂治疗应在确诊后尽快进行，儿童 FH 患者的 LDL-C 的治疗目标值为＜ 3.5mmol/L，成人 FH 患者的血 LDL-C 治疗目标值分别为＜ 1.8mmol/L（合并动脉粥样硬化性心血管病）和＜ 2.6mmol/L（不合并动脉粥样硬化性心血管病），若难以达到上述治疗目标值，建议至少将血清 LDL-C 水平较基线水平降低 50%。现有的治疗方式主要包括健康生活方式、药物治疗、脂蛋白单采、肝移植和其他手术治疗。

（1）健康生活方式：健康饮食和规律体育运动是 HoFH 患者治疗的基础。对所有 HoFH 患者应该推荐低饱和脂肪、低胆固醇、高纤维的健康饮食，在儿童中，应在 2 岁之后开始均衡饮食（通常富含水果、蔬菜、鱼和全谷物），并建议全家人参与以提高患儿的依从性；此外，应该鼓励患者积极活动，保持正常体重，保证充足睡眠。

（2）药物治疗 [14]：他汀类药物是 8 岁以

表 5-7　国际上的多种 HoFH 诊断标准

诊断标准	内容
美国心脏学会 2015 年关于 FH 议程的科学声明[10]	满足以下 3 个条件之一：① LDL-C ≥ 10mmol/L 且父母中至少一方为 FH 患者；② LDL-C ≥ 10mmol/L 且小于 20 岁患者有皮肤 / 肌腱黄色瘤或主动脉瓣疾病；③如无家族史，患者 LDL-C ＞ 14mmol/L(基因检测阳性时，LDL-C 可＜ 10mmol/L)
2014 年欧洲动脉粥样硬化学会意见书：改善 HoFH 的检测与管理[9]	同时满足以下 2 个条件：①治疗前 LDL-C ≥ 13mmol/L 或治疗后 LDL-C ≥ 8mmol/L；② 10 岁前出现皮肤 / 肌腱黄色瘤
2014 年英国关于 HoFH 的管理声明[11]	满足以下 3 个条件之一：①儿童 LDL-C ＞ 11mmol/L 且 10 岁前出现皮肤 / 肌腱黄色瘤；②成人 LDL-C ＞ 13mmol/L 且有皮肤 / 肌腱黄色瘤；③血脂达到临床诊断标准且父母双方基因诊断均为 HoFH
2012 日本动脉粥样硬化协会 FH 管理指南[12]	同时满足以下 3 个条件：①父母为 HeFH 患者；②儿童期有早发 ASCVD, 特别是早发冠心病；③ TC ≥ 16mmol/L 并伴有皮肤 / 肌腱黄色瘤

注：FH，家族性高胆固醇血症；HoFH，纯合型家族性高胆固醇血症；HeFH，杂合型家族性高胆固醇血症；LDL-C，低密度脂蛋白胆固醇；TC，总胆固醇；ASCVD，动脉粥样硬化性心血管疾病

表 5-8　家族性高胆固醇血症与其他疾病的鉴别诊断

疾病名称	遗传类型	致病基因	相似的临床表现	差异性临床表现
植物固醇血症	AR	*ABCG5* 和 *ABCG8*	黄色瘤，早发性 CAD，部分患者可表现为血浆胆固醇 /LDL-C ↑（通常在儿童期出现）	血液学异常（溶血性贫血、血小板减少、贫血）；儿童黄色瘤（尤其是父母无高脂血症时）；他汀类药物治疗无反应
胆固醇酯贮积病（沃尔曼病）	AR	*LIPA*	LDL-C ↑；CAD 风险高	婴儿期发病（沃尔曼病）：甘油三酯↑、营养不良、肝脾大、脂肪肝或肝硬化、肾上腺皮质功能不全；成人发病（胆固醇酯贮积症）：肝脾大和（或）肝酶↑，甘油三酯↑
脑腱黄瘤病	AR	*CYP27A1*	黄色瘤	进行性神经系统疾病（认知功能障碍、白内障、共济失调）；LDL-C 水平正常

注：AR，常染色体隐性遗传；CAD，冠状动脉疾病；LDL-C，低密度脂蛋白胆固醇

上儿童和成人 FH 的首选治疗药物，该类药物可抑制 HMG-CoA 还原酶并降低肝脏中胆固醇的生物合成，使 LDL-C 水平降低 33.8%，显著降低成年期心血管疾病风险。对于受体缺失的患者，亦可降低其心血管疾病和全因死亡率。此外，加用胆固醇吸收抑制剂依折麦布可以使 LDL-C 进一步降低 10% ～ 15%。他汀类与其他降低胆固醇药物的联合使用可进一步降低 LDL-C 水平，包括胆汁酸螯合剂、烟酸、贝特类和普罗布考，但是较多的副作用限制了这些药物的使用。PCSK9 的单克隆抗体可以在他汀类药物的基础上使血 LDL-C 进一步降低 50% ～ 70%，并呈剂量依赖性。目前，已有 2 种 PCSK9 的单克隆抗体在美国和欧洲被批准用于 HoFH 患者，分别为阿利库单抗（alirocumab）和依伏库单抗（evolocumab），其中仅依伏库单抗被批准用于儿童 FH/HoFH。此外，米泊美生钠（mipomersen，一种针对 ApoB mRNA 的第二代反义寡核苷酸）最近被美国食品药品监督管理局批准可用于 ≥ 12 岁 HoFH 患者的辅助治疗。米泊美生钠可减少 ApoB 的合成，降低血 LDL-C 的水平，无论单用还是与他汀类联合使用均可使血 LDL-C 降低达 25% ～ 37%。

（3）脂蛋白单采（lipoprotein apheresis，LA）：也被称为 LDL-C 血浆清除。若药物联合治疗的效果欠佳，可考虑进行血浆清除，单次治疗可使 LDL-C 水平降低 55% ～ 70%，但其费用较高且耗时长。临床证据显示 LA 治疗可显著降低 HoFH 患儿的总胆固醇和 LDL-C 水平，并有助于斑块消退[15]。LA 最常见的不良反应是生化异常（主要是缺铁）和血管通路问题，其他不良反应包括有暂时性低血压的风险，因此，不应与血管紧张素转化酶抑制剂或其他降压药物联合使用。

（4）肝移植和其他手术治疗：严重的 HoFH 患者不能用 LA 治疗，即使是降脂治疗也不能有效控制 LDL-C 水平，需要考虑肝移植，这样可以显著降低 LDL-C 的浓度（约 80%）[16]，但由于移植后的并发症和高病死率，以及供体匮乏、终身服用免疫抑制剂等因素，肝移植难以作为主要治疗手段。部分回肠旁路手术和门

腔静脉分流术并不推荐，但对于极严重表型患者且更有效的治疗受限时，也可考虑。

【预后】

HoFH 是一种罕见但威胁生命的疾病，如果不治疗，多数患者 LDL-C 明显增高并于 20 岁之前进展为动脉粥样硬化，一般存活不超过 30 岁。

（艾转转　陈瑞敏）

【参考文献】

［1］Tromp TR, Hartgers ML, Hovingh GK,et al. Worldwide experience of homozygous familial hypercholesterolaemia: retrospective cohort study. Lancet, 2022, 399(10326):719-728.

［2］Chen P, Chen X, Zhang S. Current status of familial hypercholesterolemia in China: a need for patient FH registry systems. Front Physiol, 2019, 10:280.

［3］Taylan C, Weber LT. An update on lipid apheresis for familial hypercholesterolemia. Pediatr Nephrol, 2023, 38(2):371-382.

［4］Chiou KR and Charng MJ: Genetic diagnosis of familial hypercholesterolemia in Han Chinese. J Clin Lipidol, 2016, 10(3):490-496.

［5］Xiang, Rong, Fan,et al. The genetic spectrum of familial hypercholesterolemia in the central south region of China. Atherosclerosis, 2017, 258: 84-88.

［6］Goldstein JL, Brown MS. Familial hypercholesterolemia: identification of a defect in the regulation of 3-hydroxy-3-methylglutaryl coenzyme A reductase activity associated with overproduction of cholesterol. Proc Natl Acad Sci U S A, 1973, 70(10): 2804-2808.

［7］Perez de Isla L, Alonso R, Watts GF, et al. SAFEHEART Investigators. Attainment of LDL-Cholesterol Treatment Goals in Patients With Familial Hypercholesterolemia: 5-Year SAFEHEART Registry Follow-Up. J Am Coll Cardiol, 2016,67(11):1278-1285.

［8］Cuchel M, Bruckert E, Ginsberg HN, et al. European Atherosclerosis Society Consensus Panel on Familial Hypercholesterolaemia. Homozygous familial hypercholesterolaemia: new insights and guidance for、clinicians to improve detection and clinical management. A position paper from the Consensus Panel on Familial Hypercholesterolaemia of the European Atherosclerosis Society. Eur Heart J, 2014, 35(32):2146-2157.

［9］中华医学会心血管病学分会动脉粥样硬化及冠心病学组，中华心血管病杂志编辑委员会. 家族性高胆固醇血症筛查与诊治中国专家共识. 中华心血管病杂志，2018, 46(2):99-103.

［10］Gidding SS, Champagne MA, de Ferranti SD, et al. The agenda for familial hypercholesterolemia: a scientific statement from the American Heart Association. Circulation, 2015, 132(22):2167-2192.

［11］France M, Rees A, Datta D, et al. HEART UK statement on the management of homozygous familial hypercholesterolaemia in the United Kingdom. Atherosclerosis, 2016, 255:128-139.

［12］Harada-Shiba Mariko, Arai Hidenori, Oikawa Shinichi, et al. Guidelines for the management of familial hypercholesterolemia. J Atheroscler Thromb, 2012, 19(12):1043-1060.

［13］Harada-Shiba M, Arai H, Ishigaki Y, et al. Guidelines for Diagnosis and Treatment of Familial Hypercholesterolemia 2017. J Atheroscler Thromb, 2018, 25(8):751-770.

［14］Ziółkowska S, Kijek N,Zendran I,et al. Familial hypercholesterolemia-treatment update in children, systematic review. Pediatric endocrinology, diabetes, and metabolism, 2022, 28(2):152-161.

［15］Luirink IK, Determeijer J, Hutten BA,et al. Efficacy and safety of lipoprotein apheresis in children with homozygous familial hypercholesterolemia: A systematic review. J Clin Lipidol, 2019, 13(1):31-39.

［16］Ishigaki Y, Kawagishi N, Hasegawa Y, et al. Liver Transplantation for Homozygous Familial Hypercholesterolemia. J. Atheroscler. Thromb, 2019, 26(2):121-127.

第十一节　果糖 1,6- 二磷酸酶缺乏症

【概述】

果糖 1,6- 二磷酸酶缺乏症（fructose 1,6 disphosphatase deficiency，FBP1D，OMIM #

229700）是由果糖 -1,6- 二磷酸酶 -1（FBP1，OMIM # 611570）基因变异所致，1970 年由 Baker 和 Winegrad 等首次报道。特征性的临床表现包括空腹出现低血糖和代谢性酸中毒，并可能出现过度通气、呼吸暂停、癫痫和酮症发作。

【流行病学】

FBP1D 是一种罕见的遗传病，目前已报道的患者约 150 例。据估计，FBP1D 的患病率在荷兰人群中为 1∶350 000[1]，在法国人群中＜1∶900 000[2]，我国的发病率尚未见报道。

【遗传学】

FBP1D 属于常染色体隐性遗传病。*FBP1* 基因是目前报道的唯一致病基因，由 7 个外显子组成，跨度超过 31kb。迄今 *FBP1* 基因发现 60 个致病性变异，大部分为无义 / 错义变异和缺失变异。1997 年 Kikawa 等对来自 11 个家庭的 13 名日本 FBP1D 患儿进行遗传学分析，其中 10 名患儿发现 *FBP1* 基因纯合或复合杂合变异。1-bp 插入（960insG）是最常见的变异，73% 的患儿携带该变异。

【发病机制】

FBP1 是糖异生途径的关键酶，其缺乏会影响所有糖异生前体（包括膳食果糖）转化为葡萄糖。因此，FBP1D 患儿维持血糖依赖于肝脏中的糖原储存。升糖应激期间,如发热、禁食、经口摄入减少、呕吐、感染和摄入大量果糖等,导致糖原储存耗尽，糖异生底物丙酮酸、丙氨酸和甘油积累。丙酮酸进一步转化为乳酸和乙酰辅酶 A，引起乳酸血症和酮症。同时葡萄糖 -1- 磷酸转化为葡萄糖的不足也会激活磷酸戊糖途径，导致核糖 -5- 磷酸的产生，以及嘌呤和嘧啶的合成。嘌呤和嘧啶进而分解产生尿酸，导致高尿酸血症。

【临床表现】

FBP1D 患儿以发作性低血糖、高乳酸血症、代谢性酸中毒和酮症为主要临床表现。平时无明显症状，生长发育大多正常，据报道，部分患者脑损伤和（或）智力障碍可能与长期低血糖有关 [3, 4]。空腹、感染、应激状态或大量摄入果糖 / 蔗糖可诱发急性代谢紊乱，甚至出现危象发作。表现为过度通气、呼吸暂停发作、癫痫发作和（或）昏迷，常伴有肝大。近 50% 的患儿在出生后的前 4 天内出现急性危象，可能是由糖原储存不足导致 [5]，如不及时处理，可导致患儿死亡。部分患儿可出现肌张力减退，与短暂性肝功能障碍（氨基转移酶升高）有关，不需要特殊治疗 [6]。

【辅助检查】

1. 代谢相关检查　仅在代谢紊乱期可检测到相关异常，稳定期无明显异常。

（1）血液检查：可表现为高乳酸血症、高尿酸血症、高甘油三酯血症、高丙氨酸血症和酮症。胰高血糖素在急性期可升高。部分患儿可有氨基转移酶升高、凝血酶原时间延长。血串联质谱分析可见丙氨酸增高、高乳酸血症及酮症。

（2）尿液检查：可见酮体阳性。尿气相色谱 - 质谱有机酸分析可检测到甘油尿、果糖尿，为该病特征性表现。

2. 酶学检测　可取患儿外周血白细胞或肝活检组织等进行酶活性检测，患儿的 FBP1 活性显著降低。

3. 超声检查　明确患儿是否存在肝大。

4. 生长发育评估　评估患儿运动及精神发育水平，如有必要，需早期干预。

5. 基因检测　对于出现上述临床表型且高度怀疑该病的患儿，建议进行基因检测。明确先证者后,需对家系其他成员进行致病基因验证。

【诊断和鉴别诊断】

1. 诊断　对于出现典型临床表型的先证个体，在进行分子遗传学检测后如果明确为双等位基因 *FBP1* 致病性（或可能致病性）变异，或进行 FBP1 活性分析明确肝脏或单核白细胞中缺乏 FBP1 活性即可确诊。

2. 鉴别诊断　见表 5-9。

【治疗】

1. 急性危象发作　在血糖正常的急性危象早期即应予口服或静脉注射葡萄糖进行干预，在急性期症状缓解后逐步过渡到口服或肠内

表 5-9　果糖 1,6- 二磷酸酶缺乏症和其他疾病的鉴别诊断

	遗传类型	致病基因	相似的临床表现	差异性临床表现
α- 甲基乙酰乙酸尿症	常染色体隐性遗传	ACAT1	酮症性低血糖 代谢性酸中毒	2- 甲基乙酰鲸蜡酸酯升高 2- 甲基 -3- 羟基丁酰辅酶 A 升高 替格利甘氨酸升高
遗传性果糖不耐受	常染色体隐性遗传	ALDOB	食用含蔗糖或果糖的食物时，婴儿会出现低血糖症状	对甜食有强烈的厌恶 肾小管功能障碍 胃肠道症状 生长停滞
糖原贮积病 I a 型	常染色体隐性遗传	G6PC1 SLC37A4	肝大 乳酸酸中毒 高尿酸血症 高脂血症 高甘油三酯血症 低血糖发作	甘油水平正常
丙酮酸羧化酶缺乏症	常染色体隐性遗传	PC	呼吸急促 代谢性酸中毒 高丙氨酸血症 低血糖发作	神经系统异常 智力发育障碍 反复癫痫发作
先天性糖基化障碍，I t 型	常染色体隐性遗传	PGM1	阵发性低血糖 代谢性酸中毒	横纹肌溶解 身材矮小 腭裂 悬雍垂裂 扩张型心肌病 转铁蛋白亚型异常

喂养。

2. 代谢性酸中毒　大多数无须特殊治疗，难以纠正的严重代谢紊乱可采用腹膜透析治疗。

3. 日常管理　进食规律，避免饥饿或过饱，限制果糖、蔗糖、甘油和山梨糖醇的摄入，增加碳水化合物喂养频率，积极检测血糖水平[7]。

【遗传咨询】

该病的遗传方式为常染色体隐性遗传，杂合携带者无症状，没有患病风险。先证者父母均为杂合携带者，迄今为止尚未在 FBP1D 中发现新发致病变异。先证者兄弟姐妹有 25% 的概率患病，50% 的概率为无症状携带者，25% 的概率为正常人。除非先证者的伴侣也患有 FBP1D 或为 FBP1 基因变异携带者，否则后代将是杂合子携带者。

【预防】

该病为常染色体隐性遗传病，因此预防 FBP1D 要避免近亲结婚，对于生育过该病患儿的家长，再次生育时应进行遗传咨询和产前诊断，避免缺陷儿出生。

（孙云腾　陈瑞敏）

【参考文献】

［1］Visser G, Bakker HD, de Klerk JBC, et al. Natural history and treatment of fructose-1,6,-bisphosphatase deficiency in the Netherlands. Inherit Metab Dis, 2004, 27: 207.

［2］Lebigot E, Brassier A, Zater M, et al. Fructose 1,6-bisphosphatase deficiency:clinical, biochemical and genetic features in French patients. Inherit Metab Dis, 2015, 38(5):881-887.

［3］Bijarnia-Mahay S, Bhatia S, Arora V. Fructose-1,6-Bisphosphatase Deficiency. In: Adam MP, Everman DB, Mirzaa GM, et al., eds. GeneReviews®. Seattle (WA): University of Washington, Seattle; December 5, 2019.

［4］Moey LH, Abdul Azize NA, Yakob Y, et al. Fructose-1,6-bisphosphatase deficiency as a cause of recurrent hypoglycemia and metabolic acidosis: Clinical and molecular findings in Malaysian patients. Pediatr Neonatol, 2018, 59(4):397-403.

［5］Lin C, Xu Y. Clinical and molecular characterization of patients with fructose 1,6-bisphosphatase deficiency. Int J Mol Sci, 2017, 18(4).

［6］Bhai P, Bijarnia-Mahay S, Puri RD, et al. Clinical and molecular characterization of Indian patients with fructose-1, 6-bisphosphatase deficiency:Identification of a frequent variant (E281K). Ann Hum Genet, 2018, 82(5):309-317.

［7］寇睿, 陈志红. 果糖 -1, 6- 二磷酸酶缺乏症诊疗进展. 国际儿科学杂志, 2017, 44(8):535-538.

第6章 以皮肤、眼部异常为主要特征的综合征

第一节 莱伯遗传性视神经病变

【概述】

莱伯遗传性视神经病变（Leber hereditary optic neuropathy，LHON）是罕见的线粒体疾病，是由线粒体基因（mitochondrial DNA，mtDNA）点突变造成线粒体产生ATP障碍导致的视神经病变。它是第一个被确定的线粒体相关性疾病，是母系遗传病[1]。临床上主要是年轻男性发病，表现为急性或亚急性双眼视力下降、视野表现为中心或旁中心暗点，线粒体基因查找到相关致病基因可确诊。常见的致病基因位点为 m.11778G.A/MTND4、m.3460G.A/MT-ND1、m.14484T.C/MT-ND6，临床上90%的发病是由这3个基因突变所致[2]。

【流行病学】

据统计，LHON是最常见的线粒体疾病，人种不同，发病率也不同，英国东北部人群调查发病率为1/27 000，欧洲人群发病率约为1/45 000。男性易发病，占80%～90%，发病年龄为15～35岁。

【遗传学】

LHON是线粒体基因突变所致，具有母系遗传的规律及特点。母亲通常是先证者，携带致病基因，但是不一定表现出视力下降，据研究报道，约60%的家族有女性成员出现视力下降。男性致病基因携带者，无论发不发病都不会遗传给他的后代。致病基因携带者并不一定都发病，LHON的外显率与性别、年龄有密切的相关性。男性外显率高、发病年龄越小、视力自愈的可能性越大。育龄期女性一旦确定

为致病基因携带者，鉴于后代患病风险，妊娠期或胚胎植入前基因检查是必不可少的。但是，羊膜和绒毛膜细胞的mtDNA突变情况并不和胚胎组织细胞一致，致病基因携带也并不一定能准确判断是否发病，以及发病的年龄和视力损伤程度，所以妊娠期遗传学检查对临床指导有很大局限性。

90%的LHON患者是由 m.3460G＞A、m.11778G＞A 及 m.14484T＞C 3个常见基因突变位点所致。其中，m.11778G＞A 见于60%～70%的北欧裔患者、90%的亚裔患者，m.14484T＞C常见于法裔和加拿大裔患者[3-5]。对于3个常见位点检查结果阴性的患者，进一步查线粒体环基因可以发现一些少见致病基因位点。不同致病基因位点的外显率及临床特点也有所不同，详细情况见表6-1。

【发病机制】

LHON的发病机制主要如下：由线粒体基因突变造成呼吸链产生ATP的量下降，谷氨酸转运受阻，活性氧物质堆积诱发神经节细胞凋亡。目前，LHON是临床表型与分子基因型的关系研究得比较清楚的线粒体病。但是具体的病理机制还是很复杂的，为什么线粒体的功能障碍只引起视网膜神经节细胞损伤，而高耗能的视网膜色素上皮细胞、光感受器细胞不受损伤，这些现象还解释不清楚[6]。

【临床表现】

黄斑部神经节细胞形成乳斑束，主要传导中心视觉信号，神经纤维直径小，耗能多，最易受损，所以LHON患儿常表现为双眼急性或亚急性视力下降、视野表现为中心或旁中心暗

表6-1 不同致病基因位点的外显率、发病年龄及性别情况表

mtDNA 致病突变位点	外显率（%）		发病年龄（中位数）	男女性别比	参考文献
	男性	女性			
m.3460G > A	32	15	20 岁	4.3∶1	Nikoskelainen（1994）
m.3460G > A	49	28	22 岁	1.7∶1	Yu-Wai-Man, et al（2003）
m.11778G > A	43	11	24 岁	3.7∶1	Harding, et al（1995）
m.11778G > A	51	9	22 岁	5.1∶1	Yu-Wai-Man, et al（2003）
m.14484T > C	47	8	20 岁	7.7∶1	Macmillan, et al（1998）

点，以及视盘早期充血和晚期视神经萎缩。

1. 急性亚急性期 LHON 患者从出现视力下降症状开始的 6 个月内为急性期。急性期主要表现为视力急性下降、视野改变及异常眼底表现等。

（1）视力下降：多为双眼同时发病，或一只眼先出现视力下降，数周或数月后另一只眼也出现视力下降，97% 的患儿第二只眼会在一年内出现视力下降。大部分患者视力急剧下降至 20/200 左右，伴有色觉改变。因为双眼同时视力下降，调控瞳孔光反射的视网膜含黑色素神经节细胞相对保留，所以瞳孔光反射相对正常。

（2）视野改变：典型的视野改变为双眼中心或旁中心暗点。视野损伤早期表现相对中心暗点，随着病情进展，很快进展为较大的绝对暗点，会累及 25°～ 30° 视野。

（3）异常眼底表现：急性期有 20%～ 40% 的患者表现正常[7]。大部分患者在急性期有视盘充血、血管迂曲扩张及视盘边界欠清的表现。少数伴有视盘出血、黄斑水肿或渗出。其中视盘旁毛细血管扩张、视盘水肿、荧光造影检查缺少视盘荧光渗漏被称为"LHON 三联征"。眼底的这些典型改变对诊断 LHON 很有帮助，缺乏改变的患者往往被误诊为非器质性视力下降。

2. 动态变化期 LHON 患者的视力在发病后 4～ 6 个月比较稳定，但是发病后 6 个月至1 年的视力及其他临床表现随病程变化被称为

动态变化期。

（1）视力：随着中心视野损伤加重，视力急剧下降，患儿往往会到医院就诊。

（2）视野：中心暗点范围继续扩大，视力急剧下降，甚至无法进行视野检查。

（3）眼底表现：随着病程进展，视盘毛细血管扩张及视盘水肿消失。双眼视盘颞侧开始颜色变淡，OCT（光学相干断层扫描）检查会发现双眼乳斑束变薄（图6-1），继而出现自视盘颞下方至颞侧神经纤维层变薄[8, 9]。

3. 慢性期 LHON 患者出现症状 1 年后，视神经萎缩及视力损伤会出现缓慢进展的平台期，被称为慢性期。

大部分患者仅表现为眼部视神经损伤，有些患者会出现眼部以外病变，如心脏传导异常、神经系统症状等。其中，神经系统症状被称为 LHON 附件病变。还有些 LHON 患者会出现多发性硬化相关性视神经炎的眼部表现，视力预后比单纯视神经炎更差。

【眼部辅助检查】

视野检查表现为双眼中心暗点或旁中心暗点，随病程进展，中心暗点范围逐渐扩大、相对暗点变为绝对暗点。OCT 检查表现为双眼乳斑束变薄、鼻侧视神经纤维增厚，随病程进展，视神经纤维层逐渐变薄。视觉诱发电位检查主要表现：潜时延长为主伴波幅降低。

【实验室检查】

实验室检查基于先证者的基础之上，因

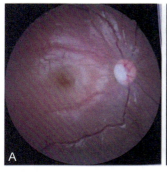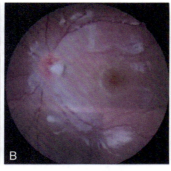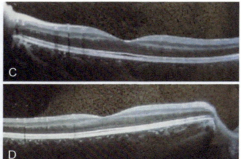

图 6-1　8 岁女性患儿双眼视力下降 3 个月，双眼最佳矫正视力 0.1，瞳孔光反射灵敏，相对传入性瞳孔障碍检查阴性

A、B. 眼底照相可见双眼视盘颞侧色淡；C、D.OCT 检查视盘 - 黄斑横断面扫描可见乳斑束变薄

此对于出现上述临床表型且高度怀疑该病的患者，建议检测线粒体基因常见的 3 个突变位点。如果检测结果为阴性，建议进一步检测线粒体环基因测序，寻找少见致病突变位点。

【神经影像学检查】

头颅和视神经 MRI 检查，大部分患者正常，一些患者会表现为双眼视神经长 T_2 信号。颅脑 MRI 检查的主要目的是排除颅内病变造成的视神经损伤，如鞍区占位性病变等。

【诊断和鉴别诊断】

1. 诊断　符合上述临床表现并且查找到致病基因可确诊。

2. 鉴别诊断　主要和其他视神经病变进行鉴别诊断。

（1）脱髓鞘性视神经炎：视力下降多伴有眼球转动痛，随病程进展及激素冲击治疗，视力在 2 ～ 3 周后开始恢复，80% 的患者视力可恢复到发病前。相关血清抗体检测可以帮助鉴别诊断。

（2）颅内视神经或视路压迫性病变：颅脑 MRI 检查可以排除诊断。

【治疗】

对于 LHON 患者或 LHON 致病基因携带者，均建议戒烟、避免过度饮酒，每天补充维生素，特别是 B 族维生素。

2017 年 LHON 国际专家共识声明，影响预后因素不应该影响 LHON 的治疗及临床管理。

艾地苯醌是辅酶 Q 的类似物，可以促进线粒体 ATP 合成酶的活性及抗氧化作用，是目前治疗 LHON 唯一可以选择的药物。对于急性亚急性期和动态变化期的 LHON 患者，建议尽早开始口服艾地苯醌，900mg/d，维持 1 年后评估疗效。视力检测提高 2 行即为有效，如果判断治疗有效，建议继续治疗 1 年 [10]。

【随访】

对于急性亚急性期和动态变化期 LHON 患者，建议每 3 个月随访 1 次，第 2 年每 6 个月随访 1 次，以后为每年 1 次。

【遗传咨询】

育龄期女性一旦确定为致病基因携带者，鉴于后代患病风险，妊娠期或胚胎植入前的基因检查是必不可少的。但是，由于羊膜和绒毛膜细胞的 mtDNA 突变情况并不和胚胎组织细胞一致，致病基因携带也并不一定能准确判断是否发病，以及发病的年龄和视力损伤程度，所以妊娠期遗传学检查对临床指导有很大局限性。

【预防】

对于 LHON 致病基因携带者，建议戒烟、戒酒及超负荷体力劳动，以免诱导视力下降。

（樊云葳　李　莉）

【参考文献】

[1] Sajjadi H, Poorsalman H. Previously diagnosed Leber's hereditary optic neuropathy with clinical signs of idiopathic intracranial hypertension responsive to acetazolamide therapy. J Ophthalmic Vis Res, 2019, 14(1):109-113.

[2] Kousal B, Kolarova H, Meliska M, et al. Peripapillary microcirculation in Leber hereditary optic neuropathy. Acta Ophthalmol, 2019, 97(1): e71- e76.

[3] Mackey DA, Oostra RJ, Rosenberg T, et al. Primary pathogenic mtDNA mutations in multigeneration pedigrees with Leber hereditary optic neuropathy. Am J Hum Genet, 1996, 59(2):481-485.

[4] Macmillan C, Kirkham T, Fu K, et al. Pedigree analysis of French Canadian families with T14484 C Leber's hereditary optic neuropathy. Neur- ology, 1998, 50(2):417-422.

[5] Yu-Wai-Man P, Griffiths PG, Brown DT,et al. The epidemiology of Leber hereditary optic neuropathy in the North East of England. Am J Hum Genet, 2003,72(2):333-339.

[6] Yu-Wai-Man P, Chinnery PF. Leber Hereditary Optic Neuropathy. 2000 Oct 26 [updated 2021 Mar 11] In: Adam MP, Everman DB, Mirzaa GM, et al. GeneReviews® [Internet]. Seattle(WA):University of Washington, Seattle; 1993-2022.

[7] Yu-Wai-Man P, Votruba M, Moore AT,et al. Treatment strategies for inherited optic neuropa-thies: past, present and future. Eye (Lond), 2014, 28(5):521-537.

[8] Iorga RE, Moraru A, Ozturk MR,et al. The role of optical coherence tomography in optic neuropathies. Rom J Ophthalmol, 2018, 62(1):3-14.

[9] Da Teng, Peng CX, Li L, et al. Structural impair-ment patterns in peripapillary retinal fiber layer and retinal ganglion cell layer in mitochondrial optic neuropathies. Int J Ophthalmol, 2018, 11(10):1643-1648.

[10] Shemesh A, Sood G, Margolin E. Leber hered-itary optic neuropathy (LHON). Treasure Island (FL):StatPearls Publishing,2022.

第二节　先天性鼻泪管发育异常

【概述】

先天性鼻泪管发育异常（congenital nasol-acrimal canal dysplasia，CNCD）是先天性鼻泪管阻塞（congenital nasolacrimal duct obstruction，CNLDO）中的一个特殊亚型，这是一种由鼻泪管发育异常而造成泪道阻塞的先天泪道畸形，其特点是鼻泪管发育不完全或不成熟，这种骨性发育异常一般的临床表现包括病史、症状、泪道冲洗及荧光素染料排泄试验[1]（fluore-scein dye disappearance test，FDDT）结果等都与 CNLDO 无异，因此依靠临床表现无法对其做出准确的诊断。泪道计算机断层扫描（computed tomography，CT）可以清晰地描述异常鼻泪管骨性段明确的解剖特征，因此可以作为 CNCD 的确诊依据。

【流行病学】

CNCD 是一种罕见的疾病，目前各国对该病的发病率尚无统计数据。

【遗传学】

目前文献中关于 CNCD 的致病基因位点尚未明确，Foster 等[2] 的研究发现，在一个先天性鼻泪管阻塞的家系中有 IGSF3 基因的突变，国内专家[3] 从来自 3 个家系的 14 例先天性泪小点缺如合并骨性鼻泪管发育异常的病例样本中筛查出 4 个 IGSF3 同义突变。

IGSF3 编码免疫球蛋白超家族成员 3。Prochazkova 等[4] 的研究发现，IGSF3 中一个新的变异与一个大家族的表型相符，发现 IGSF3 在胚胎期和成体小鼠泪道系统中转录。因此，认为 IGSF3 的破坏很可能是 CNCD 常染色体隐性遗传（该研究提出的假说）的原因。

IGSF3 mRNA 在多种组织中均被检测到，但在外周血白细胞、脾脏或肝脏中均未检测到，这表明 IGSF3 不参与免疫功能。根据其预测的膜定位，IGSF3 可能是一种细胞黏附分子。免疫球蛋白超家族细胞黏附分子在胚胎形态发生过程中发挥着不同的结合和识别作用。IGSF3 在胚胎和成人的泪道系统表达，并在 IGSF3 截断突变纯合子患者中除 CNCD 外缺乏临床发现，表明它是鼻泪管功能正常发育和维持所特别需要的。

FGF10 是另一个近年来被关注的 CNCD 的可能致病基因，它主要表达于颅面复合体中许多发育结构的间充质中，包括牙齿、舌和腭突，*FGF10* 的突变导致广泛的缺陷，强调了 *FGF10* 信号在许多发育过程中的核心重要性。FGF10 是成纤维细胞生长因子（FGF）家族的一员，这是一组高度进化保守的蛋白质，通过受体酪氨酸激酶触发信号。FGF 信号通路在从头到脚的发育过程中起着核心作用，包括大脑、四肢、肾脏、毛囊和体轴伸长的形成。FGF 家族包含 22 个配体，分为 7 个亚家族，这些配体可以与 4 个受体结合（FGFR1 ～ 4）[5]。FGF 配体与其受体的相互作用受细胞外环境的调节，通过蛋白多糖辅助因子和细胞外蛋白结合。

FGF10 的突变已被发现会导致人类的许多发育缺陷和病理。例如，有文献报道称 *FGF10* 的功能缺失突变可导致泪道 - 耳 - 齿 - 指综合征，即 LADD 综合征[6, 7]，它影响多个器官，其中大多数在颅面复合体，而鼻泪管阻塞和 CNCD 只是该综合征众多临床表现的一部分。

【发病机制】

胚胎时期，泪囊的前缘首先表现为嵌套的外胚层在鼻和外侧上颌隆起之间的隔离。原始泪囊形成后，泪囊上皮的管状延伸向外侧进入发育中的眼睑，形成泪小管，沿上颌骨内侧壁向下形成鼻泪管。上皮细胞和间充质细胞之间的相互作用最终导致鼻泪管腔的形成[8]。这个过程的任何异常都可能导致泪道系统发育不良，如泪道与外胚层顶部的不完全分离或泪道的不对称化。

【临床表现】

CNCD 的临床表现几乎与普通的 CNLDO 无异，症状表现为出生后不久出现的溢泪、分泌物增多及眼睑周围皮肤湿疹等。泪道冲洗会发现伴或不伴黏液或脓性溢液的全部反流。荧光素染料排泄试验结果为 2 ～ 3，即在双侧结膜囊滴入荧光素钠溶液后 5 分钟观察，荧光素在患侧结膜囊内持续存在，表示泪道引流系统阻塞。

【辅助检查】

CT 扫描可以精确地描绘鼻泪管的形态、方向和异常结构，为鼻泪管的异常提供清晰的解剖学特征。这些数据可以用于将鼻泪管发育异常归类为明显狭窄甚至闭锁（图 6-2）[9, 10]。

在使用泪道 CT 扫描之前，许多 CNCD 患儿被诊断为普通的 CNLDO 而经历反复的泪道探通，这可能会导致并发症，如假道形成和泪小点撕裂[11]。CT 扫描可以帮助诊断 CNCD，从而避免多次手术造成泪道组织损伤。

【诊断和鉴别诊断】

1. 诊断　诊断 CNCD 的依据是父母提供的病史、出生后溢泪并伴随分泌物的症状、冲洗泪道进行鼻泪管通畅性检查、泪道 CT 平扫检查，而泪道 CT 平扫检查才是最终确诊 CNCD 的依据。

2. 鉴别诊断　上文所述临床表现不能反映 CNCD 的特征信息，因此绝大多数 CNCD 最初被诊断为普通的 CNLDO，当保守或传统的治疗措施，如按摩、泪道探通和泪道置管手术被证明无效时，才会考虑 CNCD 的可能，而鉴别诊断的重要手段就是泪道 CT 平扫检查。

【治疗】

如前所述，保守和传统的治疗方法，如自发缓解、按摩、泪道冲洗、泪道探通和泪道置管手术，治疗 CNCD 都是无效的。近年来，鼻内镜手术越来越多地被眼科医师和耳鼻喉科医师用来治疗泪道阻塞疾病和泪囊炎。经鼻泪囊鼻腔吻合术（EN-DCR）在成人鼻眼相关外科学领域的应用已经非常成熟，逐渐成为治疗成人慢性泪囊炎的首选手术方式。而对于儿童，无论是外路的还是经鼻的泪囊鼻腔吻合术，都是为那些非手术治疗方式（如按摩、泪道探通及泪道置管等）无效的儿童保留的手术方式[12]。经过泪道 CT 扫描检查确诊 CNCD 的病例，将不再进行泪道探通和泪道插管手术的尝试，需要通过 DCR 早期干预已成为广泛的共识。目前，DCR 被普遍认为是 CNCD 唯一有效的治疗方法[13-15]。EN-DCR 与外路鼻腔泪囊吻合术

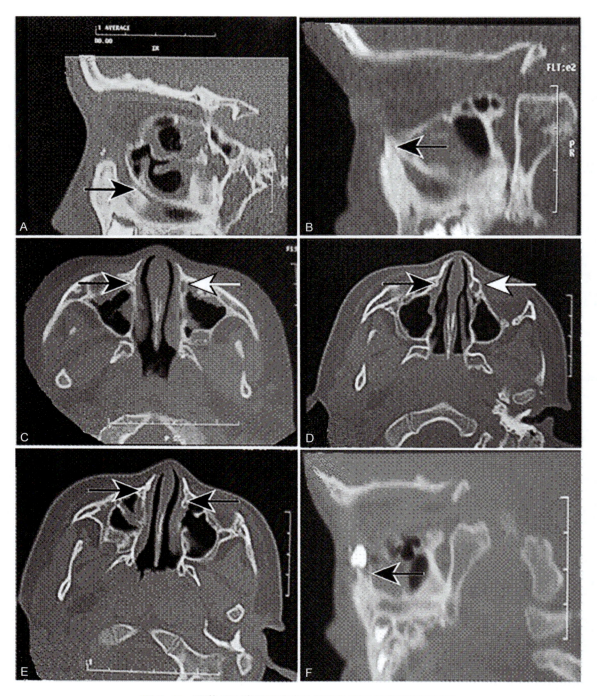

图6-2　泪道CT造影可清晰地鉴别先天性鼻泪管发育异常

A、B. 鼻泪管狭窄的矢状位（黑色箭头）；C、D. 鼻泪管狭窄的水平位（黑色箭头）和对侧对比（白色箭头）；
E、F. 水平位、矢状位均显示双侧鼻泪管闭锁（黑色箭头）

（EX-DCR）都是现在被普遍接受的治疗 CNCD 的手术技术，以往的多篇文献证明两者的成功率相当[16-20]。而 EN-DCR 的优势为在高清鼻内镜直视下进行充分的截骨术，以确保更充分地暴露泪囊，通过与其他基本的手术技巧相结合已经使它实现了很高的成功率[18, 21, 22]。

【遗传咨询】

虽然目前对于 *IGSF3* 和 *FGF10* 是否为 CNCD 的致病基因，以及是否存在其他致病基因尚无定论，但对于已生育 CNCD 或 LADD 综合征患儿的父母，建议再生育时进行产前基因诊断，且需要特别关注以上两个基因。

【预防】

该病目前尚无有效的预防措施，对于生育过该病患儿的家长，建议再次生育时进行产前诊断。

（樊云葳　李　莉）

【参考文献】

［1］ Kominek P, Cervenka S, Matousek P, et al. Primary pediatric endonasal dacryocystorhinostomy--a review of 58 procedures. Int J Pediatr Otorhinolaryngol, 2010, 74(6):661-664.

［2］ Foster J, Kapoor S, Diaz-Horta O,et al. Identification of an IGSF3 mutation in a family with congenital nasolacrimal duct obstruction. Clin Genet, 2013, 86(6):589-591.

［3］ Wang F, Tao H, Han C, et al. Preliminary report on screening IGSF3 gene mutation in families with congenital absence of lacrimal puncta and canaliculi. Int J Ophthalmol, 2020, 13(9):1351-1355.

［4］ Prochazkova M, Prochazka J, Marangoni P,et al. Bones, glands, ears and more: the multiple roles of FGF10 in craniofacial development. Front Genet, 2018, 9:542.

［5］ Ornitz DM, Itoh N. Fibroblast growth factors. Genome Biol.2:reviews3005, 2001, 2(3):REVIEWS3005.

［6］ Milunsky JM, Zhao G, Maher TA, et al. LADD syndrome is caused by FGF10 mutations. Clin. Genet, 2006, 69(4):349-354.

［7］ Shams I, Rohmann E, Eswarakumar VP, et al. Lacrimo-auriculo-dento-digital syndrome is caused by reduced activity of the fibroblast growth factor 10 (FGF10)-FGF receptor 2 signaling pathway. Mol. Cell Biol,2007,27(19): 6903-6912.

［8］ Sevel D. Development and congenital abnormalities of the nasolac¬rimal apparatus. J Pediatr Ophthalmol Strabismus, 1981, 18(5):13-19.

［9］ Yu G, Zhang CY, Cui YH, et al. Application value of computed tomography dacryocystography in children lacrimal diseases. Zhonghua Yan Ke Za Zhi, 2013, 49(8):706-710.

［10］ Zhang C, Yu G, Cui Y,et al. Anatomical characterization of the nasolacrimal canal based on computed tomography in children with complex congenital nasolacrimal duct obstruction. J Pediatr Ophthalmol Strabismus, 2017, 54(4):238-243.

［11］ Cao WH, Wu Q, Fan YW, et al. Lacrimal intubation with the Ritleng system for refractory nasolacrimal duct obstruction in children. Ophthalmol China, 2011, 20:302-306.

［12］ Petersen RA, Robb RM. The natural course of congenital obstruc¬tion of the nasolacrimal duct. J Pediatr Ophthalmol Strabismus, 1978, 15(4): 246-250.

［13］ Rice DH. Endoscopic intranasal dacryocystorhinostomy results in four patients. Arch Otolaryngol Head Neck Surg, 1990, 116(9):1061.

［14］ Chan W, Wilcsek G, Ghabrial R, et al. Pediatric endonasal dacryocystorhinostomy: a multicenter series of 116cases. Orbit, 2017, 36(5):311-316.

［15］ McDonogh M, Meiring JH. Endoscopic transnasal dacryocystorhinostomy. J Laryngol Otol, 1989, 103(6):585-587.

［16］ Huang J, Malek J, Chin D, et al. Systematic review and meta-analysis on outcomes for endoscopic versus external dacryocystorhinostomy. Orbit, 2014, 33(2):81-90.

［17］ Karim R, Ghabrial R, Lynch T, et al. A comparison of external and endoscopic endonasal dacryocystohrhinostomy for acquired nasolacrimal duct obstruction. Clin Ophthalmol, 2011, 5:979-989.

［18］ Ali MJ, Psaltis AJ, Murphy J,et al. Poweredendoscopic dacryocystorhinostomy: a decade of experience. Ophthal Plast Reconstr Surg, 2015, 31(3):219-221.

[19] Tsirbas A, Wormald PJ. Endonasal dacryocystorh-inostomy with mucosal flaps. Am J Ophthalmol，2003, 135(1):76-83.

[20] Tsirbas A, Wormald PJ. Mechanical endonasal dacryocystorhinostomy with mucosal flaps. Br J Ophthalmol, 2003, 87(1):43-47.

[21] Ali MJ, Psaltis AJ, Bassiouni A,et al. Long-term outcomes in primary powered endoscopic dacryocystorhinostomy. Br J Ophthalmol, 2014，98(12):1678-1680.

[22] Chisty N, Singh M, Ali MJ,et al. Long-term outcomes of powered endoscopic dacryocystorh-inostomy in acute dacryocystitis. Laryngoscope, 2016, 126(3):551-553.

第三节　视网膜母细胞瘤

【概述】

视网膜母细胞瘤（retinoblastoma，RB）是婴幼儿最常见的眼内恶性肿瘤，严重危害患儿的生命及视功能。目前多认为是由 RB 基因的"二次突变"引起。临床表现呈多样性及隐匿性，最常表现为白瞳症，其次为斜视、眼红、畏光流泪和视力下降等。

【流行病学】

视网膜母细胞瘤是婴幼儿最常见的恶性肿瘤，占儿童恶性肿瘤的 2%～4%，其患病率为 1/20 000～1/15 000[1]，其中约 95% 发生在 5 岁以前。

单侧性 RB（单眼 RB）约占 75%，发病年龄为 2～3 岁；双侧性 RB（双眼 RB）发病更早[1-3]；三侧性 RB 是指在双眼发病的基础上，蝶鞍或松果体出现原发性肿瘤，属于双眼 RB 的一种特殊类型。每年全球范围新发患者约 9000 例，我国每年新增患者约 1100 例[4, 5]。RB 的发病没有种族和性别倾向。

环境因素可能是 RB 的重要致病因素之一，尤其是单眼 RB。可能的危险因素包括放射暴露、高龄双亲、父母职业、试管授精、人乳头瘤病毒（human papilloma virus，HPV）感染等。

【遗传学】

RB 分为遗传型和非遗传型，遗传型占 35%～45%，为常染色体显性遗传，非遗传型占 55%～65%。RB 发生与肿瘤抑制基因 RB1 基因突变关系密切，约 93% 的遗传型和 87% 的非遗传型 RB 患者存在 RB1 基因突变[6]。RB1 基因位于人类 13 号染色体长臂 1 区 4 带，包含 27 个外显子，26 个内含子，编码为 4.7kb 的 mRNA，可翻译成含 928 个氨基酸的蛋白，即 RB 蛋白。

【发病机制】

肿瘤的发生和发展是一个复杂的过程，有很多影响因素，常因内外环境改变导致调节细胞增殖、黏附、分化和凋亡等重要进程的基因失常而启动。RB 的发生和发展也受环境、基因、表观遗传等多种因素共同影响。

目前国际公认 RB1 的等位基因突变或缺失是 RB 的发病基础。Knudson[1] 认为此病是两次基因突变的结果，即"两次打击"学说：第 1 次突变发生于生殖细胞，第 2 次突变发生于体细胞。"两次打击"的实质是 RB 敏感基因（RB1）的一对等位基因均发生突变。当两个等位基因均发生突变时，体细胞的杂合子型变成纯合子状态，细胞将失去正常 RB 蛋白功能，细胞分化失去控制，从而形成肿瘤。

近年来的研究发现，部分 RB 患者的 HPV 感染呈阳性结果，这提示 HPV 感染可能与 RB 的发生有关，尤其是在散发型患者中。

【临床表现】

1. 症状　瞳孔区发白（白瞳症）和斜视是最主要的就诊原因，部分患者会出现眼红和眼部不适（揉眼）。较大年龄患儿会主诉视力下降、眼前黑影等症状。三侧性 RB 可出现头痛、呕吐、发热、癫痫发作。

2. 体征　早期病变扁平或隆起于视网膜表面，呈白色或半透明状，表面光滑边界清。内生型肿瘤向玻璃体腔内突起，肿瘤细胞在玻璃体内播散种植，引起玻璃体混浊。外生型肿瘤则在视网膜下形成肿块，常引起明显的渗出性视网膜脱离。较大的肿瘤会引起虹膜红变、继发性青光眼、角膜水肿、玻璃体积血等；有些坏死性 RB 会引起明显的眼周围炎性反应，呈眼眶蜂窝织炎表现。弥散生长的肿瘤常见于发病年龄较大的患儿，在玻璃体腔和前房出现白色雪球样混浊，形成假性前房积脓。

眼外期，肿瘤向眼外生长，向前穿破眼球壁而突出于睑裂外；向后突破眼球壁而占据眶腔，致使眼球前突，可伴有结膜水肿、眼球突出及眼球运动障碍。转移期，肿瘤可经视神经或眼球壁上神经血管的孔道向颅内或眶内扩展；或经淋巴管向附近淋巴结、软组织转移；或经血液循环向全身转移，最终导致死亡。

遗传性 RB 的不同时期发生其他肿瘤（第二恶性肿瘤）的风险会增加，青少年好发骨肉瘤和软组织肉瘤，中老年人好发黑色素瘤、脑肿瘤、肺癌、乳腺癌、膀胱癌等。

【影像学检查】

1. 眼底照相检查　检查前充分散大瞳孔。儿童若不合作，最好在全身麻醉下进行检查。检查时应变换照相角度，以免遗漏检查部位。

2. 超声探查　典型病例表现：①玻璃体腔内发现 1 个或数个肿物，与眼球壁相连，晚期肿物充满玻璃体腔；②肿物呈实体性，光点强弱不等，分布不均，甚至有囊性区存在；③钙斑反射，肿瘤内强光斑之后出现声影；④视神经增粗；⑤眶内出现形态不规则低回声区，并与眼内光团相连接。视神经增粗意味着肿瘤通过视神经途径突破眼球壁，眶内出现异常信号说明肿瘤已出现眶内转移。

3. CT 扫描　①单眼或双眼玻璃体腔内占位病变。②病变内发现钙斑，RB 有坏死钙化倾向。CT 以 X 线为能源，对钙质的显示甚为敏感，利用高分辨 CT，在 80% ～ 100% 的患者中可发现钙斑。③若肿瘤向视神经蔓延，可见视神经增粗。④若肿瘤经巩膜直接向眶内蔓延，表现为眼球高密度影不规则向后扩展，这

是因为巩膜与肿瘤密度接近，CT 无法分别显示。

4. MRI　正常玻璃体在 T_1WI 为低信号，RB 软组织部分为等信号，肿瘤内钙斑无信号。在 T_2WI 图像上肿瘤软组织部分信号增强，但仍低于正常玻璃体，钙斑区仍为无信号区。肿瘤的视神经蔓延和眶内侵犯可显示视神经增粗和眼球向后扩展，增强扫描可见肿瘤中等至明显强化。由于在 MRI 图像上骨骼显示为无信号区，视神经管内和颅内侵犯显示较为清楚。

【诊断和鉴别诊断】

1. 诊断　主要依靠询问病史、眼底检查和影像学检查：对白瞳症、斜视等眼部异常患儿，要注意详细询问病史及家族史，常规散大瞳孔行双眼眼底检查。用双目间接检眼镜检查眼底是诊断 RB 的主要手段。若视网膜有占位性病变且眼部超声等检查发现病变有明显钙化现象，可以诊断 RB。

2. 鉴别诊断　能引起白瞳症的其他眼部疾病易与 RB 混淆，常见者包括 Coats 病、永存增生性原始玻璃体、早产儿视网膜病变、眼弓蛔虫病、先天性白内障、家族性渗出性玻璃体视网膜病变、混合错构瘤、Norrie 病、脉络膜缺损等。

【国际分期】

按严重程度进行分类是确定治疗方案和判断预后的重要依据。目前国际常用的眼内期 RB 国际分期（international intraocular retinoblastoma classification，IIRC）对 RB 全身化疗和局灶性治疗方法的选择及判断预后有很大帮助，但其仅适用于眼内期 RB。1968 年美国癌症联合委员会（American Joint Committee on Cancer，AJCC）首次提出实体恶性肿瘤的分期系统 TNM 分期。TNM 分期适用于判断 RB 的整体预后。

1. 眼内期 RB 的国际分期（洛杉矶儿童医院版）

（1）A 期（图 6-3）：风险很低。视网膜内散在对视功能无威胁的小肿瘤。

·所有肿瘤局限于视网膜内，直径 ≤

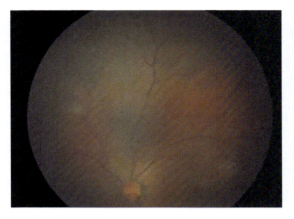

图 6-3　IIRC 分期 A 期

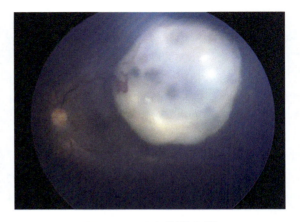

图 6-5　IIRC 分期 C 期

3.0mm。

· 肿瘤距离黄斑＞ 3.0mm，距离视神经＞ 1.5mm。

· 没有玻璃体或视网膜下的种植。

（2）B 期（图 6-4）：风险较低。没有玻璃体或视网膜下种植的肿瘤。

· 不包括 A 期大小和位置的肿瘤。

· 视网膜下液局限于肿瘤基底部 5.0mm 以内。

（3）C 期（图 6-5）：风险中等。伴有局部视网膜下或玻璃体种植，以及各种大小和位置的播散性肿瘤。

· 玻璃体和视网膜下种植肿瘤细小而局限。

· 各种大小和位置的视网膜内播散性肿瘤。

· 视网膜下液局限于 1 个象限内。

（4）D 期（图 6-6）：高风险。出现弥散的玻璃体或视网膜下种植。

· 肿瘤眼内弥漫生长。

· 呈油脂状的广泛玻璃体种植。

· 视网膜下种植呈板块状。

· 视网膜脱离范围超过 1 个象限。

（5）E 期（图 6-7）：极高风险。具有以下任何 1 种或多种特征。

· 不可逆转的新生血管性青光眼。

· 大量眼内出血。

· 无菌性眼眶蜂窝织炎。

· 肿瘤到达玻璃体前面。

· 肿瘤触及晶状体。

· 弥漫浸润型 RB。

· 眼球痨。

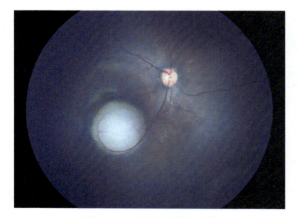

图 6-4　IIRC 分期 B 期

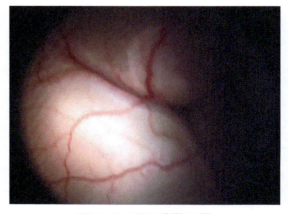

图 6-6　IIRC 分期 D 期

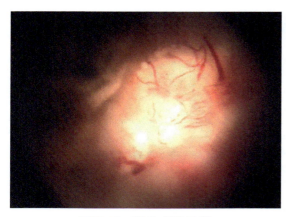

图 6-7　IIRC 分期 E 期

2. TNM 分期　第 8 版 TNM 分期中原发性肿瘤（cT）分期及特征见表 6-2。区域性淋巴结转移情况分为无淋巴结转移的 cN0 期和有淋巴结转移的 cN1 期（表 6-3）。有无远处转移分别记为 cM0 期、cM1 期和 pM1 期（表 6-4）。

肿瘤遗传特性（H）分期及特征见表 6-5。

【组织病理学诊断】

1. RB 大体形态　肿块位于视网膜，向玻璃体腔内或向视网膜下呈团块状生长，大多为灰白色，常伴有钙化和坏死。肿瘤的生长方式可分为内生型、外生型、混合生长型、弥漫浸润生长型和苔藓状生长型。

（1）内生型：主要从视网膜内面向玻璃体腔内生长。肿瘤呈团块状，为单个或多个，可分别位于视网膜的不同象限。肿瘤的瘤体上可见数目不等、粗细不一的新生血管进出于瘤体。

（2）外生型：瘤体从视网膜外表面向脉络膜方向生长。肿瘤所在部位视网膜呈实性隆起。肿瘤可从脉络膜沿巩膜导管经睫状血管及睫状神经进入眼眶，或直接侵入脉络膜内血管发生血行扩散。

（3）混合生长型：此型 RB 较单纯内生型

表 6-2　视网膜母细胞瘤第 8 版 TNM 分期中原发性肿瘤（cT）分期及特征	
cT 分期	特征
cTx	不确定眼内是否存在肿瘤
cT0	眼内没有发现肿瘤存在
cT1	视网膜内肿瘤，肿瘤基底部视网膜下液范围 ≤ 5.0mm
cT1a	肿瘤直径 ≤ 3.0mm 且距离黄斑视盘距离 > 1.5mm
cT1b	肿瘤直径 > 3.0mm 或距离黄斑视盘距离 < 1.5mm
cT2	眼内肿瘤合并视网膜脱离、玻璃体种植或视网膜下种植
cT2a cT2b	肿瘤基底部视网膜下液范围 > 5.0mm 肿瘤合并玻璃体种植或视网膜下种植
cT3	眼内晚期肿瘤
cT3a cT3b	眼球萎缩 肿瘤侵及睫状体平坦部、整个睫状体、晶状体、悬韧带、虹膜或前房
cT3c cT3d	眼压升高合并新生血管或牛眼 前房积血或合并大范围玻璃体积血
cT3e	无菌性眼眶蜂窝织炎
cT4	眼外肿瘤侵及眼眶和视神经
cT4a	影像学检查显示球后视神经受累或视神经增粗或眶内组织受累
cT4b	临床检查发现明显的突眼或眶内肿瘤

表 6-3　视网膜母细胞瘤第 8 版 TNM 分期中区域性淋巴结转移情况 (cN) 分期及特征

cN 分期	特征
cNx	局部淋巴结未进行检查
cN0	局部淋巴结未受累
cN1	耳前、下颌下及颈部淋巴结受累

表 6-4　视网膜母细胞瘤第 8 版 TNM 分期中肿瘤远处转移情况 (cM) 分期及特征

cM 分期	特征
cM0	无任何颅内及远处转移的症状和体征
cM1	存在远处转移但无组织病理学检测结果证实
cM1a	临床及影像学检查显示肿瘤侵犯多组织器官，如骨髓、肝脏等
cM1b	影像学检查显示肿瘤侵犯中枢神经系统（不包括三侧视网膜母细胞瘤）
pM1	通过组织病理学检测证实存在远处转移
pM1a	肿瘤侵犯多组织器官，如骨髓、肝脏等
pM1b	肿瘤侵犯脑脊液或脑实质

表 6-5　视网膜母细胞瘤第 8 版 TNM 分期中肿瘤遗传特性 (H) 分期及特征

H 分期	特征
Hx	没有 RB1 基因突变的任何证据
H0	基因检测结果显示存在正常 RB1 等位基因
H1	双侧性视网膜母细胞瘤、三侧性视网膜母细胞瘤；视网膜母细胞瘤家族史阳性；基因检测明确显示 RB1 基因突变

或外生型多见，尤其是较大的肿瘤，其表现兼有内生型或外生型的特点。

（4）弥漫浸润生长型：此型 RB 少见。肿瘤组织在视网膜内呈弥漫浸润性生长，病变早期视网膜可无明显增厚，也可无明确的肿瘤组织病灶，在大体标本上容易被忽略。

（5）苔藓状生长型：此型 RB 罕见，常伴有内生型或外生型 RB。大体标本上可见视网膜内有大小不一散在的小圆形或不规则小椭圆形或小长条状轻微隆起的病灶。

2. RB 组织病理学改变　RB 细胞主要是未分化的神经母细胞，可起源于视网膜的任一核层。

（1）未分化型 RB：光镜下观察，大部分肿瘤细胞核深染，形态大小不一，呈圆形、椭圆形、梭形或异形，胞质极少，核分裂象多。肿瘤细胞具有生长迅速、超过血液供应的明显趋势。

（2）分化型 RB：最具特征性的组织病理学改变为肿瘤细胞形成 F-W 菊花团样结构。典型的 F-W 菊花团由正方形、长方形、梯形或锥形细胞组成，中央围绕一空腔。在光镜下观察，近中央腔边缘似有一膜，有些肿瘤细胞的胞质穿过此膜突向中央腔内。

3. RB 组织病理学高危因素　评估确定 RB 组织病理学高危因素是 RB 眼球摘除术后组织病理学检查的核心内容。RB 组织病理学高危因素预示患者术后具有较高的肿瘤扩散和转移风险，需要在术后进行全身辅助性化疗。

RB 的组织病理学高危因素[7-9]：①肿瘤侵犯穿过筛板；②肿瘤侵犯大范围脉络膜（范围直径≥3mm）；③肿瘤侵犯巩膜；④肿瘤侵犯眼前节（前房、角膜、虹膜、睫状体）；⑤肿瘤突破眼球至球外[9-11]。

应对摘除的 RB 患眼进行规范的组织病理学检查，准确判定 RB 组织病理学高危因素，这对评估 RB 患者眼球摘除术后肿瘤扩散转移的风险及制订临床治疗方案具有重要意义。

【治疗】

治疗技术的进步使 RB 患者能够在保住生命的前提下保存眼球（保眼）和视功能。目前治疗方法包括冷冻、激光光凝、全身化疗、眼球摘除术，以及通过眼内、球周和眼动脉介入途径的局部化疗等。

在临床工作中，制订 RB 的治疗方案要面临的问题可能更为复杂，应全面综合评估患者的病情、社会经济状况、就诊条件等具体情况，必须明确任何治疗均应遵循以保住生命为前提的保眼、挽救视功能的 RB 治疗原则。

1. 眼外期 RB 和全身转移的治疗　若发现肿瘤突破巩膜壁向眼外生长或肿瘤突破筛板侵犯视神经等，则为眼外期 RB，患儿行眼球摘除术后要追加全身化疗和局部放射治疗（放疗）。文献报道其 5 年的存活率为 55%～60%[12, 13]。

全身化疗：目前国际普遍使用的全身化疗药物为长春新碱（vincristine）、依托泊苷（etoposide）或替尼泊苷（teniposide）、卡铂（carboplatin）、环磷酰胺（cyclophosphamide），通过静脉给药。

IIRC 中的 C、D、E 期及部分 B 期肿瘤，因瘤体太大或出现明显渗出性视网膜脱离，很难通过眼局部治疗控制病情，应先行 1～3 次全身化疗，使肿瘤体积缩小、视网膜下液吸收后，再进一步通过激光光凝、冷冻等进行治疗，这种疗法称为化学减容治疗（chemoreduction）。化学减容治疗除了可提高患眼的眼球保存率，还可减低眼局部治疗所需的治疗强度，减轻眼部治疗的并发症，有利于保存视功能。此外，全身化疗可以杀灭扩散至眼外的肿瘤细胞，提高眼外期和晚期肿瘤患者的生存率[14, 15]。

每次化疗间隔 3～4 周。常见的化疗并发症为呕吐、脱发、白细胞和血红蛋白下降、血小板减少、呼吸道感染等；较严重但少见的并发症为神经系统和心功能异常，如卡铂的耳毒性、依托泊苷潜在的致急性淋巴细胞白血病风险。据文献报道，年龄小于 3 个月的患儿接受全身化疗时，此风险会明显增大[16]。

RB 发生全身转移常累及中枢神经系统、骨骼、肝脏等，总体预后很差，目前一般采用强化的全身化疗联合外周血造血干细胞移植方法治疗，文献报道有一定疗效[17]。

2. 眼内期 RB 的治疗

（1）眼球摘除术：眼球摘除术的手术指征如下。

1）单眼 RB 的 D 期或 E 期，保留眼球无望或无随访条件。

2）双眼 RB，若一只眼 A 期，而另一只眼 E 期，建议摘除 E 期患眼。

3）双眼均为 E 期，在征得家长同意后，可行双眼球摘除术。

4）眼内可疑存在活性肿瘤细胞，但由于屈光间质混浊无法进行眼底检查及分期的患眼。

5）影像学检查显示肿瘤可疑向视神经蔓延，但范围尚在球后视神经近端的患眼。

6）眼内复发性 RB，若其他非手术治疗方法均已失败，或并发症影响对肿瘤的侵袭性进行评估和治疗时，应摘除眼球。

组织病理学检查若发现具有高危因素，眼球摘除手术后要联合全身化疗，以降低肿瘤转移的发生率。

（2）保眼治疗：除上述眼球摘除术的指征

外，IIRC 中其他分期的眼内肿瘤均可尝试保眼治疗。保眼治疗是通过单独眼局部治疗或联合化疗、放疗等方法，直接破坏肿瘤以保留眼球的治疗。

目前主要的眼局部治疗包括冷冻、激光光凝、经瞳孔温热疗法、眼动脉化学药物治疗（intraarterial chemotherapy，IAC）、化学药物眼内注药治疗（玻璃体腔注射化疗）、局部放疗等。

1）冷冻治疗：不仅可以直接杀伤肿瘤，同时也可破坏眼球内的血液 - 视网膜屏障，有利于药物的渗透，化疗前对肿瘤行冷冻治疗可提高化疗效果。

2）激光光凝治疗：可选用绿激光（波长 532nm 或 536nm）、红外激光（波长 810nm）和远红外激光（波长 1064nm）。通过头戴式间接检眼镜经瞳孔直接照射肿瘤病灶。

3）局部放疗：对于部分特殊肿瘤，如孤立的中等大小肿瘤、肿瘤表面有局限的玻璃体种植、肿瘤复发而其他治疗方法无效等情况，利用放射敷贴器对肿瘤进行短程放射治疗，可以取得较好疗效。远程放射治疗一般仅用于肿瘤眼外生长累及眼眶者。

4）玻璃体腔注射化疗：可以把药物直接导入眼内，在眼内迅速形成有效药物浓度，并可减小药物对全身的影响。目前玻璃体腔注射化疗的药物主要包括卡铂、美法仑（melphalan）、甲氨蝶呤等。治疗的主要指征为出现较明显的玻璃体种植，该治疗方法可明显降低患眼的眼球摘除率[18, 19]。

5）选择性 IAC：该治疗是在全身麻醉下行股动脉穿刺，利用数字减影血管造影机，用导丝引导微导管至颈内动脉的眼动脉开口位置，进行超选择性插管，然后通过导管把化疗药物注入眼动脉，在眼部形成高浓度的药物聚集，以更有效地杀灭肿瘤细胞。对于 RB 的 IAC，临床证实疗效显著的药物包括美法仑、卡铂、拓扑替康。IAC 可根据具体情况选择使用 1 ～ 3 种药物。美法仑每疗程用量为每千克体重 ≤ 0.5mg，一般单眼使用 5 mg；卡铂每疗程用量为 20 ～ 60mg；拓扑替康每疗程用量为 0.5 ～ 1.0mg。间隔时间一般为 3 ～ 4 周，每次治疗前行眼底检查评估治疗效果。无论新发还是复发患者，一般均行 2 ～ 4 次 IAC 治疗。

IAC 对中晚期（C ～ E 期）RB 及复发 RB 疗效较为肯定，相对于全身化疗，其全身不良反应较小，可以明显提高中晚期肿瘤患眼的眼球保存率。对于晚期 RB 的治疗，目前 IAC 的应用越来越广泛，可单独或联合全身化疗、眼局部治疗（激光光凝、冷冻等）使用，逐渐上升为一线治疗方法[20, 21]。全身不良反应主要为骨髓抑制，以及恶心、呕吐等胃肠道反应，眼部并发症主要包括玻璃体积血、脉络膜视网膜萎缩、视网膜血管阻塞、眼睑水肿等。

【随诊和后续治疗】

（1）对于保眼治疗的患者，在首次眼局部治疗后，间隔 3 ～ 4 周复查 1 次，在全身麻醉下进行检查并进行必要的重复治疗，直至肿瘤完全消退或钙化、瘢痕化。

（2）若需联合化疗，则每次复查和眼局部治疗应安排在计划化疗前 1 ～ 3 天进行。

（3）在肿瘤得到控制后，根据情况间隔 1 ～ 3 个月复查 1 次。若发现肿瘤复发或出现新的肿瘤，则应进行治疗。随诊和后续治疗同第（1）项。

（4）眼球摘除术后间隔 3 ～ 6 个月复诊 1 次，要注意对侧眼的情况。

（5）病情稳定至 6 ～ 7 岁即可视为治愈，可间隔 6 ～ 12 个月复查 1 次。

（6）12 ～ 13 岁后可间隔 2 ～ 3 年定期随诊，随诊时要注意头部软组织、颅脑、皮肤及骨骼等部位第二恶性肿瘤的发生。

【遗传咨询】

在单眼患病、无家族史的患者中，15% 的患者可在血液中检测出 RB1 基因突变。若患者血液中未检测出有基因突变存在，则应考虑进一步检测肿瘤组织中是否存在 RB1 双等位基因突变。其他 85% 的患者在血液基因检测中没有发现 RB1 基因突变，而在肿瘤组织中发现 RB1

基因突变。这些患者的后代需要进行基因检测，而其他亲属则不需要。

大部分双眼患者均携带 1 个杂合的生殖细胞 *RB1* 基因突变[1, 7, 22]。因此，此类患者若血液基因检测中未发现 *RB1* 基因突变，则提示是嵌合现象[23]。

在血液中检测到单个 RB1 杂合突变的儿童，有 1% 并未发病，但是其后代仍有 50% 的概率遗传这个基因突变，并存在患病风险。

【预防】

早期诊断是提高 RB 治疗和预后水平、挽救患者眼睛和生命、保存视力的关键。要做到早期诊断，必须开展 RB 的产前预防性检测及出生后的定期筛查，尤其是有 RB 家族史的患儿。

（樊云葳　李　莉）

【参考文献】

［1］ Knudson AG Jr. Mutation and cancer:statistical study of retinoblastoma. Proc Natl Acad Sci USA, 1971, 68(4):820-823.

［2］ Broaddus E,Topham A, Singh AD. Incidence of retinoblastoma in the USA:1975-2004. Br J Ophthalmol, 2009, 93(1):21-23.

［3］ Ortiz MV, Dunkel IJ. Retinoblastoma. J Child Neurol, 2016, 31(2):227-236.

［4］ Zhao J, Li S, Shi J, et al. Clinical presentation and group classification of newly diagnosed intraocular retinoblastoma in China. Br J Ophthalmol, 2011, 95(10):1372-1375.

［5］ Dimaras H, Kimani K, Dimba EA, et al. Retinoblastoma.Lancet, 2012,379(9824):1436-1446.

［6］ Parkin DM, Stiller CA, Draper GJ, et al. The international incidence of childhood cancer. Int J Cancer, 1988, 42(4): 511-520.

［7］ Canadian Retinoblastoma Society.National retinoblastoma strategy canadian guidelines for care:stratégie thérapeutique du rétinoblastome guide clinique canadien.Can J Ophthalmol, 2009, 44:S1-88.

［8］ American Brachytherapy Society-Ophthalmic Oncology Task Force, ABS-OOTF Committee.The American Brachytherapy Society consensus guide-

lines for plaque brachytherapy of uveal melanoma and retinoblastoma. Brachytherapy, 2014, 13(1): 1-14.

［9］ Brennan RC, Qaddoumi I, Billups CA, et al. Comparison of High-risk histopathological features in eyes with primary or secondary enucleation for retinoblastoma. Br J Ophthalmol,2015, 99(10): 1366-1371.

［10］ Suryawanshi P, Ramadwar M, Dikshit R, et al. A study of pathologic risk factors in postchemoreduced,enucleated specimens of advanced retinoblastomas in a developing country. Arch Pathol Lab Med, 2011, 135(8):1017-1023.

［11］ 李彬，项晓琳．评估视网膜母细胞瘤临床组织病理学高危因素的重要性及需关注的问题．中华眼科杂志，2014, 50 (10):725-728.

［12］ Antoneli CB, Steinhorst F, de Cássia Braga Ribeiro K, et al.Extraocular retinoblastoma: a 13-year experience. Cancer, 2003, 98(6): 1292-1298.

［13］ 程湧，杨斐，赵敏，等．眼外期视网膜母细胞瘤临床特点和生存率分析．中华眼底病杂志，2015, 31(5):447-450.

［14］ Fabian ID, Stacey AW, Johnson KP, et al. Primary intravenous chemotherapy for group D retinoblastoma: a 13-year retrospective analysis. Br J Ophthalmol, 2017, 101(1):82-88.

［15］ Künkele A, Jurklies C, Wieland R, et al. Chemoreduction improves eye retention in patients with retinoblastoma:a report from the German retinoblastoma reference centre. Br J Ophthalmol, 2013, 97(10): 1277-1283.

［16］ Soliman SE, D'Silva CN,Dimaras H, et al.Clinical and genetic associations for carboplatin-related ototoxicity in children treated for retinoblastoma:a retrospective noncomparative single-institute experience. Pediatr Blood Cancer, 2018, 65(5): e26931.

［17］ Rodriguez-Galindo C, Wilson MW, Haik BG, et al. Treatment of metastatic retinoblastoma. Ophthalmology, 2003, 110(6):1237-1240.

［18］ Francis JH, Abramson DH, Ji X, et al.Risk of extraocular extension in eyes with retinoblastoma receiving intravitreous chemotherapy.JAMA.

Ophthalmol, 2017, 135(12): 1426-1429.

[19] Francis JH, Brodie SE, Marr B, et al. Efficacy and toxicity of intravitreous chemotherapy for retinoblastoma: four-year experience. Ophthalmology, 2017, 124(4):488-495.

[20] Abramson DH, Shields CL,Jabbour P, et al. Metastatic deaths in retinoblastoma patients treated with intraarterial chemotherapy (ophthalmic artery chemosurgery) worldwide. Int J Retina Vitreous, 2017, 3(10): 40.

[21] Munier FL, Mosimann P, Puccinelli F, et al.First-line intra-arterial versus intravenous chemotherapy in unilateral sporadic group D retinoblastoma:evidence of better visual outcomes, ocular survival and shorter time to success with intra-arterial delivery from retrospective review of 20 years of treatment. Br J Ophthalmol, 2017, 101(8):1086-1093.

[22] Lohmann DR, Gallie BL. Retinoblastoma: revisiting the model prototype of inherited cancer. Am J Med Genet C Semin Med Genet, 2004, 129(1): 23-28.

[23] Rushlow D, Piovesan B, Zhang K, et al. Detection of mosaic RB1 mutations in families with retinoblastoma. Hum Mutat, 2009, 30(5): 842-851.

第四节　家族性进行性色素沉着和色素减退症

【概述】

家族性进行性色素沉着和色素减退症（familial progressive hyperpigmentation and hypopigmentation，FPHH）是一种皮肤色素异常的常染色体显性遗传病，由 *KITLG* 基因突变所致，1978 年由 Westerhof[1] 首次报道。临床特征性表现为出生后或婴儿早期起病，弥漫性的皮肤色素沉着过度，呈进行性加重，常伴咖啡斑和大片灰叶样色素减退斑。

【流行病学】

FPHH 是一种罕见的遗传病，目前报道的全球患者共 22 个家系 110 例，其中男性 57 例、女性 53 例，该病的发病率尚未统计。

【遗传学】

FPHH 属于常染色体显性遗传病，Amyere 等[2] 通过对 7 个 FPHH 家系进行全基因组关联分析，确定 *KITLG* 为该病的致病基因。*KITLG* 位于染色体 12q21.32 区，由 10 个外显子组成，蛋白质产物为酪氨酸酶受体配体（KIT ligand，KITLG），由 273 个氨基酸构成。

迄今在 FPHH 中发现的 *KITLG* 基因变异共 11 种，均为错义变异，分别为 3 个家系 c.101C ＞ T（p.Thr34Ile）、2 个家系 c.107A ＞ G（p.Asn36Ser），以及 c.98T ＞ C（p.Val33Ala）、c.100A ＞ C（p.Thr 34Pro）、c.101C ＞ A（p.Thr34Asn）、c.104A ＞ T（p.Asn35Ile）、c.105C ＞ A（p.Asn35Lys）、c.110T ＞ G（p.Val37Gly）、c.326A ＞ G（p.Asp109Gly）、c.329A ＞ T（p.Asp110Val）、c.337G ＞ A（p.Glu113Lys）各 1 个家系，多数变异位于 VTNN 结构域（第 33 ～ 37 位氨基酸）。在已行基因检查的 19 个家系中，仍有 5 个家系未发现 *KITLG* 基因异常：3 个家系父母未发病但多名子代发病[2, 3]，2 个家系呈常染色体显性遗传模式却未检出 *KITLG* 基因变异[4, 5]，这提示 FPHH 可能还存在其他的遗传学机制。

【发病机制】

KITLG 与 KIT 结合后出现同源二聚体化及酪氨酸自磷酸化，继而通过 RAS/MAPK 通路介导黑色素细胞增殖[6]。在 A375 黑色素瘤细胞实验中发现 KITLG 蛋白发生 Asn36Ser 突变后，细胞的酪氨酸酶活性显著升高，细胞的黑色素含量也显著升高[7]。有研究对色素沉着性疾病（黄褐斑、日光性雀斑样痣等）皮肤进行免疫组织化学染色，发现病损处 *KITLG* 的表达较非病损处表达上调[8]。但对于同时存在的色素减退斑，具体机制尚不明确。

【临床表现】

1. 起病年龄　出生后或婴儿早期起病。

2. 皮肤改变　进行性加重的弥漫性皮肤色素沉着过度，于面部、颈部、躯干、四肢、嘴唇、口腔黏膜、手掌和脚底可见色素沉着过度的皮肤斑块，数量和大小随年龄逐渐增多或增大，伴有大片灰叶样色素减退斑，个别可伴有雀斑病及白癜风（图 6-8）。

3. 皮肤外表现　有待进一步明确，110 例病例中有 3 例患者存在精神发育迟缓[1, 9, 10]、2 例曾有抽搐 / 热性惊厥[9, 10]、7 例患者存在生长缓慢[1, 11]，还有 3 例患者合并肿瘤[12, 13]：一名 62 岁男性罹患鼻咽癌及原发性黑色素瘤，一名 42 岁女性罹患乳头状甲状腺癌，一名 37 岁女性罹患结直肠管状腺癌。

【实验室检查】

实验室检查基于先证者的基础之上，因此对于出现上述临床表型且高度怀疑该病的患儿，建议采用多基因组检测。

【诊断和鉴别诊断】

1. 诊断　符合临床特点：出生后或婴儿早期即起病；进行性加重；在弥漫性皮肤色素沉着的基础上伴有咖啡斑和色素脱失斑，在进行分子遗传学检测后如果明确为 *KITLG* 基因的致病变异即可确诊。

2. 鉴别诊断　见表 6-6。

【治疗】

无特殊治疗。

【遗传咨询】

该病的遗传方式多为常染色体显性遗传，理论上女性和男性同样受累。在已报道的 22 个家系中存在 3 个家系父母未发病但多名子代发病的情况，故对于已育有 FPHH 患儿的家庭，建议再生育时进行产前检查。

【预防】

该病目前尚无有效的预防措施，对于生育过该病患儿的家长，建议再次生育时进行产前诊断。

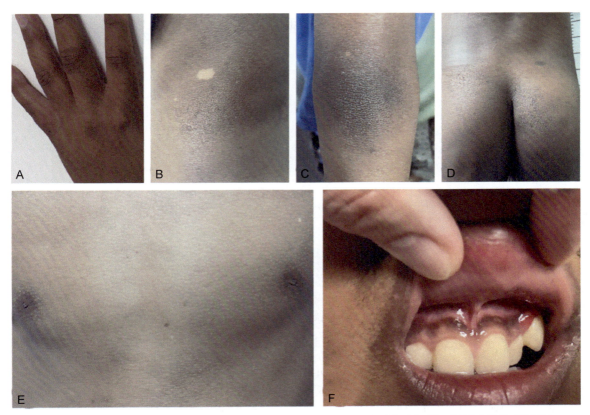

图 6-8　该图为一 10 岁 9 月龄男童，出生后有进行性加重的皮肤色素沉着，基因确诊为 FPHH
A. 色素沉着加深；B. 色素减退斑；C ～ E. 色素加深斑；F. 口周、牙龈色素沉着

表6-6 家族性进行性色素沉着和色素减退症与其他疾病的鉴别诊断

其他皮肤色素异常性疾病	相似点	鉴别点
家族性进行性色素沉着症（familial progressive hyperpigmentation，FPH）	常染色体显性遗传 致病基因 *KITLG* 广泛黄褐色至深棕色斑，随年龄增长数量增多、面积增大	无色素减退斑
遗传性对称性色素异常症（dyschromatosis symmetrica hereditaria，DSH）	常染色体显性遗传 出生后不久发病	*ADAR1* 基因变异 皮肤改变主要在腕部、踝部、手足背，少数发生于前臂、小腿，偶累及面颈部、口腔黏膜 雀斑样的黄褐色至褐色斑点斑片，散在对称性分布 夏季色素加深，冬季变淡
弥漫性色素沉着伴点状色素减退（diffuse hyperpigmentation with guttate depigmented macules）	色素沉着基础上随年龄增多的白斑	幼年至儿童期起病 白斑为密集点状 无家族史
Waardenburg 综合征 2 型	局限性或广泛性色素减退斑 进行性色素沉着 *KITLG* 变异	常染色体隐性遗传 感音神经性耳聋 虹膜异色症 可有头发变白
肾上腺皮质功能减退	广泛性色素沉着，进行性加重	常有乏力、虚弱、嗜盐 可有电解质紊乱、低血糖
发绀型心脏病	皮肤发绀	发绀、活动耐力下降 病程长者可有杵状指 体格检查心脏可能有杂音，血氧饱和度下降

（许仲炜 苏 喆）

【参考文献】

[1] Westerhof W, Beemer FA, Cormane RH, et al. Hereditary congenital hypopigmented and hyperrpigmented macules. Arch Dermatol, 1978, 114(6):931-936.

[2] Amyere M, Vogt T, Hoo J, et al. KITLG mutations cause familial progressive hyper- and hypopigmentation. J Invest Dermatol, 2011, 131(6):1234-1239.

[3] Zanardo L, Stolz W, Schmitz G, et al. Progressive hyperpigmentation and generalized lentiginosis without associated systemic symptoms: a rare hereditary pigmentation disorder in south-east Germany. Acta Derm Venereol, 2004,84(1):57-60.

[4] Zeng L, Zheng XD, Liu LH, et al. Familial progressive hyperpigmentation and hypopigmentation without KITLG mutation. Clin Exp Dermatol, 2016, 41(8):927-929.

[5] Xiao-Kai F, Yue-Xi H, Yan-Jia L, et al. Familial progressive hyper- and hypopigmentation: a report on a Chinese family and evidence for genetic heterogeneity. An Bras Dermatol, 2017, 92(3):329-333.

[6] Picardo M, Cardinali G. The genetic determination of skin pigmentation: KITLG and the KITLG/ c-Kit pathway as key players in the onset of human familial pigmentary diseases. J Invest Dermatol, 2011, 131(6):1182-1185.

[7] Wang ZQ, Si L, Tang Q, et al. Gain-of-function mutation of KIT ligand on melanin synthesis causes familial progressive hyperpigmentation. Am J Hum Genet, 2009, 84(5):672-677.

[8] Atef A, El-Rashidy MA, Abdel AA, et al. The Role of Stem Cell Factor in Hyperpigmented Skin Lesions. Asian Pac J Cancer Prev, 2019, 20(12): 3723-3728.

[9] Gulseren D, Guleray N, Akgun-Dogan O, et al. Cafe noir spots: a feature of familial progressive hyper- and hypopigmentation. J Eur Acad Dermatol Venereol, 2020, 34(2):e76-e77.

[10] Zhang RZ, Zhu WY. Familial progressive hypo- and hyperpigmentation: a variant case. Indian J Dermatol Venereol Leprol, 2012, 78(3):350-353.

[11] Velez A, Salido R, Amorrich-Campos V, et al. Hereditary congenital hypopigmented and hyperpigmented macules (Westerhof syndrome) in two siblings. Br J Dermatol, 2009, 161(6):1399-1400.

[12] Cuell A, Bansal N, Cole T, et al. Familial progressive hyper- and hypopigmentation and malignancy in two families with new mutations in KITLG. Clin Exp Dermatol, 2015, 40(8):860-864.

[13] Gorenjak M, Fijacko N, Bogomir MP, et al. De novo mutation in KITLG gene causes a variant of Familial Progressive Hyper-and Hypopigmentation (FPHH). Mol Genet Genomic Med, 2021, 9(12):e1841.

第五节　常染色体隐性皮肤松弛症

【概述】

皮肤松弛症（cutis laxa，CL）又称弹性组织溶解症或早老症，是一种罕见的结缔组织疾病，主要临床表现为早老外观（皮肤松弛、皱纹），根据遗传方式分为常染色体显性皮肤松弛症（autosomal dominant cutis laxa，ADCL）、常染色体隐性皮肤松弛症（autosomal recessive cutis laxa，ARCL）和 X 连锁皮肤松弛症（X-linked cutis laxa，XLCL）。其中，ARCL 发病时间最早，常在婴幼儿期甚至胎儿期出现皮肤受累，除皮肤外观外，还表现出宫内生长迟缓、特殊面容、智力障碍、全面发育迟缓、多脏器结构异常[1, 2]。本节主要以 PYCR1 相关 ARCL 为例，对该病进行阐述。

【流行病学】

目前 ARCL 尚无发病率数据，未见种族或性别差异。

【遗传学】

目前已明确 FBLN5、EFEMP2、LTBP4、ATP6V0A2、PYCR1、ATP6V1E1、ATP6V1A、LTBP1、ALDH18A1 为 ARCL 相关致病基因。根据致病基因的不同，进一步将该病分类为Ⅰ型（ⅠA、ⅠB、ⅠC）、Ⅱ型（ⅡA、ⅡB、ⅡC、ⅡD、ⅡE）和Ⅲ型（ⅢA、ⅢB）。PYCR1 基因变异可导致 ARCLⅡB 或ⅢB型[3, 4]。

【发病机制】

各型 ARCL 的发病机制各异，多为弹力纤维形成过程或成纤维细胞功能相关基因致病变异引起的先天发育缺陷，以 PYCR1 基因相关 ARCL 为例，介绍如下。

PYCR1 基因位于 17 号染色体长臂（17q25.3），编码吡咯啉 -5- 羧酸还原酶 1（delta-1-pyrroline-5-carboxylate reductase，PYCR1）。PYCR1 是一种线粒体酶，参与 L- 脯氨酸生物合成过程，在结缔组织的发育中起重要作用[5]。PYCR1 基因活跃表达于人体皮肤及骨关节系统，变异可导致成纤维细胞病变，对氧化应激的耐受能力下降，细胞凋亡率增加，最终引起皮肤表现。

pycr 基因敲除斑马鱼模型出现脯氨酸合成酶缺乏，无法合成足够的脯氨酸和羟基脯氨酸，结缔组织减少，导致运动功能低下、身长不足、体重不足和早衰[6]。

【临床表现】

ARCL 各型都有早老外观（皮肤松弛、皱纹明显）这一共同特征，临床上难以区分，但在器官受累和严重程度上具有一定的异质性（表6-7）。ARCL Ⅰ型常有多脏器受累，可危及生命，可见颅骨发育异常、囟门闭合延迟、关节松弛、髋关节脱位等骨关节异常和腹股沟疝[1, 7]。ARCL Ⅱ型除皮肤松弛外，可出现特殊面容（前额隆起、弓形眉、眼睑外侧下斜、龋齿，见图6-9）、生长发育迟缓和骨关节异常[7, 8]。ARCL Ⅲ型又称为 De Barsy 综合征，除了早老外观、智力障碍、全面发育迟缓外，还会出现眼部受累，如白内障或角膜混浊[9]。

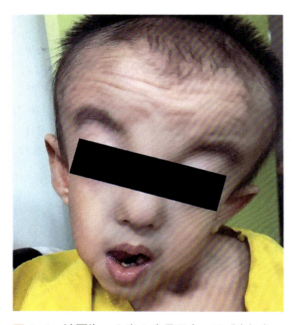

图6-9 该图为一2岁2个月男童，因"生长发育迟缓2年"就诊，基因确诊为 *PYCR1* 基因相关ARCL（ⅡB型），特殊面容包括三角脸、前额隆起、皱纹、鼻翼窄、牙列不齐、下颌前突、招风耳

【辅助检查】

基因检测为 ARCL 分型及与其他疾病鉴别最主要的依据。

由于该病导致多器官系统受累，应对患者进行多方面评估，如智力检测，骨关节、肺部、心脏、膀胱影像学检查，心电图、脑电图等。

【诊断和鉴别诊断】

1. 诊断　ARCL 各型表型重叠，仅凭临床表现往往难以明确诊断，诊断主要依赖于基因检测，明确患者存在上述基因纯合或复合杂合致病性变异，结合临床表现即可确诊。

2. 鉴别诊断　见表6-8。

【治疗】

目前，ARCL 尚无特异性治疗手段，对症治疗十分重要。对于骨密度降低的患者，应用双膦酸盐治疗24个月后可有效纠正患者骨密度，预防自发性骨折发生，明显改善患者生活质量[10]。整形手术也可对皮肤外观起改善作用。长期、定期随访有助于早期发现患者消化、呼吸、循环等系统的并发症，及时治疗，改善患者预后。

【遗传咨询】

由于该病为常染色体隐性遗传病，理论上男性与女性同样受累，杂合子（携带者）无症状。

对于先证者父母，若双方均为杂合子，则后代杂合子的概率为50%，患有该病的概率为25%；若一方为杂合子，则后代杂合子的概率为50%。

【预防】

该病尚无有效预防措施，对于生育过该病患者的家长，建议再次生育时进行产前诊断。

表6-7　ARCL 的各型特点

疾病类型	致病基因	皮肤松弛	全面发育迟缓/智力障碍	肺气肿	动脉瘤	其他
ARCL Ⅰ型						
Ⅰ A型	*FBLN5*	+++	–	+++	–	主动脉瓣上狭窄，膀胱憩室

续表

疾病类型	致病基因	皮肤松弛	全面发育迟缓/智力障碍	肺气肿	动脉瘤	其他
Ⅰ B 型	EFEMP2	++	−	++	+++	易骨折，蜘蛛指
Ⅰ C 型	LTBP4	+	+	++	+	严重的多系统畸形（冠心病、肺动脉高压、膈疝、多发膀胱憩室伴膀胱输尿管反流等）
ARCL Ⅱ型						
Ⅱ A 型	ATP6V0A2	++	+	+	−	特殊面容，前囟大或闭合延迟，生长迟缓，癫痫
Ⅱ B 型	PYCR1	+	+++	−	−	特殊面容，生长迟缓，透明皮肤
Ⅱ C 型	ATP6V1E1	++	+	−	−	特殊面容，肌病，智力障碍发病率低
Ⅱ D 型	ATP6V1A	++	+	−	−	特殊面容，肌病，智力障碍发病率低
Ⅱ E 型	LTBP1	+	−	−	−	颅缝早闭，身材矮小，先天性心脏病
ARCL Ⅲ型						
Ⅲ A 型	ALDH18A1	+	++	−	−	半透明皮肤，眼部受累
Ⅲ B 型	PYCR1	+	+++	−	−	半透明皮肤，眼部受累，手足徐动症

表 6-8　常染色体隐性皮肤松弛症与其他疾病的鉴别诊断

疾病名称	致病基因	皮肤松弛	全面发育迟缓/智力障碍	肺气肿	动脉瘤	其他
骨发育异常老年样皮肤	GORAB	++	−	−	−	婴幼儿期发病，皮肤表现限于背、腹及手足，胸部以上受累少见
动脉扭曲综合征	SLC2A10	+	−	−	+	面部皮肤下垂，并有高腭和牙齿拥挤，以大动脉病变为特征表现
ADCL1	ELN	+	−	+	+	皮肤改变常在成年期出现，罕见出现肺动脉狭窄、主动脉瘤、支气管扩张和肺气肿等皮肤外器官受累
XLCL/枕角骨综合征	ATP7A	+	+	−	+	可出现特征性的骨骼异常"枕角"

（吴文涌　陈瑞敏）

【参考文献】

［1］Rahmati M, Yazdanparast M, Jahanshahi K,et al. Congenital Cutis Laxa Type 2 Associated With Recurrent Aspiration Pneumonia and Growth Delay: Case Report. Electron Physician, 2015, 7(6):1391-1393.

［2］吴文涌，上官华坤，陈瑞敏．PYCR1 相关常染色体隐性皮肤松弛症患儿临床表现及遗传学特征分析．检验医学，2021, 36(2):135-139.

［3］Kariminejad A, Afroozan F, Bozorgmehr B,et al. Discriminative Features in Three Autosomal Recessive Cutis Laxa Syndromes: Cutis Laxa IIA, Cutis Laxa IIB, and Geroderma Osteoplastica. Int J Mol Sci, 2017, 18(3):635.

［4］Van Damme T, Gardeitchik T, Mohamed M, et al. Mutations in ATP6V1E1 or ATP6V1A Cause Autosomal-Recessive Cutis Laxa. Am J Hum Genet, 2017, 107(2):374.

［5］Martinelli D, Häberle J, Rubio V,et al. Understanding pyrroline-5-carboxylate synthetase deficiency: clinical, molecular, functional, and expression studies, structure-based analysis, and novel therapy with arginine. J Inherit Metab Dis, 2012, 35(5):761-776.

［6］Liang ST, Audira G, Juniardi S, et al. Zebrafish carrying pycr1 gene deficiency display aging and multiple behavioral abnormalities. Cells, 2019, 8(5):453.

［7］Beyens A, Van Meensel K, Pottie L, et al. Defining the clinical, molecular and ultrastructural characteristics in occipital horn syndrome: two new cases and review of the literature. Genes (Basel), 2019, 10(7):528.

［8］Van Maldergem L, Yuksel-Apak M, Kayserili H, et al. Cobblestone-like brain dysgenesis and altered glycosylation in congenital cutis laxa, Debre type. Neurology, 2008, 71(20):1602-1608.

［9］Fischer-Zirnsak B, Escande-Beillard N, Ganesh J, et al. Recurrent de novo mutations affecting residue Arg138 of pyrroline-5-carboxylate synthase cause a progeroid form of autosomal-dominant cutis laxa. Am J Hum Genet, 2015, 97(3):483-492.

［10］Noordam C, Funke S, Knoers NV, et al. Decreased bone density and treatment in patients with autosomal recessive cutis laxa. Acta Paediatr, 2009, 98(3):490-494.

《儿童罕见病》第一辑、第二辑、第三辑
索　引